▼る

ループ利尿薬　88, 94

▼れ

レートコントロール　112
レニン・アンジオテンシン・アルドステロン系　22
冷汗　82
連合弁膜症　199
連続性雑音　51, 245
連続波ドプラー法　68

▼ろ

労作性狭心症　28, 134, 136, **138**
　──の非薬物治療　144
　──の薬物治療　142
労作性呼吸困難　**27**, 83
肋間動脈の拡張　254
肋骨下縁の侵食像　255

▼わ

腕頭動脈　10

欧文

▼数字

Ⅰ音　45
　──の異常　46
　──の分裂　46
Ⅰ度房室ブロック　121
Ⅱ音　45
　──の異常　46
　──の奇異性分裂　213
　──の固定性分裂　238
Ⅱ度房室ブロック　121
Ⅲ音　48
Ⅲ度房室ブロック　122
Ⅳ音　48
1回拍出量　16
3字徴候　255
^{18}F-FDG　75
21トリソミー　231
^{99m}Tc-PYP　75
^{99m}Tc 標識心筋血流製剤　74
^{123}I-BMIPP　75
^{123}I-MIBG　75
^{123}I-メタヨードベンジルグアニジン　75
^{201}Tl-Cl　74

▼ギリシャ

β 遮断薬　93
⊿波　117

▼A

a 波　44
abdominal aortic aneurysm（AAA）　274
abnormally wide splitting　47
ACC/AHA のステージ分類　90
ACE 阻害薬　92
ACLS　162
actin　15
acute arterial occlusion　282
acute coronary syndrome（ACS）
　　　　　　　　　133, **146**
acute myocardial infarction（AMI）　150
acute pericarditis　30, **166**
acute pulmonary edema　28
Adams-Stokes 発作　16, **31**
afterload　17
alternating pulse　42
ambulatory blood pressure monitor
　（ABPM）　38
Amplatzer® 閉鎖栓　240
amyloidosis　189
anaerobic threshold（AT）　86
ankle brachial pressure index（ABI）
　　　　　　　　　39, **278**
annuloaortic ectasia　275
antidiuretic hormone（ADH）　22
aorta　10
aortic aneurysm　273
aortic dissection　30, **270**
aortic regurgitation（AR）　216
aortic stenosis（AS）　211
aortitis syndrome　276
aortography　73
apical hypertrophic cardiomyopathy
　（APH）　183
ARB　92
arrhythmia　101
arteriolosclerosis　268
arteriosclerosis　268
arteriosclerosis obliterans（ASO）
　　　　　　　　　39, **278**
assisted circulation　89
asymmetric septal hypertrophy（ASH）
　　　　　　　　　183
atherosclerosis　268
ATP　126
atrial fibrillation（AF）　110
atrial flutter（AFL）　113
atrial natriuretic peptide（ANP）　22

atrial septal defect（ASD）　236
atrial tachycardia（AT）　109
atrioventricular block（AV block）　121
Austin Flint 雑音　**51**, 218

▼B

B モード法　65
Becker 型筋ジストロフィ　191
Beck の三徴　171
Bezold-Jarisch 反射　22
Blalock-Taussig 短絡手術　253
Bland-White-Garland 症候群　231
blow out 型　160
BLS　162
bounding pulse　**41**, 245
box shape　257
brain natriuretic peptide（BNP）　**22**, 85
Braunwald の分類　148
Brockenbrough 現象　185
Brugada 症候群　5, **119**
bruit　277
Buerger 病　280
butterfly shadow　65, 85

▼C

cannon tone　**46**, 122
cardiac index（CI）　**16**, 71
cardiac output（CO）　**16**, 71
cardiac resynchronization therapy（CRT）
　　　　　　　　　95
cardiac tamponade　169
cardiac tumor　194
cardiomyopathy　179
cardiothoracic ratio（CTR）　63
Carey Coombs 雑音　**51**, 207, 234, 245
CHADS$_2$ スコア　112
chest pain　28
chest piece　44
chronic arterial occlusive disease　277
coarctation of the aorta　253
coeur en sabot　251
complete transposition of great arteries
　（TGA）　257
complex coarctation　254
compression test　288
computed tomography（CT）　73
constrictive pericarditis　173
coronary angiography（CAG）　71
coronary artery bypass grafting（CABG）
　　　　　　　　　144
Corrigan 脈　217

311

▼D

Darling 分類　262
de Musset 徴候　217
DeBakey 分類　271
deep venous thrombosis（DVT）　286
delayed after depolarization（DAD）　104
diastolic descent rate（DDR）　202
differential cyanosis　245
dilated cardiomyopathy（DCM）　179
dip and plateau　175
door-to-balloon time　159
door-to-needle time　158
double-outlet right ventricle　264
double shunt　241
Down 症候群　231
Dressler 症候群　161
drug eluting stent（DES）　144
Duchenne 型筋ジストロフィー　191
Duroziez 徴候　218
dynamic pressure　37
dyspnea　26

▼E

early after depolarization（EAD）　103
Ebstein anomaly　256
Ebstein 奇形　256
echo-free space　168
effort angina　136
Ehlers-Danlos 症候群　209
Eisenmenger 化　233
Eisenmenger 症候群　247
ejection fraction（EF）　67
ejection sound　49
electrocardiogram（ECG）　55
endocardial cushion defect（ECD）　241
endocardium　6
Erb の領域　45
excitation-contraction coupling　15
exertional dyspnea　27

▼F

f 波　110
F 波　113
Fabry 病　191
Fallot 四徴症　250
fish-mouth 様の僧帽弁口　202
fixed splitting　47
fluttering　219
Fontaine 分類　278
Forrester 分類　87
Framingham の心不全診断基準　90
Frank-Starling の法則　17

Friedreich 失調症　191

▼G

gallop rhythm　49
gap junction　14
goose-neck sign　243
Graham Steell 雑音
　　　　　51, 97, 201, 238, 245
granular sparkling　189

▼H

heart murmur　50
heart rate（HR）　16
heave　238
Hill 徴候　218
His 束　10
Holter 心電図　56
Holt-Oram 症候群　231
Homans 徴候　287
hypertrophic cardiomyopathy（HCM）
　　　　　183
hypoplastic left heart syndrome（HLHS）
　　　　　262
hypoxic pulmonary vasoconstriction
　（HPV）　96

▼I

implantable cardioverter defibrillator
　（ICD）　129
infective endocarditis（IE）　222
insufficiency　199
intra vascular ultrasonography（IVUS）
　　　　　73
invasive blood pressure（IBP）　37
ischemic heart disease（IHD）　133
ischemic preconditioning　152
IVC フィルター　288

▼J

James 束　117
Janeway 疹　224
Jones の診断基準　226
jugular venous distention　43
jugular venous pulse　43

▼K

Kent 束　116
Kerley B line　65
Kerley line　84
Killip 分類　**87**, 153
Korotkoff 音　38

Kussmaul 徴候　174
Kussmaul 脈　41

▼L

left anterior descending artery（LAD）　7
left bundle branch block（LBBB）　123
left circumflex artery（LCX）　8
left ventricular end-diastolic pressure
　（LVEDP）　70
left ventriculogram（LVG）　72
Leriche 症候群　280
Levine の分類　52
LGL 症候群　117
Liddle 症候群　297
locomotive murmur　167
lone AF　110
long QT syndrome（LQTS）　118
Lowenberg 徴候　287
Lown-Ganong-Levine syndrome　117
Lown の分類　106
Lutembacher 症候群　237
lymphedema　292
L 型 Ca^{2+} チャネル　15, 102

▼M

M モード法　67
machinery murmur　245
magnetic resonance imaging（MRI）　74
Marfan 症候群　209, 275, **276**
membranous ventricular septum　4
mitral regurgitation（MR）　205
mitral stenosis（MS）　200
mitral valve prolapse syndrome（MVP）
　　　　　209
mitral valve replacement（MVR）　204
Mönckeberg 硬化　268
MobitzⅠ型房室ブロック　121
MobitzⅡ型房室ブロック　121
MR angiography（MRA）　74
muscular ventricular septum　4
myocardial hibernation　152
myocardial infarction　29
myocardial stunning　151
myocarditis　192
myocardium　7
myonephropathic metabolic syndrome
　（MNMS）　283
myosin　15

▼N

Na^+/Ca^{2+} 交換系　16
Na 利尿ペプチド　22
Nohria 分類　87

non-invasive blood pressure (NIBP)　38
non-pitting edema　293
non-restrictive VSD　233
non-ST elevated myocardial infarction (NSTEMI)　147
nonbacterial thrombotic endocarditis (NBTE)　222
noninvasive positive pressure ventilation (NPPV)　88
normal respiratory splitting　47
NYHA 分類　27, **90**

▼ O

O₂ step down　232
O₂ step up　232
off-pump バイパス術　145
oozing 型　161
OP-CAB　145
open mitral commissurotomy (OMC)　204
opening snap (OS)　**49**, 201
orthopnea　27
orthostatic hypotension　39
Osler 結節　224
Osler 徴候　39

▼ P

P 波　58
palpitation　31
paradoxical embolism　238
paradoxical pulse　41
paradoxical splitting　47
paroxysmal AF　110
paroxysmal nocturnal dyspnea (PND)　27
paroxysmal supraventricular tachycardia (PSVT)　107
patent ductus arteriosus (PDA)　244
percutaneous coronary intervention (PCI)　144
peribronchial cuffing　84
pericardial friction rub　167
pericardial knock　174
pericardium　**7**, 166
permanent AF　110
persistent AF　110
Perthes テスト　291
PET　75
pig tail カテーテル　71
pistol shot sound　218
plastering　256
Porstmann 法　246
positron emission tomography　75
postperfusion syndrome　283

PQ 間隔　59
PQ 時間
　――の延長　46
　――の短縮　46
preload　16
premature atrial contraction (PAC)　104
premature ventricular contraction (PVC)　105
pressure half time (PHT)　203
primary PCI　159
Prinzmetal 狭心症　145
pseudo-hypertension　39
PTCA　144
pulmonary arterial wedge pressure (PAWP)　70
pulmonary atresia (PA)　260
pulmonary embolism (PE)　30
pulmonary heart disease　96
pulmonary thromboembolism (PTE)　288
pulmonary valve stenosis (PS)　248
pulse　39
pulse wave　41
pulsus paradoxus　171
Purkinje 線維　10

▼ Q

Q 波心筋梗塞　147
Qp/Qs 比　233
QRS 波　58
QT 延長症候群　118
QT 間隔　59
Quincke 徴候　217

▼ R

R on T 型心室性期外収縮　105
RAA 系　22
Rastelli 手術　258
Rastelli 分類　241
Raynaud 現象　145
regurgitation　199
rest angina　137
restrictive cardiomyopathy (RCM)　187
restrictive VSD　233
rheumatic fever　226
rib notching　255
right bundle branch block (RBBB)　122
right coronary artery (RCA)　7
Rivero-Carvallo 徴候　**51**, 221
RI リンパ造影　293
Roger 雑音　234
Roth 斑　224
RR 間隔　58
rsR' パターン　123

Rubenstein 分類　119
Rutherford 分類　278

▼ S

sail sound　46
sarcoidosis　190
secondary hypertension　299
Sellers 分類　219
shock　32
shudder　213
Sicilian Gambit の薬剤分類枠組　127
sick sinus syndrome (SSS)　119
silent heart　257
sinus tachycardia　107
SPECT 検査　74
squatting　251
ST elevated myocardial infarction (STEMI)　147
stable angina　**28**, **137**
Stanford 分類　270
Stanford A 型　271
static pressure　37
stenosis　199
strain pattern　**213**, 218
stripping 法　291
stroke volume (SV)　16
ST 上昇
　――, ウマの背型 (saddle back 型)　119
　――, 凸型 (coved 型)　119
ST 上昇型心筋梗塞　147
ST 部　59
　――の偏位, 心電図の　135
sudden cardiac death　162
superficial thrombophlebitis　290
superior vena cava syndrome (SVC syndrome)　292
Swan-Ganz カテーテル　**69**, 86
syncope　31
systolic anterior motion (SAM)　185

▼ T

T 波　58
T リンパ球　269
Takayasu arteritis　276
tetralogy of Fallot (TOF)　250
thoracic aortic aneurysm (TAA)　275
thromboangiitis obliterans (TAO)　280
to and fro murmur　**51**, 218
torsade de pointes (Tdp)　**114**, 118
total anomalous pulmonary venous return (TAPVR)　262
total pressure　37
transesophageal echocardiography (TEE)　69

Trendelenburg テスト　291
tricuspid regurgitation (TR)　221
tricuspid stenosis (TS)　221
triggered activity　103
troponin　15
truncus arteriosus　264
tumor plop　195
Turner 症候群　231

U

U 波　58
ultrasoundcardiogram (UCG)　65
unstable angina (UA)　29, 137, **148**

▼V

v 波　44

vagotonic state　21
Valsalva 洞動脈瘤　236
Valsalva 法　109
valvular heart disease　199
vanishing tumor　85
variant angina　137
varicose veins　290
vasospastic angina　29
Vaughan-Williams 分類　124
vegetation　223
venous thromboembolism (VTE)　289
ventricular fibrillation (VF)　115
ventricular septal defect (VSD)　232
ventricular tachycardia (VT)　114
Virchow の 3 因説　286

W

wavefront 現象　150
Wenckebach 型房室ブロック　121
Wilkins のエコースコア　204
Williams 症候群　231
Wolf-Parkinson-White syndrome　116
WPW 症候群　116

▼X

x 谷　44

▼Y

y 谷　44

314

運動器マネジメントが患者の生活を変える！

がんの骨転移ナビ

監修　有賀　悦子　帝京大学医学部緩和医療学講座・教授／診療科長
　　　田中　　栄　東京大学医学部整形外科学教室・教授
　　　緒方　直史　帝京大学医学部リハビリテーション科・教授
編集　岩瀬　　哲　埼玉医科大学病院救急科・緩和医療科・教授
　　　河野　博隆　帝京大学医学部整形外科学講座・主任教授
　　　篠田　裕介　東京大学医学部附属病院リハビリテーション科・准教授

医学書院

書名		運動器マネジメントが患者の生活を変える！ がんの骨転移ナビ
発　行		2016年7月15日　第1版第1刷 © 2019年12月15日　第1版第2刷
監　修		有賀悦子・田中　榮・緒方直史 あるがえつこ　たなかさかえ　おがたなおし
編　集		岩瀬　哲・河野博隆・篠田裕介 いわせさとる　かわのひろたか　しのだゆうすけ
発行者		株式会社　医学書院 代表取締役　金原　俊 〒113-8719　東京都文京区本郷 1-28-23 電話　03-3817-5600（社内案内）
印刷・製本		永和印刷

本書の複製権・翻訳権・上映権・譲渡権・貸与権・公衆送信権（送信可能化権を含む）は株式会社医学書院が保有します．

ISBN978-4-260-02546-1

本書を無断で複製する行為（複写，スキャン，デジタルデータ化など）は，「私的使用のための複製」など著作権法上の限られた例外を除き禁じられています．大学，病院，診療所，企業などにおいて，業務上使用する目的（診療，研究活動を含む）で上記の行為を行うことは，その使用範囲が内部的であっても，私的使用には該当せず，違法です．また私的使用に該当する場合であっても，代行業者等の第三者に依頼して上記の行為を行うことは違法となります．

JCOPY〈出版者著作権管理機構　委託出版物〉
本書の無断複製は著作権法上での例外を除き禁じられています．複製される場合は，そのつど事前に，出版者著作権管理機構（電話 03-5244-5088，FAX 03-5244-5089，info@jcopy.or.jp）の許諾を得てください．

執筆者一覧 (五十音順, 敬称略)

阿部 哲士	帝京大学医学部整形外科学講座・病院教授
有賀 悦子	帝京大学医学部緩和医療学講座・教授／診療科長
井川 靖彦	地方独立行政法人長野県立病院機構長野県立信州医療センター泌尿器科・部長
石井 征輝	ふくろうクリニック等々力
石橋 祐貴	東京大学医学部附属病院整形外科・脊椎外科・助教
伊東 伸朗	東京大学医学部附属病院腎臓・内分泌内科・助教
岩瀬 哲	埼玉医科大学病院救急科・緩和医療科・教授
上野 美樹	帝京大学医学部附属病院栄養部・管理栄養士
大熊 加恵	国立がん研究センター中央病院放射線治療科
大隈 知威	がん・感染症センター都立駒込病院骨軟部腫瘍科・医長
緒方 直史	帝京大学医学部リハビリテーション科・教授
金井 良晃	TMGあさか医療センター緩和ケアセンター・センター長
亀井 潤	自治医科大学医学部泌尿器科・講師
河野 博隆	帝京大学医学部整形外科学講座・主任教授
佐藤 次郎	東京大学医学部附属病院放射線部・副部長
澤田 良子	東京大学医学部整形外科学教室／リハビリテーション科
篠田 裕介	東京大学医学部附属病院リハビリテーション科・准教授
杉田 守礼	がん・感染症センター都立駒込病院整形外科・医長
住谷 昌彦	東京大学医学部附属病院緩和ケア診療部／麻酔科・痛みセンター・准教授
髙橋 雅人	東京大学医学部附属病院リハビリテーション科・リハビリテーション副技師長
多田 敬一郎	国立国際医療研究センター病院乳腺内分泌外科・医長
田中 栄	東京大学医学部整形外科学教室・教授
筑田 博隆	群馬大学大学院医学系研究科整形外科学・教授
中川 徹	帝京大学医学部泌尿器科・主任教授
中村 直樹	国立がん研究センター東病院放射線治療科・医長
野元 昭弘	国立量研機構QST病院（旧放医研病院）治療課
穂積 淳	東京大学医学部附属病院麻酔科・痛みセンター
松平 浩	東京大学医学部附属病院22世紀医療センター運動器疼痛メディカルリサーチ＆マネジメント講座・特任教授
黛 芽衣子	帝京大学医学部緩和医療学講座・助教
丸山 善治郎	まるクリニック・院長
三浦 恵美子	東京大学医学部附属病院看護部
村木 重之	むらき整形外科クリニック・院長
森 墾	東京大学大学院医学系研究科放射線医学講座・准教授
吉田 俊太郎	東京大学医学部附属病院光学医療診療部・助教

序 〜がん診療の現状と今後の課題〜

1. がんとの共存

医療技術の進歩によって種々の疾患の治療成績が向上した結果，日本社会は高齢化する一方で，がんの罹患者数は予想を上回る増加を示している．また，がん診療の進歩も目覚ましく治療成績が向上しているため，がんの既往のある患者や治療中の患者も激増しており，がんの根治を目指すとともに，がんと共存することを念頭においた診療体制の整備が求められている．

2. がん時代のチーム医療

根治を目指すがん診療は病変局所の専門家が中心を担ってきたが，「がん」という疾患のとらえ方が大きく変わってきた現在，より全人的かつ包括的な診療体制の整備が求められている．全人的，包括的な緩和ケア，がんリハビリテーションにはがん医療に携わる多くの診療科のみならずさまざまな職種がかかわる診療科横断的な多職種によるチーム医療体制が望ましい．

しかし，大規模な医療施設には，診療科間，職種間などさまざまな壁があり，コミュニケーションの阻害因子となっている．キャンサーボードの設立などの診療体制の整備が進み，チーム医療の必要性の認識も高まってきているが，これを形式的なものではなく，実効性のあるものとして運営するためには，医療従事者1人ひとりの意識改革と問題意識の共有が欠かせない．

3. がん診療における運動器マネジメント

がん時代の運動器診療において，「骨転移」という診断がステージを決めてしまう，すなわち骨転移によるADL制限がパフォーマンスステータス（PS）を規定して治療適応＝患者さんの運命を決定してしまうことを意識しなければいけない．ADL制限が特に大きいのは，脊椎転移による下肢麻痺，荷重骨骨折であり，整形外科的な治療が直接QOLを大きく変えるのみならず，がん治療全体の方向性を決定することがある．がん種ごとに骨転移の性質が異なるので，スクリーニング法や治療法は，骨転移の頻度，転移の進展速度，予後によって異なる．原発担当医も整形外科医もお互いにコミュニケーションをとって，積極的に運動器管理にかかわる姿勢が必要である．予後が短いと考えられていたがん種のなかにも，分子標的薬などにより飛躍的に予後が改善しているものがある．特に骨転移の多いがん種については情報を収集して基本的な知識をもつことも必要である．

がん病変による直接的な影響がなくても，長期治療症例では治療に随伴する骨粗鬆

症が生じる．性ホルモン関連療法やステロイドを含む化学療法による骨粗鬆症，低運動量によるサルコペニアが生じることに注意が必要である．特に若年の乳癌，前立腺癌の性ホルモン療法を要するがんでは，閉経後骨粗鬆症よりも急速に性ホルモン欠乏性骨粗鬆症が進行することが多い．

4. 骨転移診療のエビデンス

2015年に日本臨床腫瘍学会編集の「骨転移診療ガイドライン」が発刊された．これは26項目のclinical question（CQ）を設定し，それに対するエビデンスを検索・評価することによって，CQに対する推奨度を提示している．しかし，エビデンスに基づいて推奨度を設定し得たものは17項目に過ぎず，設定し得たCQでも推奨度はCやDの弱いエビデンスレベルにとどまっている項目が多い．残念ながら，骨転移診療のガイドラインとして診療指針が確立されたとは全くいえない状況である．今後も骨転移診療の基盤となるエビデンスを確立することは喫緊の課題といえる．

5. がん診療・骨転移診療における運動器マネジメントの課題

さまざまながん種において，がん患者のADLとQOLの維持には運動器マネジメントが有効かつ必須であることが示されつつある．パフォーマンスステータスの維持を介したがん診療全体の向上のためにも，緩和ケアやがんリハビリテーションの観点からも，運動器マネジメントの意義を，がん診療に携わる多くの診療科と多くの職種の方々に知っていただきたい．適切な運動器マネジメントが実施されることによって，「がんと共存する」がん患者のQOLの向上に大きく貢献することができると確信している．

2016年6月

編集者を代表して

河野博隆

目次

序　がん診療の現状と今後の課題　河野博隆 v

1章 がん診療のパラダイムシフト
〜がんとともに生きる時代〜

A がん診療の現状　岩瀬 哲 2
　1　日本人の「がん」事情　2
　2　「骨転移」と「ロコモ」　4
　3　「がん医療」のパラダイムシフト　4

B がん診療における緩和ケアの意義　有賀悦子 6
　1　終末期の緩和ケアから疾病全過程における緩和ケアへ　6
　2　緩和ケアの目的　6
　3　日常生活動作の「歩く」は"生活すること"　7
　4　全疾病過程における緩和ケア─「歩く」を過小評価しない　8
　5　医療チーム─コラボレーション（共働）から
　　　インテグレーション（融合・統合）へ　8
　6　まとめ　10

2章 がん診療における運動器マネジメント
〜がん患者になぜ運動器の管理が必要なのか〜

A がん診療における運動器マネジメントの重要性　河野博隆 12
　1　ロコモティブシンドローム（運動器症候群）　12
　2　がん患者の運動器マネジメントの実情　14
　3　がんリハビリテーションと整形外科　14
　4　緩和ケアと整形外科　15
　5　がん診療科としての整形外科　16
　コラム　〜なぜ骨転移患者に，整形外科医の介入が必要なのか〜　石橋祐貴　17

B がん診療における非がん性の運動器疼痛　松平 浩 19
　1　痛みの定義─歴史と臨床的意義を踏まえて　19
　2　運動器疼痛であることを把握するポイント　20
　3　中高年によくみられる運動器疼痛　20
　4　痛みの悪循環化のメカニズム　24

  5　中脳辺縁系ドパミンシステム　24
  6　不動化に伴う痛みの助長　24
  7　有酸素運動の勧め　25

C　高齢者におけるサルコペニアの弊害　村木重之　27
  1　はじめに　27
  2　性別，年代別の筋力，筋量値　28
  3　EWGSOP ガイドラインによるサルコペニアの有病率　29
  4　筋力が QOL に与える影響　30
  5　サルコペニアとがん　31
  6　中年期の運動がサルコペニアに与える影響　32
  7　おわりに　32

3章　がん診療に伴う骨管理の重要性
〜がん治療で骨が弱くなる!?〜

A　前立腺癌治療に伴う骨粗鬆症　中川　徹　36
  1　前立腺癌に対する男性ホルモン遮断療法　36
  2　男性ホルモン（テストステロン）と骨代謝　38
  3　男性ホルモン遮断療法（ADT）の実施による骨密度の低下と
    その臨床的影響　38
  4　男性ホルモン遮断療法（ADT）実施患者における骨粗鬆症の予防　39

B　乳癌治療に伴う骨粗鬆症　多田敬一郎　42
  1　治療戦略の異なる手術可能乳癌と転移性乳癌　42
  2　手術可能乳癌の治療方針　43
  3　閉経後乳癌患者のホルモン療法：重要な ATAC トライアル　44
  4　閉経前乳癌患者のホルモン療法　45
  5　閉経前乳癌の化学療法　46

C　消化器癌治療に伴う骨粗鬆症　吉田俊太郎　48
  1　消化器癌の疫学　48
  2　消化器癌と骨粗鬆症　49
  3　消化器癌による続発性骨粗鬆症に対するマネジメント　51

D　放射線療法による骨脆弱性　大熊加惠　53
  1　放射線療法後の骨折　53
  2　照射後の骨折の発生率　53
  3　照射に伴う骨折の臨床症状　54
  4　病態生理学　54
  5　リスク因子　56

    6 画像検査 56
    7 照射後の骨折についての診療戦略 57

  E 骨粗鬆症の治療　田中 栄 59
    1 骨粗鬆症の定義・診断 59
    2 骨粗鬆症の治療 61
    3 おわりに 66

4章 骨転移診療の基本
～骨転移はこう診る，こう考える～

  A 骨転移とは　篠田裕介 68
    1 骨転移とは何か？ 68
    2 骨転移の疫学 68
    3 骨転移の分類 70

  B 骨転移診療の基本戦略　篠田裕介 71
    1 骨転移診療の目標 71
    2 骨転移の症状と骨関連事象 72
    3 治療戦略を決定するために考慮すべき点 72
    4 骨転移の治療戦略 76

  C 骨転移患者の診察　篠田裕介 80
    1 患者診察前に確認すべきこと 80
    2 患者の問診と診察 81
    3 必要な検査の確認 81
    4 治療方針の決定 83
    5 患者への説明 83
    6 フォローアップ 83

  D 採血検査　澤田良子 84
    1 一般的な検査で全身状態を知る 84
    2 腫瘍マーカーの推移を参考にする 84
    3 骨代謝マーカーについて 85
    コラム 播種性骨髄癌症とは？　澤田良子 86

  E 画像診断　森 墾 88
    1 各画像検査の特徴 88
    2 溶骨・造骨・骨梁間・混合性骨転移と代表的疾患 95
    コラム 微細な脂肪成分の検出　森 墾 93
    コラム 一般的な骨病変の良悪性の鑑別，間違われやすい良性骨腫瘍　森 墾 98

- **コラム** 脊椎の骨粗鬆症による圧迫骨折と腫瘍による骨折の画像所見の
鑑別ポイント　森 墾　100

F 原発不明癌で行うべき検査　澤田良子 …… 102
1. 整形外科初診時に原発不明骨転移の原発巣について　102
2. 病歴聴取　102
3. 採血・尿検査　103
4. 造影CT　103
5. 生検の計画, そのほかの検査　104
6. 骨病変から類推する原発巣　105
- **コラム** CTガイド下生検　佐藤次郎　106

5章 骨転移の治療
～おさえておきたい治療の方法～

A 薬物療法─①骨修飾薬　篠田裕介 …… 110
1. 骨転移における破骨細胞の役割　110
2. 骨修飾薬　110
3. 骨修飾薬の副作用　112

B 薬物療法─②鎮痛薬と鎮痛補助薬　金井良晃, 住谷昌彦 …… 115
1. 骨転移による疼痛の機序と特徴　115
2. WHO除痛ラダー：非オピオイド鎮痛薬　116
3. WHO除痛ラダー：オピオイド鎮痛薬　118
4. 鎮痛補助薬　119
5. 鎮痛薬の使用時におけるゴール設定の重要性　119

C 骨転移の疼痛に対するペイン・クリニック的治療アプローチ　住谷昌彦, 穂積 淳 …… 122
1. 骨転移の疼痛に対する基本戦略　122
2. 骨転移の疼痛に対する神経ブロック療法の適応の考え方　123

D 骨転移に対する放射線療法　中村直樹 …… 127
1. 骨転移に対する放射線療法の適応・意義　127
2. 骨転移に対する放射線療法における有害事象　131
3. 骨転移に対する放射線療法後の評価方法　133
4. 脊椎SBRT　134
5. おわりに　136
- **コラム** 単回照射が普及しない原因　中村直樹　138

E 骨転移に対する内照射　野元昭弘　140
1 内照射とは　140
2 内照射の利点と欠点　140
3 内照射で用いる主な放射性物質　141

F 長管骨骨転移の治療　大隈知威　147
1 長管骨骨転移の診断　148
2 長管骨骨転移の治療方法の選択　149
コラム 姑息的治療とは？　篠田裕介　156

G 脊椎転移の治療　筑田博隆　157
1 脊椎転移と痛み　158
2 脊椎転移と脊髄圧迫　158
3 脊椎転移の治療　160
4 組織型によって異なる治療方針
　―手術以外の治療が有効なことも―　165

H 転移性脊椎腫瘍による脊髄損傷の管理　杉田守礼　167
1 骨転移による脊髄損傷の薬物治療　167
2 脊髄損傷に伴う合併症　168
3 脊髄損傷患者の安静度　168
4 脊髄損傷患者のゴール設定　170

I 脊髄損傷患者の排尿管理　亀井　潤，井川靖彦　172
1 急性期の排尿管理　172
2 急性期以降の管理とバルン抜去のタイミング　172
3 症候性尿路感染症に対する対処法　174

J 骨盤転移の治療　阿部哲士　175
1 骨盤転移の特徴　175
2 手術治療　176
3 放射線療法　177
4 小侵襲的手技　178

K 骨転移に対する塞栓術　佐藤次郎　181
1 術中出血減量のための塞栓術　181
2 腫瘍性疼痛コントロールのための塞栓術　182

L 高カルシウム血症，低カルシウム血症への対応　伊東伸朗　184
1 高カルシウム（Ca）血症　184
2 低カルシウム（Ca）血症　186

6章 骨転移患者への緩和ケア
～アプローチひとつで患者の意識は変わる～

A 骨転移患者に対する緩和ケア　金井良晃 …… 192
1. がんの経過における緩和ケアの位置づけ　193
2. 全人的苦痛への理解の重要性　194
3. 療養支援から終末期まで　195
4. おわりに―多職種アプローチの重要性　197

B 骨転移患者の看護　三浦恵美子 …… 199
1. 患者の病状理解と受容支援　199
2. 疼痛マネジメント　200
3. 日常生活上の援助　201
4. 精神的サポートとスピリチュアル・ペインへの対応　202
5. 社会的苦痛への対応　202
6. 多職種連携　203

コラム『折れそうなのか，そうでないのか，それが問題だ』　黛芽衣子　204

C 骨転移患者の精神的ケア　金井良晃 …… 206
1. 自律性の喪失とスピリチュアル・ペイン　206
2. 骨腫瘍患者のADL制限における倫理的配慮　207
3. 抑うつとせん妄への理解と対処　209

7章 がん診療における運動器リハビリテーションの実践
～リハビリでADL・QOLを改善する～

A がんのリハビリテーション　緒方直史 …… 214
1. がんのリハビリテーションの概要　214
2. がん治療中の運動療法の必要性　218
3. 末期がんにおけるリハビリテーションの意義　222

B 骨転移患者のリハビリテーション　髙橋雅人，篠田裕介 …… 225
1. はじめに　225
2. リハビリテーションの適応　225
3. 骨転移のリハビリテーションの目的　226
4. 骨転移患者に対する安静度の考えかた　226
5. リハビリテーションを行う際に必要な情報　227
6. 同意書の取得　229

C 骨転移患者のリハビリテーションの実際　髙橋雅人 ……… 231
1 リハビリテーションの実際　231
2 自宅退院するために必要な評価と環境整備　235
コラム 車椅子に移乗させるための工夫　髙橋雅人　239

D 骨転移に対する装具療法　篠田裕介 ……… 240
1 装具療法の目的と適応　240
2 体幹装具の処方　242
3 四肢の装具の処方　244

E 自宅退院に向けた準備　石井征輝，岩瀬 哲 ……… 247
1 骨転移患者が利用できる医療福祉制度　247
2 自宅で過ごすための必要な体制づくり　249
3 自宅退院に向けての調整　250
4 まとめ　250

F 緩和ケアにおける栄養管理　上野美樹 ……… 251
1 運動器に有用な栄養素　251
2 サルコペニアの栄養管理　253
3 悪液質の栄養管理　254

8章 在宅における運動器管理
～在宅でできるこんなこと～

A 在宅医の役割　丸山善治郎 ……… 258
1 在宅医療の制度と歴史　258
2 在宅医の役割　258
3 在宅医療の実際　259
4 輸血，腹水穿刺，CART　260

B 在宅における訪問リハビリテーション　丸山善治郎 ……… 261
1 在宅での訪問リハビリテーション　261
2 在宅医にリハビリテーションを依頼するメリット　265

9章 骨転移診療における診療科横断的・集学的な診療の実際
～最後まで歩くための骨転移診療～

A 東京大学病院骨転移キャンサーボード　篠田裕介 ……… 270
1 整形外科を中心とした骨転移キャンサーボード（CB）の設立　270

2　骨転移CB介入の意義　271
　　3　今後の課題　275

B 症例紹介　澤田良子, 篠田裕介 276
　症例1　69歳男性, 腎細胞癌　276
　症例2　67歳男性, 腎細胞癌　280
　症例3　69歳男性, 肺腺癌　284

索引 289

1

がん診療のパラダイムシフト
～がんとともに生きる時代～

A がん診療の現状

> **ここがポイント**
> - 日本人の「がん」の死亡率は減少傾向にあるが，罹患率は増加傾向にある．
> - 現在は「がん」と付き合っていく時代である．
> - 「がん」と上手く付き合うためには「ロコモ」の概念が必要である．
> - ロコモとは「運動器の障害によって要介護になるリスクの高い状態」をいう．
> - ロコモの患者では「骨転移による病的骨折や麻痺の予測と予防」が重要である．

1 日本人の「がん」事情

　がん研究振興財団の「がんの統計 2014」によると，「がん」の罹患率については，男女とも 1985 年以降から増加傾向が認められています[1]（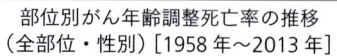）．そして，2014 年の日本人男女の「がん罹患数」は男性（全がん）501,800 人，女性（全がん）380,400 人と予測されています（図 1-2）．一方，がん死亡率については，男性が 1980 年代後半まで増加して 1990 年代半ばでピークを迎え，1990 年代後半から減少傾向となっています．女性は 1960 年代後半から死亡率の減少傾向が始まっています[1]（図 1-3）．

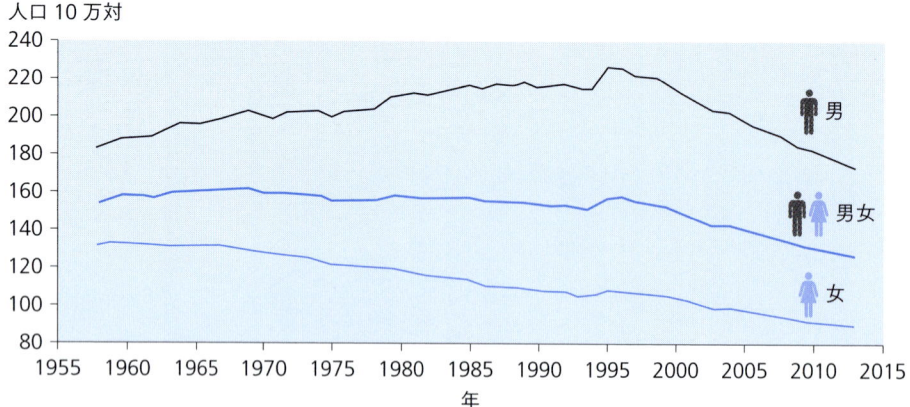

図 1-1　がん全部位の年齢調整がん死亡率の推移（全年齢）
〔公益財団法人がん研究振興財団（編）：がんの統計 '14 より〕

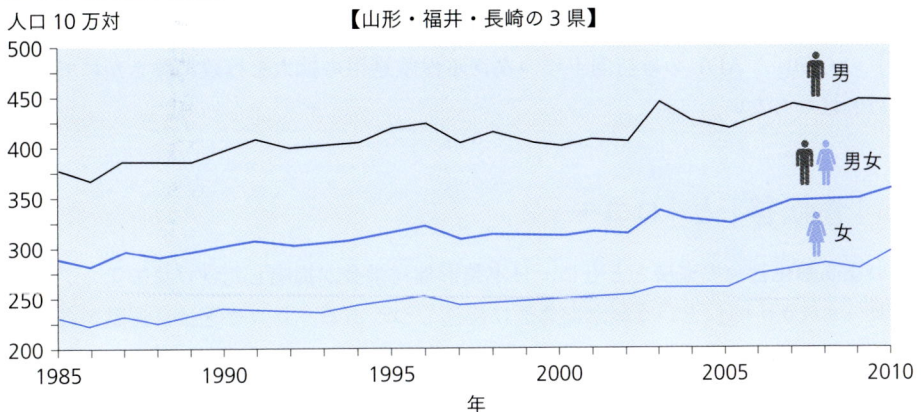

図 1-2　がん全部位の年齢調整がん罹患率の推移（全年齢）
〔公益財団法人がん研究振興財団（編）：がんの統計'14 より〕

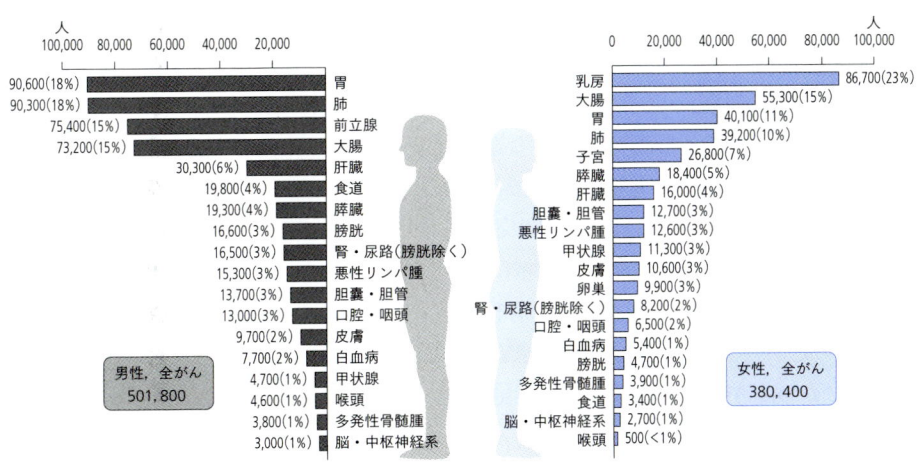

図 1-3　担がん患者数のグラフ
〔公益財団法人がん研究振興財団（編）：がんの統計'14 より〕

　つまり，日本人の「がん」の死亡率は減少傾向にあるのに，罹患率は増加傾向にあるというのが現在の日本人の「がん」事情といえる．この日本人の「がん」事情は，近年の診断技術や分子標的薬などの登場による予後改善と日本人の長寿が反映した結果と考えられ，同時に「がん」と付き合っていくことが求められる時代に突入したといえる．

　1980年代，本邦に「がんと付き合う」というような概念は存在していなかった．本書がテーマとしている骨転移が生じた「がん患者」の生活の質を考えていくような医療環境はなかったといえる．しかし，現在はついに2人に1人が「がん」になる時代となった．がん患者のQOL（quality of life）やADL（activities of daily living）の向上と維持が，いま「がん医療」に求められている．ところが，新しい時代に対応できる

医療環境はいまだ整っていない．この新しい時代においては，どんな医療者（職種）が「がん患者」を支援することになるのだろうか．医療者は自覚をもって「がん医療」に取り組み，研究者は「出口戦略」を明確にしてエビデンスを創出し，「がん患者」のQOLとADLの維持向上につながる保険適用の拡大を行政に働きかけていかなければならない．

2 「骨転移」と「ロコモ」

いま高齢化社会の進展とともに，日本整形外科学会が提唱した「ロコモティブシンドローム（ロコモ）」という概念が急速に浸透しつつある．ロコモとは「運動器の障害によって要介護になるリスクの高い状態」であり，「メタボ」や「認知症」と並んで健康寿命を縮める「寝たきりや要介護状態」の3大要因になっていることが判明している．1980年代に「末期」とよばれた骨転移の患者は，もはや末期の患者ではなく，疼痛・骨折・麻痺による寝たきりや要介護状態を予防し，自立した生活を送ることが目標とされる「ロコモの患者」と認識する必要がある．骨転移の患者にとって必要な医療は，①「病的骨折や麻痺出現のリスク評価および予防と治療」，②「装具・自助具の処方と指導」，③「がん以外の疼痛性運動器疾患の鑑別」，④「PS (performance status) の維持を目的とした実施可能な運動強度の評価とADL・リハビリ指導」などが挙げられるが，がんの骨転移診療ではいまだ主治医（主科）の裁量のみで診療が行われていることが多い．骨転移を有する患者には診療科横断的な緩和ケア診療体制を導入するだけではなく，緩和ケア領域にもロコモの概念を導入し，運動器診療を専門とする整形外科医を活用することで，骨転移患者のQOL向上を考えていく必要がある．

がん診療拠点病院で治療を受ける患者は，緩和ケアチームにコンサルテーションできる．しかしながら，保険診療上，在宅医療へ移行した患者は緩和ケアチームにコンサルテーションできなくなる．したがって，在宅医療へ移行する患者に対しては，拠点病院の主治医と緩和ケアチームが在宅チーム（在宅医と訪問看護師，ケアマネジャー）とよく連携して在宅がん患者のQOLとADLの維持を検討する必要がある．特に骨転移患者のADL維持には，整形外科医，リハビリテーション医，理学療法士の介入が必須であり，この3職には，疾患の良悪性に依らない診察姿勢が求められる．

3 「がん医療」のパラダイムシフト

このように「がん医療」においては，早期診断と予後改善を目指してきた時代から，予後の改善した「がん患者」のロコモを考える時代にパラダイムがシフトしていると考えられる．それでは，次に求められる医療とは何であろうか．その1つは，がん患者の在宅医療への移行―トランジショナル・ケア（transitional care）と考えられている．

心不全やCOPD（慢性閉塞性肺疾患）の領域では比較的発展した医療であり，「緊急再

入院」を指標としてトランジショナル・ケアの質が検証されている．Feltner らのメタアナリシスでは，心不全患者におけるトランジショナル・ケアとして，Home-visiting program（在宅訪問プログラム），STS（structured telephone support：構造化電話再診），Telemonitoring（遠隔モニター），Multidisciplinary-heart failure clinic（心不全専門外来），Nurse-led clinic（看護師主導外来），Primary care clinic（総合ヘルスケア外来），Primary educational（患者教育プログラム）などがレビューされている[2]．STS や Telemonitoring は，今後本邦でも推奨されていく「遠隔診療（Telemedicine）」と思われる．転移性がん患者は症状に多様性のあることから，海外でもトランジショナル・ケアは発展途上にあるが，最近ではオンコロジー領域においても「緊急再入院」に関する研究が報告されはじめている[3]．

進行がん患者が在宅へ移行する場合，最も重要なことは症状の予測と予防である．これらは「緩和ケア」そのものであるので，ここで NCCN（National Comprehensive Cancer Network）の緩和ケアの定義を紹介する．

> Definition of Palliative Care（緩和ケアの定義）：
> The goal of palliative care is to anticipate, prevent, and reduce suffering and to support the best possible quality of life for patients and their families, regardless of the stage of the disease or the need for other therapies.
> 緩和ケアの目標は，病期や治療の必要性に関わらず，苦痛の予測，予防，緩和であり，患者と家族にとっての最良の QOL を支援することにある．

先に紹介したロコモの概念が骨転移による病的骨折や麻痺の予測と予防につながることはいうまでもなく，在宅へ移行する骨転移患者に最良の QOL を支援するためには，整形外科医，リハビリテーション医，理学療法士の介入が必須である所以がここにある．すべての「がん患者」に切れ目のない緩和ケアが提供され，在宅で安心して過ごせる時代が来ることを期待したい．

引用文献

1) 公益財団法人 がん研究振興財団（編）：がんの統計 '14.
   (http://ganjoho.jp/data/reg_stat/statistics/brochure/2014/cancer_statistics_2014_fig_J.pdf)
2) Feltner C, et al：Transitional care interventions to prevent readmissions for persons with heart failure：a systematic review and meta-analysis. Ann Intern Med 160：774-784, 2014
3) Warsame R, et al：Transition of care for inpatient hematology patients receiving chemotherapy：development of hospital discharge huddle process and effects of implementation. J Oncol Pract 12：e88-94, 2016

（岩瀬　哲）

B がん診療における緩和ケアの意義
～特に,「歩く」という視点から

ここがポイント

- 全疾病過程における緩和ケアは,がん患者の well-being を目指し,抗がん治療チームと緩和ケアチームの融合（integration）によるがん治療が提供されることが望ましい.
- 患者を1人の生活者としてとらえたとき,その重要性が浮き彫りにされる「歩く」という動作は,QOL 維持の1つの指標であり,もし,それが困難となった時には,より一層の意識をもって喪失へのケアを行っていく.

1 終末期の緩和ケアから疾病全過程における緩和ケアへ

20年ほど前,当時は緩和ケアといえば終末期医療であった.

あるがん治療病院で治療過程の患者に対する緩和ケアのコンサルテーションを開始したが,がん治療医から「抗がん剤投与中であるが,モルヒネの併用は待つべきか」といった質問をもらうような時代であった.その治療医が主治医を務めていた卵巣癌の20代の患者が,当時としては珍しかった緩和ケア専従医の私のオフィスに自ら訪ねてきて次のように話された.

「私の痛みをとってほしいのです.がんという相手と相撲をこれからとろうとしているときに,痛みがあると私の土俵が整っておらず,踏ん張ることができないのです.抗がん剤の治療がうまく進んでいくために手を貸してください」

この言葉は,まさにがん治療と並行する緩和ケアの意味を明示している.主治医の意識を超えたこの考え方は,がん治療を完遂させることを目標とした緩和ケアであり,新しい緩和ケアというより,実は,基本的な医療のあり方を無意識から意識下へ変化させただけのことであった.

2 緩和ケアの目的

世界保健機関（World Health Organization：WHO）は,「健康」を次のように定義している[1].

"Health is a state of complete physical, mental and social well-being and not merely the absence of disease or infirmity."

「健康とは，単に病気でないとか，虚弱でないということではなく，身体的，精神的，そして社会的にも満たされた状態（良好な状態）にあることをいう．」

緩和ケアの目指すところは，この well-being である．

患者はそれぞれに大切にしたいと思うことがあり，その実現の障害となっていることを取り除いていったり，少なくしていったりするのが緩和ケアである．痛みを取るケアだけでもなく，心理支援をするだけでもない．

治療に合わせて苦痛を取り除くことは，古くから当たり前のように行われていたことである．急性期医療が急速に進歩してきた時代の過剰な医療処置や，死を前にした患者の孤独に目を向けなかった反省，がんの苦痛の急な変化への対応の必要性，医療用麻薬の適正使用のスキルの特殊性から，あえて緩和ケアという名称が登壇してきたに過ぎない．以前から行われてきたこの無意識のケアを運動器マネジメントという切り口で意識してみると，患者を生活する人として理解すること，そこに「歩く」という動作の意味の大きさがみえてくる．

3　日常生活動作の「歩く」は"生活すること"

実は，緩和ケア領域で，人の尊厳や QOL の象徴とされてきたのは，口から食べるということであった．1990 年代に緩和ケア病棟が国内で次第に増え始めたとき，食器を陶器にしたり，小盛りサイズのお皿を作ったり，緑茶をゼリーにしたりして，できる限り口から味わえる工夫に取り組んでいった．

和書文献検索データベースである医中誌で「緩和ケア」と「食事」で検索をすると和文，英文ともに多くがヒットする（表 1-1）．しかし，これは食べられなくなる時期，つまり，終末期にもたらされる障害の代表的なものである．では，ここで歩くことを考えてみたい．

曽野綾子の本に以下のような記述がある[2]．

> 『「歩く」という言葉は「ペリパテーオー」と言い，それは「歩き廻る」ということでもあれば，「その人らしく振舞う」という意味もあり，なにより「生活すること」を指している．つまり，歩けない人は，その人らしく振舞うことも，生活することもできない，とギリシャ人は考えていたのである』

また，新約聖書の中にも，「歩く」，「歩む」が生活という意味で表現されている箇所が複数あり[3]，私たちも「歩む」という言葉をしばしば「生活を送る」こととして表現してきた．国を問わず，古くから，歩くことで生活を送ることができるととらえられてきた．

医療者や介護の経験がある者なら，排泄の自立が脅かされ始めた患者から「せめて自分で歩いてトイレには行きたい」とささやかれた経験のある人は少なくないであろう．「歩きたい」「寝たきりになりたくない」といった終末期がん患者の日常生活動作

に対する自立への思いは，生きることの希望になる[4]．「医療の場から生活の場に帰りたい」，つまり，「家で過ごしたい」という患者の希望には，「歩くことができたら」という希望が含まれていることを私たちは見落としてはいけない．

4　全疾病過程における緩和ケア─「歩く」を過小評価しない

　ところが，英文論文数では，「食べる」と「歩く」との間に差はないにもかかわらず，「緩和ケア」と「歩く」で日本語の論文を検索すると，ヒットするのはたったの2件にすぎない（表1-1）．緩和ケアが診断時から求められるケアなら，生活者としてのQOLの象徴として「歩く」ことへ目を向け，それを維持する取り組みに積極的にかかわっていくことをより意識すべきであろう．

　ここで，私たち医療者には「患者が歩いて骨折してしまっては，さらにQOLは悪化してしまうではないか」という心配が生じる．

　看護師による研究で，終末期がん患者に対する日常生活動作の援助において，"患者の希望をかなえること"と"二次リスクや倫理的な側面"との間で葛藤していることが報告されている[5]．臨床的予測力などの向上によって，その葛藤を乗り越えようとする姿が浮かび上がっており，その複合的な臨床的医学知見やケアに関する知識が必要で，本書の目的がまさにそこにある．

　また，大切なのは「歩く」ことだけではなく，「歩けなくなった」とき，私たちはその喪失感の大きさを過小評価しないことである．がんが進行すれば仕方がないと思うのではなく，生活の大きな一部を喪失したことに思いを馳せ，「歩けない」ことへの支援のあり方を見直すことも大切なタスクである．

5　医療チーム─コラボレーション（共働）から　　インテグレーション（融合・統合）へ

　日常生活動作の維持には，多くの医療職が関与し，横断的で複合的なアプローチが必要となる．がん治療医とQOLを維持するチームとのかかわり方の意識は近年大きく変わってきた．

　進行肺癌患者への早期からの緩和ケアチーム介入が予後を延長したという2010年

表1-1　緩和ケアにおける日常生活動作に関する論文数

	医中誌（件）	PubMed（件）
食べる	345[a]	112[c]
歩く	2[b]	111[d]

検索式（2015/8/15）
a）「緩和ケア」AND「食べる」
b）「緩和ケア」AND「歩く」
c）［palliative care AND cancer AND eating］
d）［palliative care AND cancer AND walking］

の Temel らによる論文[6]以降，こうした報告が急速に増えている．このことは，単に介入時期が早くなったということだけではなく，治療と緩和ケアが融合して機能していくことの重要性への意識の変容を指している．生命科学の文献オンラインデータベースである Ovid MEDLINE と Ovid EMBase を用いた1948年から2013年までのがん治療と緩和ケアの統合的アプローチについてのシステマティックレビューでは，65年間の論文の64%が2010年以降の3年間に集中していた[7]．この報告では，対象101論文のレビューによって，診療体制では，緩和ケア外来54件，在宅緩和ケア

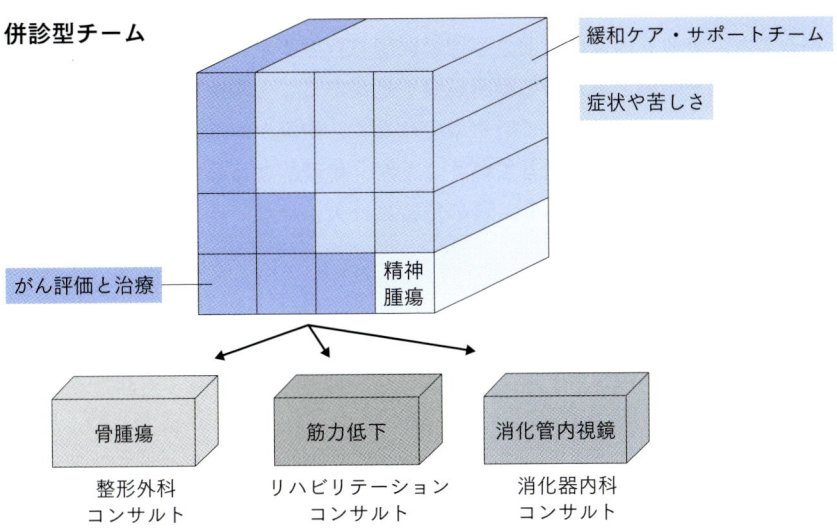

図 1-4a　運動器併診型チームの例
運動器マネジメントとして，整形外科やリハビリテーション科にコンサルテーションを行い，併診を行う．

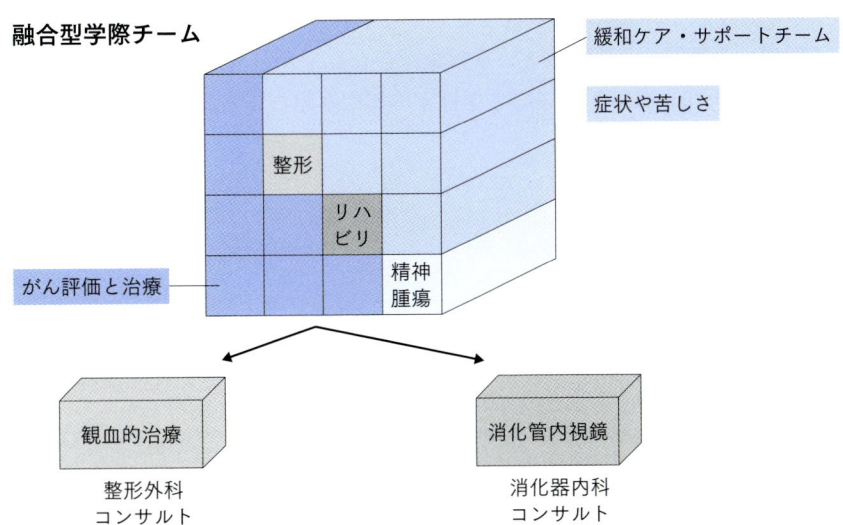

図 1-4b　運動器融合型学際チームの例
「歩く」ための運動器マネジメントでは整形外科，リハビリテーション科も治療チームと緩和ケアチームが融合したキューブチームの中に入り，チームが形成される．観血的治療における整形外科は融合したキューブチームに存在するというより，消化管内視鏡のように完全に独立した診療に近く，コンサルテーションとして完結している．

B　がん診療における緩和ケアの意義

33件，緩和ケア病棟24件，緩和ケアチーム14件で，介入内容やあり方は，学際的なチームによるケア72件，併診スタイル（コンサルテーション）71件，症状スクリーニングとしての介入25件，緩和ケアガイドライン策定33件，ケア手順書11件，キャンサーボードへの参加10件と示されている[7]．この調査から，がん治療早期からの介入のあり方として，治療と緩和ケアが融合（integration）された医療形態は，まだ定義が明確ではなく，不均一であり，始まったばかりであることが浮き彫りにされた[7]．

また，欧州臨床腫瘍学会や欧州緩和ケア学会などの合同調査から，がんセンター指定病院と非指定病院や市中病院の緩和ケアチームの間では充実度が異なり，格差を生じていること，その原因には卒前，卒後の医師教育の不足と，市民啓発やがん治療のなかの緩和ケアを整備するための経済投資不足があることが指摘されている[8]．

単に集まって診療科が併診しているのではなく，歯車がかみ合うように多職種を含むチームが融合，統合して機能していくことが，倫理的な葛藤を伴うような判断を求められる緩和ケアには有効であり，質の維持には欠かせない点である（図1-4a, b）．

6 まとめ

全疾病過程における緩和ケアは，がん患者のwell-beingを目指し，抗がん治療チームと緩和ケアチームの融合によるがん治療が提供されることが望ましい．患者を1人の生活者としてとらえたとき，その重要性が浮き彫りにされる「歩く」ということは，QOL維持の1つの指標であり，もし，それが困難となったときには，より一層の意識をもって喪失へのケアを行っていく．

以降の章において，それぞれのエキスパートがその理論や方略について解説する．難しいのは，それぞれ個別の専門性をどのように統合するかである．スキルミクス型チーム医療，学際的チーム医療という言葉は存在しながらも，日々の診療のなかで，一例ごとに融合（integration）することを探索的に取り組むことが求められている．

引用文献

1) WHO definition of Health. World Health Organization.（http://who.int/about/definition/en/print.html）
2) 曽野綾子：完本 戒老録—自らの救いのために．p211, 祥伝社, 1996
3) 新改訳聖書刊行会（訳）：新約聖書．ピリピ人への手紙—第3章17節「（前略）私たちを手本として歩んでいる人たちに，目を留めてください」
4) 木村清美, 他：緩和ケア病棟の入院患者の希望に関する研究．死の臨床 27：94-99, 2004
5) 田中真弓, 他：終末期がん患者の自律した日常生活行動を援助する上で生じる看護師の倫理的問題を解決する影響要因に関する研究．日本看護倫理学会誌 5：58-62, 2013
6) Temel JS, et al：Early palliative care for patients with metastatic non-small-cell lung cancer. N Engl J Med 363：733-742, 2010
7) Hui D, et al：Integration of oncology and palliative care：a systematic review. Oncologist 20：77-83, 2015
8) Davis MP, et al：How well is palliative care integrated into cancer care? A MASCC, ESMO, and EAPC Project. Support Care Cancer 23：2677-2685, 2015

（有賀　悦子）

② がん診療における運動器マネジメント
〜がん患者になぜ運動器の管理が必要なのか〜

A がん診療における運動器マネジメントの重要性

> **ここがポイント**
> - 運動器の健康を維持することによって健康寿命の延伸を図るロコモティブシンドローム対策の啓発が進んでいるなか，生命予後が延長したがん患者の運動器マネジメントに関する対応が遅れている．
> - 「がん」は根治のみを目指すのではなく，慢性疾患として対応するパラダイムシフトが生じている現在，運動器診療科として整形外科の果たすべき役割は大きい．
> - がん診療における運動器診療に求められているのは，がん患者の生活の質（QOL）を維持・向上させることである．
> - これまで運動器診療を通じてADLの維持・向上を果たしてきた整形外科が「がん」患者も診療の対象とすることで，がん患者全体のQOLを大きく向上させることができる．
> - 運動器の疼痛コントロールにおいても，整形外科は，鎮痛薬という対症療法しかもたない診療科よりも多くの解決手段をもっている．
> - がん時代を迎えた今日，整形外科は運動器診療科として，がんの運動器マネジメントを担当するという当事者意識をもち，がん患者を支える一員として活動する姿勢が求められている．

1 ロコモティブシンドローム（運動器症候群）

a. 概念

日本整形外科学会は2007年に「運動器の障害のために移動機能の低下をきたした状態」としてロコモティブシンドローム（ロコモ）の概念を提唱した．

ロコモは筋肉，骨，関節，軟骨，椎間板といった運動器のいずれか，あるいは複数に障害が起こり，「立つ」「歩く」といった機能が低下している状態であり，進行すると「運動器の障害」により「要介護になる」リスクの高い状態とされた．ロコモの提唱には，「人間は運動器に支えられて生きている．運動器の健康には，医学的評価と対策が重要であるということを日々意識してほしい」という運動器診療科としてのメッセージが込められている．

b. 原因

1）運動器自体の疾患（筋骨格運動器系）

加齢に伴う様々な運動器疾患，例えば変形性関節症，骨粗鬆症に伴う円背，易骨折性，変形性脊椎症，脊柱管狭窄症などが挙げられる．関節リウマチでは，痛み，関節可動域制限，筋力低下，麻痺，骨折，痙性などにより，バランス能力，体力，移動能力の低下をきたす．

2）加齢による運動器機能不全

加齢により，身体機能は衰える．筋力低下，持久力低下，反応時間延長，運動速度の低下，巧緻性低下，深部感覚低下，バランス能力低下が生じる．活動性が低下し運動不足になると，筋力やバランス能力の低下とあいまって「運動機能の低下」が起こり，容易に転倒しやすくなる．

c. 頻度

日本整形外科学会の報告では，変形性関節症と骨粗鬆症に限っても，推計患者数は4,700万人（男性2,100万人，女性2,600万人）[1]とされ，ロコモはまさしく国民病といってよい．

d. 対象

ロコモは，「メタボ」や「認知症」と並んで，「健康寿命の短縮」「寝たきりや要介護状態」の三大要因の1つとされる．

高齢者では，加齢や運動不足に伴う身体機能の低下や運動器疾患による痛み，そして易骨折性などの様々な要因によって「負の連鎖」が生じ，さらにバランス能力，体力，移動能力の低下をきたす．ついには，立って歩く，衣服を着脱するという最低限の日常生活動作（ADL）さえも自立して行えなくなることによって健康寿命の短縮をきたし，引きこもり，廃用症候群，寝たきりなどの「要介護状態」になっていく．

e. がん患者のロコモ

第1章のがん診療の現状（p.2）で述べられたとおり，がん診療成績の向上によって担がん患者が激増し，その数は2014年現在で，治療中のがん患者だけで163万人に及ぶと推定されている（平成26年厚生労働省患者調査）．がん新規罹患患者の平均年齢は75歳である．つまり多くのがん患者はがんに罹患する時点で高齢者であり，そもそも運動器マネジメントが必要な状態といえる．がんが短期に死を迎える病ではなく，長期間にわたって共存して生活する病となった今，はっきりとした病のない高齢者のロコモに注目するのと同様に，がん患者のロコモに取り組むことが必要ではないだろうか．

本邦における2015年の出生数が100万人をかろうじて維持する中で，新規にがんに罹患した数は98万人に及ぶことが公表された（国立がん研究センター がん対策情報センター）．国民の2人に1人ががんに罹患する「がん時代」を迎えたいま，がんという

病をもつがゆえに運動器マネジメントが後回しになってしまっていては，時代に即した運動器診療科の役目を果たしているとはいえないのではないだろうか．

2　がん患者の運動器マネジメントの実情

a. がん診療連携拠点病院の整形外科

　厚生労働省は，がん対策基本法（平成18年法律第98号）および同法の規定に基づく「がん対策推進基本計画」（平成24年6月8日閣議決定）により，がん対策を総合的かつ計画的に推進している．がん診療連携拠点病院については，全国どこでも質の高いがん医療を提供することができるよう，2015年現在で全国にがん診療連携拠点病院などを422箇所指定している．

　がん診療連携拠点病院には多くのがん患者がいるが，大部分の施設には「がん」を専門とする整形外科医はいない．それは整形外科の文化と伝統が影響していると考える．

b. 整形外科と「がん」

　これまでがんが短期に死を迎える病であり，特に骨転移が「末期」に起こる状態と認識され，有効な治療法が確立していなかった時期が長く続いたこともあって，骨転移は整形外科が取り組むべき課題とはされてこなかった．また，一般的に整形外科はスポーツ整形外科に代表されるように，活動的な診療対象を好む傾向がある．診療の効果が目に見えて現れ，結果が残るものを好んでいるといえるだろう．

　このため，骨軟部腫瘍を含む「がん」は整形外科のなかでは特殊領域に区分され，一般整形外科医は，「がん」はごく一部の「専門家」が対応するものと考えてきた．これは，一般の外科医や内科医の多くが「がん」を自分自身の診療対象と考えているのと大きく異なっている．一方で，整形外科の「がん」専門医である骨軟部腫瘍専門医は，自身の診療対象は骨軟部腫瘍であり，根治が望めない骨転移は，一般整形外科医が対応するものと考えてきた．この結果，骨転移は長らく当事者として対応する者のいない空白地帯となってしまったように感じる．結果として，多くの整形外科医には「がん」の診療経験がなく，制度としての研修体制整備も進まないため，さらにがん診療におよび腰になるという悪循環が生じていた．

　がん時代を迎えた現在，整形外科における骨転移診療は診療体制，研修体制の両方で，社会のニーズに応えることができておらず，大きく取り残される分野となってしまってはいないだろうか．

3　がんリハビリテーションと整形外科

a. がんリハビリテーション（がんリハ）とは

　第7章（p.213）で詳しく述べられているが，がんリハは「がん患者の生活機能と生活の質（QOL）の改善を目的とする医療ケア」と定義されている．上述したようにが

んが根治のみを目指すものではなく，長期に共存していく疾患となってきたことで，リハビリテーション領域の取り組みも大きく変化してきている．2010年度の診療報酬改定では，心大血管疾患リハビリテーション料，脳血管疾患等リハビリテーション料，運動器リハビリテーション料，呼吸器リハビリテーション料に加えて，難病患者リハビリテーション料，障害児（者）リハビリテーション料と並び，がん患者リハビリテーション料という項目が健康保険の請求項目として新設され，注目されている．2013年には日本リハビリテーション医学会編集の「がんのリハビリテーションガイドライン」（金原出版）が発刊され，がん診療におけるリハビリテーションの役割も大きくなってきている．

b. がんリハにおける整形外科

　がんリハの目的は，「がん患者の生活機能とQOLの改善」である．がん患者が自立した自分の生活を送り，人間としての尊厳を維持するためには，立って歩く，衣服を着脱するという最低限のADLを維持することが大きな要素を占める．これは取りも直さず，運動器診療科としての整形外科の目標と同一といえる．

4　緩和ケアと整形外科

a. 緩和ケアの目指すもの

　2002年の世界保健機関（WHO）の定義では，緩和ケアは「生命を脅かす疾患による問題に直面している患者とその家族に対して，疾患の早期より，痛み，身体的問題，心理社会的問題，スピリチュアルな（霊的・魂）問題に関する的確な評価を行い，それが障害とならないように予防したり対処したりすることで，QOL（生活の質，生命の質）を改善する行為」とされる．がんの根治を目指すことのみが注目され，がんと共存するという概念がなかった時代には，緩和ケアは根治を目指すがん病変の治療を断念した段階で行われる「終末期医療（ターミナルケア）」と同義と考えられることもあった．現在の概念では，緩和ケアは疾患の診断早期より介入が始まることに留意が必要である．

b. 緩和ケアにおいて整形外科の運動器診療が果たす役割

　がん患者のQOLの維持を目標としたときに，整形外科の果たす役割は非常に大きい．ここでまず求められるのは，がんの専門的な治療ではなく，通常の運動器診療に基づくがん以外の運動器疾患の診断と治療である．がん患者の治療の適応はパフォーマンスステータス（performance status：PS）で決定される．PS維持と向上を目的とした，実施可能な運動強度の評価とADL・リハ指導を行うことは，運動器を専門とする整形外科のみが可能なのではないだろうか．また，骨転移がある場合の病的骨折・麻痺のリスク評価および予防と治療や装具・自助具の処方と指導にも整形外科の関与が欠かせない．

c. 運動器の疼痛コントロール

　緩和ケアで大きな要素を占める疼痛コントロールにおいても整形外科の運動器診療の介入は有用と考える．整形外科を受診する患者の主訴の多くは運動器の疼痛である．疼痛を主訴とする患者に対する診療の目的は，疼痛の原因を解明し，何らかの手段で原因を探り疼痛を解消あるいは軽減することにある．

　疼痛の分類と治療には診断が必要である．がん患者の多くは高齢者であり，もともと関節や脊椎の運動器に疼痛があることが多い．整形外科は，日頃から疼痛性疾患に接し，その原因が何かを探索して解決する診療をしている．病歴と身体所見から原因を推測し，X線写真やMRIなどの画像検査を補助診断として，合理的な診断を下す．整形外科医は，運動器の疼痛に対して鎮痛薬という対症療法しかもたない診療科よりも解決する手段をもっている．疼痛の原因を除去する手段として手術療法，薬物療法，運動療法を含む理学療法，装具療法，減量や自助具指導を含む生活指導をすべて網羅しているのは「整形内科」的な診療も請け負っている本邦の整形外科診療の特徴である．

5　がん診療科としての整形外科

　整形外科医はこれまでがん診療から距離をおいてきた．しかし，がん時代を迎えた今日，整形外科の専門分野を問わず，運動器診療科としてがんの運動器マネジメントを担当するという当事者意識をもち，がん患者を支える一員として活動する姿勢が求められている．これから，原発がん診療担当科や緩和ケアの要望に応える体制を構築するためにも研修体制の整備を進めていかなければいけない．整形外科で数少ない「がん」専門医である骨軟部腫瘍専門医は，がん診療と整形外科を結ぶ架け橋となることができる存在として，より積極的な関与が求められている．

引用文献

1) Yoshimura N, et al：Prevalence of knee osteoarthritis, lumbar spondylosis, and osteoporosis in Japanese men and women：the research on osteoarthritis/osteoporosis against disability study. J Bone Miner Metab 27：620-628, 2009

（河野　博隆）

コラム
〜なぜ骨転移患者に，整形外科医の介入が必要なのか〜

※※※※

　医療の進歩に伴い，骨転移があるがん患者数も増えている．整形外科医の筆者のところにも骨転移のコンサルトが多く来る．コンサルトの大半は，椎体や骨盤に骨転移した患者への歩行許可などの安静度や装具の必要性についての相談である．整形外科医が骨転移に対して専門的に介入することで，がん患者への不必要な活動制限を防ぎ，適切な運動療法を提供することができる．

　しかし，原発巣を診療している医師が整形外科医へのコンサルトなしに骨転移の治療を行っているケースが多いのも現実で，骨についての専門知識があまりないがゆえに，その治療は時として目に余るものがある．私が実際に遭遇した症例をいくつか挙げてみる．

〔症例 1〕胸腰椎体骨転移の患者で，椎体の圧潰が進行し運動麻痺や感覚異常などの脊髄の神経症状が出現しているにもかかわらず，放射線療法と麻薬による鎮痛のみで半年ほど経過をみられていた．コルセットによる外固定や上肢支持の歩行器，骨修飾薬など骨転移への医療が全くされておらず，下肢筋力の低下による転倒の危険があるとのことで車椅子生活を強制されていた．

〔症例 2〕骨盤と大腿骨転子部に骨転移がある患者で，大腿骨転子部の骨転移は広範囲であり疼痛も強く切迫骨折の状態であった．しかし，骨盤の骨転移による疼痛のほうが強く，骨盤に対する放射線療法は計画されていたが，大腿骨に関しては疼痛があるにもかかわらず，麻薬での鎮痛だけで荷重制限もせず T 字杖歩行で様子をみていた．筆者にコンサルトがあった際に，大腿骨転子部への積極的な治療介入が必要と判断し，歩行器補助具による患肢免荷の運動療法を行った．また予後が長期間期待できる患者だったので，予防的髄内釘の手術の説明も行った．この患者は手術を受け，T 字杖歩行で安心して自宅に退院することができた．

　非専門的な医療が骨転移の領域で行われてしまっているのには，臓器

別に診療科が分かれ専門性の高い治療がなされるなかで，骨転移はその枠組みから外れ，どの診療科にも属さない領域となってしまっていることが背景にある．それゆえに，原発巣診療科の医師が片手間で骨転移を診療しているのが現状である．そしてまた整形外科医も，骨転移のコンサルトがあった場合に骨転移は自分たちの専門分野ではないと無下に対応してしまいがちで，こうなると，整形外科医にコンサルトしづらくなり，ますます原発巣診療科によって非専門的治療がなされ，患者が適切な治療が受けられなくなってしまう．

この負のサイクルを改善させるために，筆者は，整形外科医に骨転移に興味をもってもらいたいと思っている．骨転移の治療は，患者のADLの向上や低下予防がメインであり，骨折の治療と似ている部分が多くある．骨転移の患者には余命がちらつき背景が明るくないため，整形外科医は骨転移の患者を避けてしまいがちだが，実際の医療現場で出会う骨転移の患者のなかには，残された人生を積極的に生活したいと望んでいる人が多くいるのである．そのような患者に整形外科的治療を行うと，ADLが見違えるように改善する．それは，2，3年目の若手の整形外科医であっても同様である．筆者はこのADLの改善に感動し，やりがいを感じている．残された時間をできるだけ快適に有意義に過ごしてもらうために，骨転移への専門的な医療を提供できるように，整形外科医，特に若手の先生方に骨転移に対して興味をもってもらい，骨転移に対して積極的に介入してもらいたい．

〈石橋　祐貴〉

B がん診療における非がん性の運動器疼痛

> **ここがポイント**
> - 何らかの急性運動器疼痛を訴える患者に対しては，可及的速やかにその発痛源を同定かつ除去し，不要な苦悩の助長を防止し痛み行動を強化させないことが重要である．
> - 運動器疼痛であることを把握する3か条は以下である．
>   ① 患者に，指1本で疼痛部位を示させる
>   ② 疼痛部位を直接見て触る（特に関節部での圧痛，腫脹，熱感に左右差がないかを確認）
>   ③ 関節や脊椎を動かしたときに誘発され，その痛みに一貫性があるかを確認する
> - 急性の膝関節，肩関節，あるいは股関節周囲，および頸部の安静時痛・夜間痛は，石灰沈着性の炎症性疼痛を念頭におく．
> - 坐位での膝痛は，第4あるいは第3腰髄神経根症状を疑い，膝蓋腱反射の左右差（疼痛側の低下）を確認する．

1 痛みの定義—歴史と臨床的意義を踏まえて

17世紀（1647年）[1]のデカルト以来，痛みは感覚的経験の1つであり，その程度は概ね組織損傷の程度に一致すると考えられてきた．この前提は現代医学教育まで受け継がれた．国際疼痛学会（1986年）[2]は，痛みを「不快な感覚的・情動的体験」と定義し，痛み感覚のみならず情動的体験を重視した．実は，紀元前3世紀にアリストテレスが「痛みは情動である」とすでに指摘していたという．一方，Fordyce（1968年）[3]が疼痛患者の疼痛行動に着目したのち，Loeser（1982年）[4]は，侵害刺激，疼痛感覚，苦悩，疼痛行動からなる痛みの多層的モデルを提唱した．苦悩は中枢での否定的な情緒反応であり，苦悩の表現として疼痛行動が助長する．

がん患者，特に骨転移が指摘された患者では，その状況そのものが苦悩と言っても過言でなく，「引きこもる，外出しない，家族や医療スタッフへ全面的に依存する」といった不適切で不健康なオペラント行動化に陥りやすい．よって，私たちは，痛みを訴えるがん患者のバイオメディカルな観点で痛みの原因を見極めつつ，情動的体験と疼痛行動も把握しアプローチする必要がある．何らかの急性運動器疼痛を訴える患者に対しては，可及的速やかにその発痛源を同定かつ除去し，不要な苦悩の助長を防止し疼痛行動を強化させないことが重要であろう．骨転移のある患者が痛みを訴えると，安易に転移に関わるものと想定してしまい，commonな非がん性の運動器疼痛が

"これだけ体操"

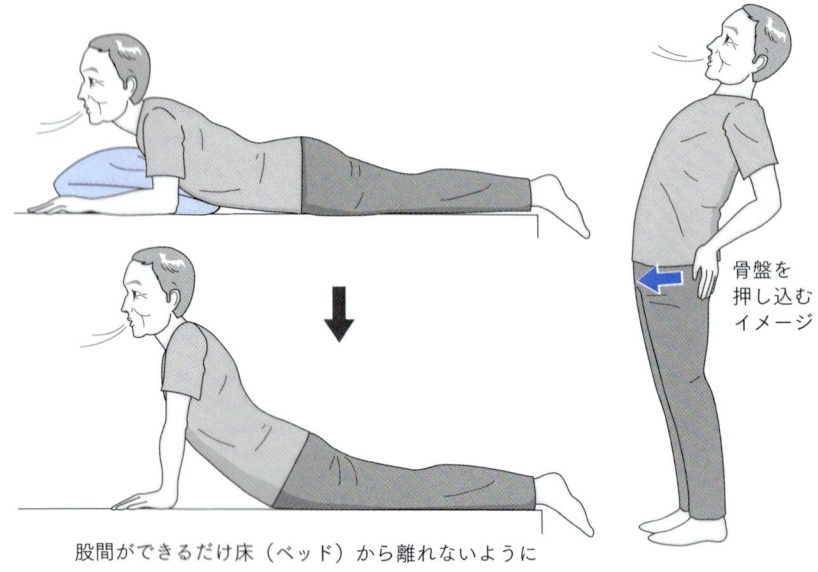

骨盤を
押し込む
イメージ

股間ができるだけ床（ベッド）から離れないように

図 2-1　腰の伸展ストレッチ

放置されがちである．それが除痛の遅れを招き，患者の不安，苦悩と不適切な疼痛行動を強化させてしまう．

2　運動器疼痛であることを把握するポイント

- 患者に，指 1 本で疼痛部位を示させる（one-finger test）．疼痛部位を直接見て触る．
- 圧痛，腫脹，熱感に左右差がないか確認する（特に関節部）．
- 筋・腱付着部の圧痛を確認する（左右差がないかを判定）．
- 動作・姿勢に関連があるかを見極める．具体的には，関節や脊椎を動かしたときに誘発され，その痛みに一貫性があるか？

3　中高年によくみられる運動器疼痛

a．侵害受容性（炎症性を含む）

1）安静時痛がない（楽な姿勢・肢位が必ずある）

- 腰痛：腰を反らす際に誘発される下部腰椎〜上殿部の痛み（椎間関節および傍脊柱筋筋膜由来の腰痛疑い）→痛気持ちいい程度まで腰を反らすと改善しやすい（図 2-1）[5,6]．
  * 高齢（特に女性および椎体骨折既往あり）およびステロイド使用歴がある，あるいはクッシング症候群の患者が，ベッドから起き上がる際に腰背部痛を訴える場合は，脆弱性骨折の潜在を念頭におき，叩打痛を確認する．下位腰椎付近の痛みでも，胸腰移行部に骨折がある場合も少なくない．脆弱性骨折を疑った場合，

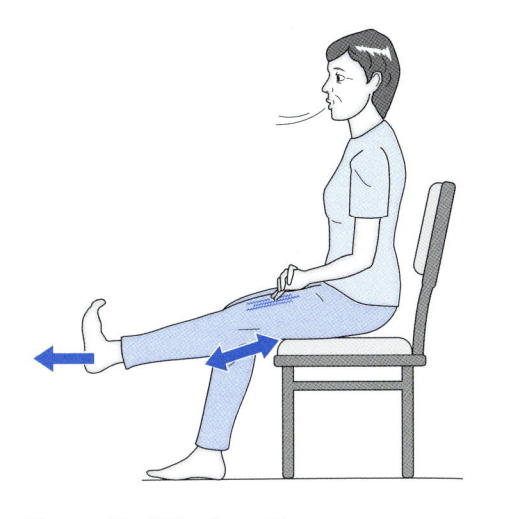

図 2-2　膝の伸展ストレッチ

図 2-3　膝の屈曲ストレッチ　　　　図 2-4　肩の伸展ストレッチ

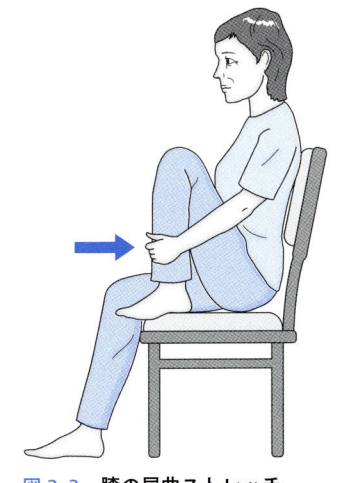

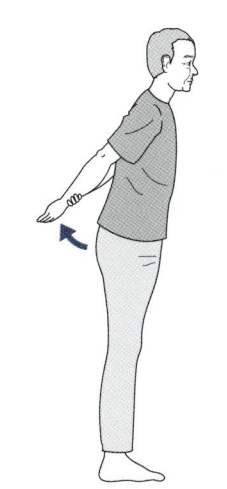

　　MRI の STIR など脂肪抑制 T2 強調画像で，高信号が扁平化傾向の椎体にあるかを確認する．下部腰痛および坐骨神経痛がある場合は，さらに仙骨翼の新鮮骨折がないかに注意を払う．

- 膝痛：階段を降りる際に内側寄りが痛い→他動的に膝を伸ばすと最終可動域での痛みや硬さに左右差がある and/or スクワットさせた際にどこかが痛い（変形性関節症に関連する痛み疑い）→通常はしっかり伸展すると軽快しやすい[6]（図 2-2）．
  *X 線上の変性所見が著しく正座で痛くなる膝蓋周囲の痛みは，上記の伸展エクササイズで改善しない場合，最終可動域まで屈曲したほうが楽になる可能性がある（図 2-3）．

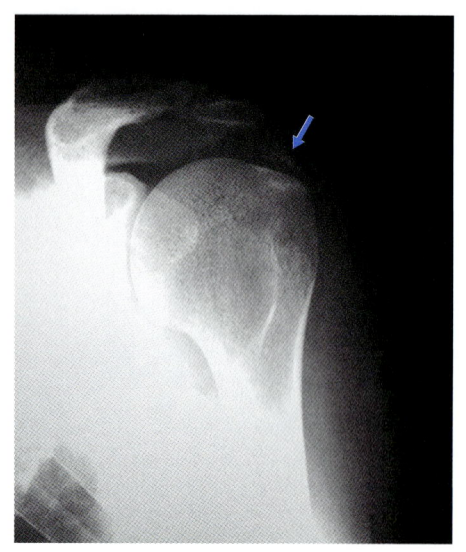

図 2-5　石灰沈着像の確認

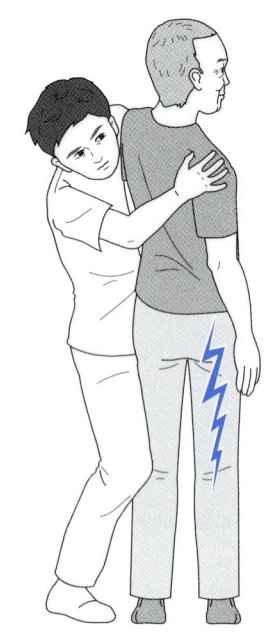

図 2-6　Kemp 徴候陽性

- 肩痛：外転と内旋の制限とその最終可動域での肩〜上腕近位部痛（肩関節周囲炎に関連する痛み）→痛気持ちいい程度まで肩関節伸展（やや内旋方向）へのストレッチを繰り返す（図 2-4）.

2）安静時痛（夜間痛）もあり，可動域制限を伴う運動痛がある

- 石灰沈着に伴う炎症を疑う．膝関節（偽痛風）および肩関節・股関節の腱炎が多い．熱感・腫脹があり，かなり痛がる→X 線像上の石灰化像を確認（図 2-5）→注射が劇的に効く！　偽痛風が否定的な場合，骨壊死や軟骨下骨へのメカニカルストレスを伴う変形性膝関節症あるいは感染を疑う．MRI が有効なことがある．
  * 高齢者の急性頚部痛（特に回旋時の痛み）では，軸椎の歯突起周囲での王冠状の石灰沈着（crowned dens syndrome）の可能性を念頭におく．嚥下障害を伴う場合は，上位頚椎の頚長筋での石灰沈着（acute calcific prevertebral tendinitis）を疑う．

b. 神経障害性

- 立ちっぱなしや歩いている途中で坐骨神経痛が出現．座っていると無症状〔腰部脊柱管狭窄に伴う第 5 腰髄神経根症状疑い→Kemp 徴候陽性（図 2-6），母趾背屈筋力の左右差を確認〕．→1〜2 週，神経の圧迫が軽減する屈曲保持姿勢[6]（図 2-7），自転車エルゴメーター運動を促すとよい[6]（図 2-8）.
  * 足部動脈を触知し末梢動脈疾患を見逃さないように！
  * 坐骨神経領域の帯状疱疹も見逃さないように！
  * 坐位や臥位でも痛みが出る場合もある（椎間板ヘルニアの合併あるいは椎間孔部狭窄）．

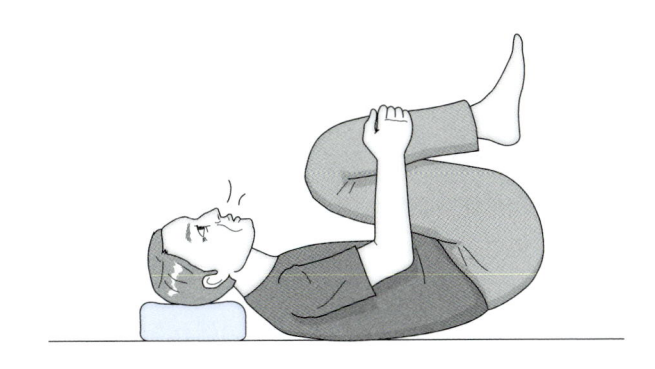

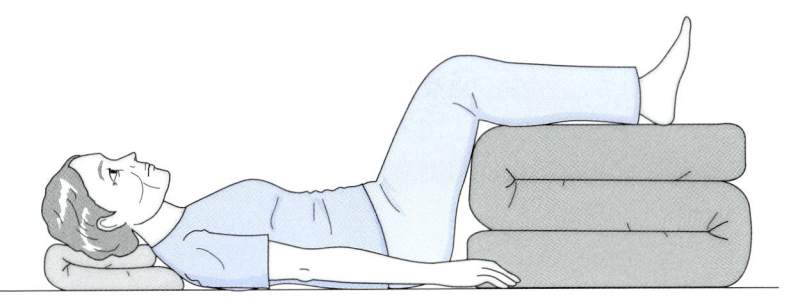

図 2-7 腰の屈曲保持姿勢

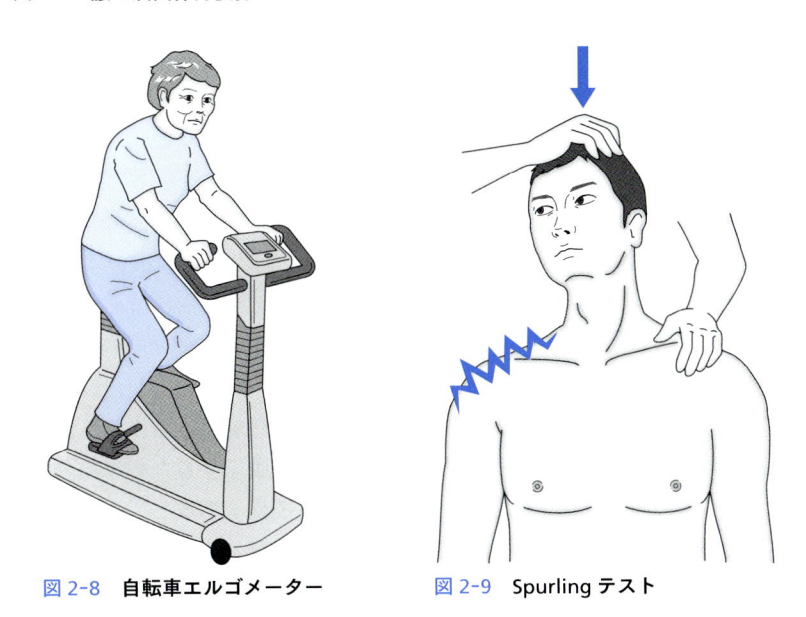

図 2-8 自転車エルゴメーター　　図 2-9 Spurling テスト

* 坐位での膝痛は，第 4 or 第 3 腰髄神経根症状を疑い，膝蓋腱反射の左右差（疼痛側の低下）を確認！

- 頚椎を動かすと，肩甲骨周囲 and/or 上腕が痛む．前腕から手指がしびれることもある〔頚椎症性神経根症疑い→Spurling テスト陽性（図 2-9）〕かを確認→頚椎の伸展は一

B　がん診療における非がん性の運動器疼痛　　23

定期間制限し，枕の高さを調整する．短期的なステロイド使用が奏効しやすい．

4 痛みの悪循環化のメカニズム

　非がん性の急性運動器疼痛の発生に関し，初期の段階では炎症やメカニカルストレスに伴う変性組織の損傷などによって生じた炎症性疾患を含む侵害受容性疼痛が主因である場合が多い．これらの疼痛は適切な治療に伴う炎症の消退や不安定性の軽減により修復機転が働き軽快に向かう．しかし，診断の遅れを含む不適切な治療により炎症が遷延化すると感覚神経（自由神経終末）が感作され，ちょっとの動作に伴う軽微なメカニカルストレスによる侵害刺激に過敏になる．さらに疼痛が持続すると，中枢神経系に疼痛の信号が増幅して伝達されるようになる．また，不安や恐怖を含む負の情動（苦悩）が加重されると，中脳辺縁系ドパミンシステム，さらには下行性疼痛調整系の破綻をきたし，痛覚過敏に加え，意欲低下，不活動につながる．不活動，寝たきりに伴う関節や筋肉の不動化は，中枢性感作や炎症性メディエーターを誘発し，痛覚過敏は増強・遷延し，廃用，うつに至ってしまう．

5 中脳辺縁系ドパミンシステム[7,8]

　中脳辺縁系のドパミンシステム（mesolimbic dopaminergic system）が，抑うつ，睡眠障害とともに慢性疼痛の機序に関与していることがわかっている[7,8]．一般的に，中脳の腹側被蓋野から腹側線条体の側坐核へドパミンが放出されると「快感」や「達成感」を得る．痛みを感じた際にも，本システムが作動し，脳内のμオピオイド受容体も活性化し，下行性痛覚抑制系も賦活される．しかしながら，不安，恐怖を代表とするネガティブな情動が続くと扁桃体の活動が高まり，側坐核へのドパミン放出が減り，内因性オピオイドも分泌されず下行性痛覚抑制系も賦活されにくくなる．つまり，痛覚過敏の状態に陥る．さらには，健全な精神活動や自律神経系の安定を保つのに重要な神経伝達物質である脳内のセロトニン分泌の減少にも影響し，抑うつ，睡眠障害，自律神経失調の状態をもたらす一方，前頭前野の機能低下も生じる．前頭前野と側坐核は，目的や目標をもって行動をする目標指向行動をするために重要な役割を果たし，これらの機能低下は意欲のない後ろ向きの人間像を形成してしまう[9]．

　がん診療にかかわる医療者は，本システムの存在も認識し，患者に向き合う必要がある．

6 不動化に伴う痛みの助長

　複数の動物実験のみならずヒトを対象にした実験から，4週のギプス固定が，疼痛閾値の低下をもたらすことが報告されている[10-12]．固定2週後から疼痛閾値の低下がみられ始め，固定期間が長いほど，疼痛閾値の低下が著しく，かつ回復までの期間も

長くなると報告されている[12]．そのメカニズムの一因として，表皮ケラチノサイトにおける神経成長因子（nerve growth factor：NGF）の発現増加が挙げられる[13]．感作時などでの末梢神経終末の増加に関与するNGF自体が痛みの内因性の炎症性メディエーターといえ，NGFは，不動化に伴う遅発性筋痛の要因であることも明らかになっている[14]．

疼痛部位の安易な固定を含む漫然とした安静指導や非荷重指示は，末梢組織の不動化をもたらし，この不活動化自体が痛みを生み，運動器慢性痛の発生要因にもなることを臨床家は肝に銘じるべきであろう．

7　有酸素運動の勧め

身体にある程度以上の負荷をかけながら，一定時間継続して行う運動であるが，典型として，ウォーキング（トレッドミル），サイクリング（自転車エルゴメーター），水中運動といった反復的な運動を指す．その効用として重要視すべき点は，中枢における内因性のオピオイド[15]やセロトニン[16]などの分泌促進である．加えて，有酸素運動には，慢性疼痛患者にみられがちな不活動あるいは肥満がもたらす万病の元とも言える軽微な慢性炎症を，ミオカインの発現を介して抑制する作用がある[17]．入院中では，患者自身に必要な内因性物質の活性化を目標に掲げ，理学療法士がコントロール下におきやすくかつ安全性も高い自転車エルゴメーター（図2-8）を健康行動として積極的に行うとよいだろう．

引用文献

1) Descartes R：Principiorum Philosophiae Pars Ⅰ & Ⅱ, 1647〔桂　寿一（訳）：哲学原理．岩波文庫，1964〕
2) Merskey H, et al：Classification of chronic pain. Descriptions of chronic pain syndromes and definitions of pain terms. Prepared by the International Association for the Study of Pain, Subcommittee on Taxonomy. Pain Suppl 3：S1-S226, 1986
3) Fordyce WE, et al：An application of behavior modification technique to a problem of chronic pain. Behav Res Ther 6：105-107, 1968
4) Loeser JD：The concepts of pain. In：Stanton-Hicks M, et al（eds）：Chronic Low-Back Pain, p146, Raven Press, New York, 1982
5) 松平　浩：腰痛は脳で治す！3秒これだけ体操．世界文化社，2016
6) 松平　浩：3秒からはじめる腰痛体操．NHKまる得マガジン，NHK出版，2016
7) Finan PH, et al：The comorbidity of insomnia, chronic pain, and depression：dopamine as a putative mechanism. Sleep Med Rev 17：173-183, 2013
8) Wood PB：Mesolimbic dopaminergic mechanisms and pain control. Pain 120：230-234, 2006
9) Sesack SR, et al：Cortico-Basal Ganglia reward network：microcircuitry. Neuropsychopharmacology 35：27-47, 2010
10) Terkelsen AJ, et al：Experimental forearm immobilization in humans induces cold and mechanical hyperalgesia. Anesthesiology 109：297-307, 2008
11) Guo TZ, et al：Substance P signaling contributes to the vascular and nociceptive abnormalities observed in a tibial fracture rat model of complex regional pain syndrome type I. Pain 108：95-107, 2004
12) 松原貴子，他：ペインリハビリテーション．pp134-177，三輪書店，2011
13) 関野有紀，他：不動に伴う痛みと皮膚の組織学的変化の経時的推移．日本運動器疼痛学会誌 5：139-143, 2013
14) Mizumura K, et al：Delayed onset muscle soreness：Involvement of neurotrophic factors. J Physiol Sci

66：43-52, 2016
15) Stagg NJ, et al：Regular exercise reverses sensory hypersensitivity in a rat neuropathic pain model：role of endogenous opioids. Anesthesiology 114：940-948, 2011
16) Fumoto M, et al：Ventral prefrontal cortex and serotonergic system activation during pedaling exercise induces negative mood improvement and increased alpha band in EEG. Behav Brain Res 213：1-9, 2010
17) Handschin C, et al：The role of exercise and PGC1alpha in inflammation and chronic disease. Nature 454：463-469, 2008

（松平　浩）

C 高齢者におけるサルコペニアの弊害

> **ここがポイント**
>
> ● 高齢化社会にとって，サルコペニアは非常に重大な問題である．しかし，サルコペニアに対する疫学的知見は数少ない．われわれの調査でも，一般住民においてサルコペニアがQOLに大きな影響を与えていることが明らかになっているが，がん患者においては，生命予後にも影響があることが明らかとなっている．中年期の運動習慣が，高齢者のサルコペニアの有病と有意な関連を示しており，早期からの運動習慣の重要性が示唆されている．

1 はじめに

　サルコペニアが初めて提唱されたのは，1989年にさかのぼり，Rosenbergらが加齢による筋肉の衰えを疾患概念として扱うことを提唱し，「加齢とともに生じる筋量の意図しない喪失」を最初の定義とした[1]．サルコペニアにおけるサルコとはギリシャ語で「肉」，ペニアはギリシャ語で「減少」であり，これらを組み合わせた造語である．しかし，筋肉の衰えは筋肉量の減少だけでは到底説明し得ず，2010年にEWGSOPにより筋量だけでなく，歩行速度や握力を組み合わせた診断アルゴリズムが提唱され（図2-10）[2]，さらに2014年にこれをモディファイする形でアジア人にお

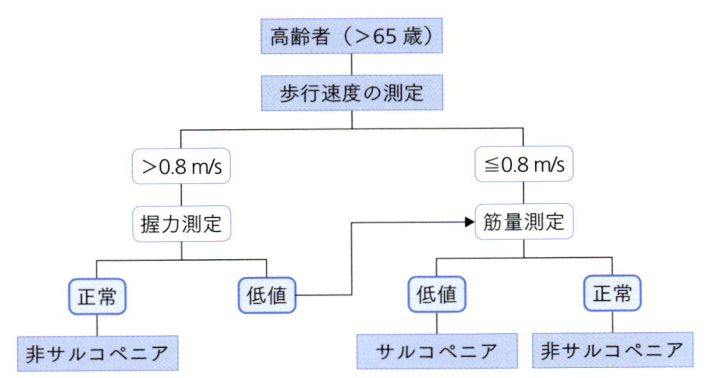

図2-10　サルコペニア診断のアルゴリズム
(Cruz-Jentoft AJ, et al：Sarcopenia：European consensus on definition and diagnosis：Report of the European Working Group on Sarcopenia in Older People. Age Ageing 39：412-423, 2010 より)

けるアルゴリズムが提唱された[3]．本邦においても，サルコペニアによる衰弱化の主体である高齢による衰弱は，平成22年度国民生活基礎調査において脳卒中，認知症に次いで要介護の原因の3位を占めており，重大な社会問題となっている．

サルコペニアの状態になると，運動の量と質が低下し行動範囲が狭まり，より衰弱化が進行するとともに，様々なレベルでの日常生活動作（ADL）能力が低下し，容易に要支援・要介護の状態へと移行するため，サルコペニアに対する予防対策は喫緊の課題である．ましてや，がん患者は「がん」に罹患する以前に，すでに高齢者であることが多く，サルコペニアの影響が出やすいことは想像に難くない．しかし，サルコペニアに関するエビデンスレベルの高い疫学研究は数少なく，その関連については解明されているとは言い難い．そこで，われわれは，2005年にサルコペニアを含む運動器疾患をターゲットにしたコホート研究 Research on Osteoarthritis/osteoporosis Against Disability（ROAD）を立ち上げ[4]，3,040例（平均年齢70.3歳）の地域代表性を有した住民を対象とした大規模データベースを構築した．

本項では，性別，年代別における筋力，筋量値，サルコペニアの有病率，QOLへの関連，がん患者への影響，さらには中年期の運動習慣との関連について，ROADスタディの知見を中心に概説する．

2 性別，年代別の筋力，筋量値

性別，年代別の筋力値については，文部科学省が毎年実施している体力・運動能力調査結果において，握力のデータが出ている．それによると，男女とも20歳頃まで握力が強くなり，20～50代まではほとんど変わらず，60歳頃から急激に低下してくる．しかし，高齢者については筋力についてのまとまった報告はないのが現状である．ROADスタディでは，筋力調査として，握力のほか，アルケア社製簡易筋力測定・訓練器を用いて下肢筋力を測定するとともに，筋量調査としてタニタ製体組成計（MC-190）による各部位の筋量測定を行っている．図2-11に同調査の結果を示す．握力は，上述したデータと同様，男性では20～50代まではほとんど変わらず，60代から急激に低下してくることがわかった．さらに，女性では50代からすでに低下してきており，男性よりも早くから握力の低下が始まる傾向にあった．さらに，80代，90代と握力はさらに低下し続けていることも明らかになった．また，下肢筋力調査によると，握力同様，下肢筋力も男女とも60代より急激な低下がみられた．

一方，同対象者に対して行った筋量調査では，下肢筋量は，男女とも50代よりすでに低下してきており，筋力よりも筋量の低下のほうが早期に起こっていた．しかし，80歳以上の筋力を40歳未満の筋力と比較してその低下率をみると，80歳以上では，男性55.1%，女性46.8%であったのに対し，筋量の低下率は，男性67.6%，女性76.9%であり，筋力と比較して低下の程度は小さかった．このことは，筋力の低下が単純に筋量の低下だけでは説明ができないことを示唆している．

実際，筋力の低下には運動単位の減少も関連していると考えられている．運動単位

図 2-11　年代別の筋力および筋量の推移

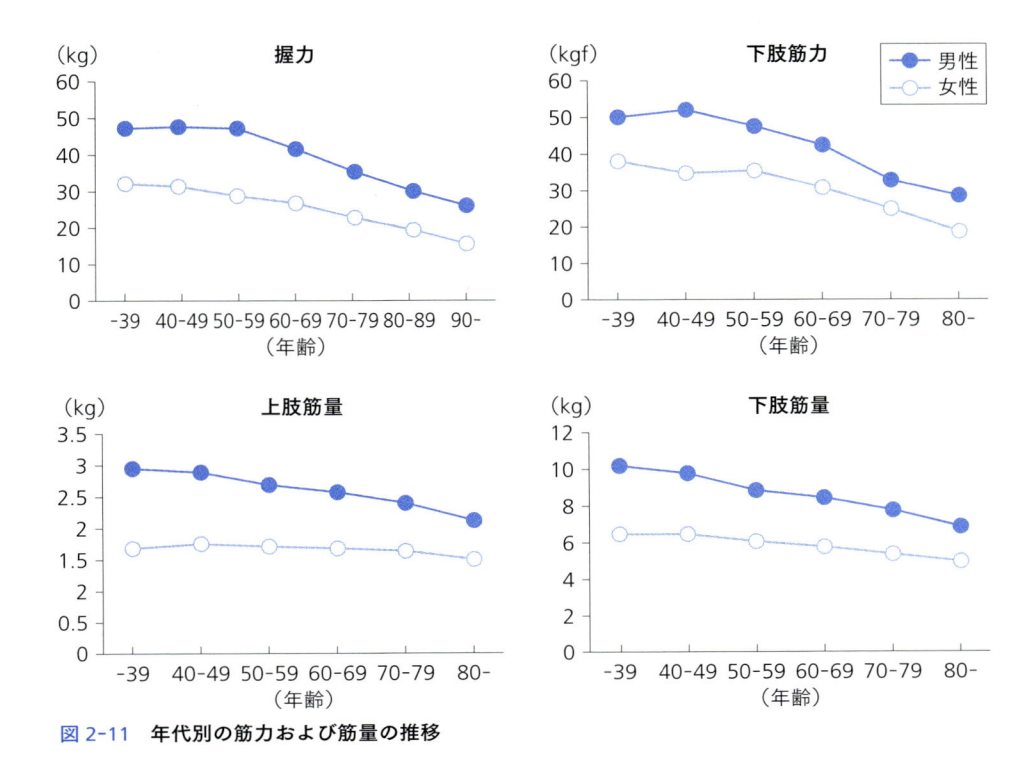

とは，1つの運動ニューロンとこれによって支配されている筋線維群を総称するものである．すなわち，筋活動が不活性になるとその部位の運動ニューロンは消滅し，その結果運動単位が減少する．運動単位の現象は筋活動単位の減少につながるため，発揮される最大筋力は低下することになる．さらに，高齢者においては，高率に痛みや関節の拘縮などが伴っており，筋肉が最大筋力を発揮できない1つの要因となっていると考えられる．

　また，大腿部筋量については，加齢に伴い屈筋群と伸筋群ともに減少するものの，伸筋群に比べて屈筋群は加齢による影響を受けにくいとされている[5,6]．タニタ製体組成計では，下肢筋量を屈筋群と伸筋群の両方を含めて測定するため，加齢による低下が伸展筋力と比較して緩徐であった可能性もある．一方，上肢の筋量は，男性では加齢とともに緩徐な低下を示したが，女性では年齢による低下はみられなかった．過去の報告でも，MRIを用いた研究で，筋量における加齢の影響は上肢より下肢において顕著に現れると報告されており，加齢に伴う身体活動の低下が下肢優位の筋力低下の理由の1つであろうと推察されている[7]．

3　EWGSOP ガイドラインによるサルコペニアの有病率

　サルコペニアの診断基準については，いまだに確立されたものがあるとはいいがたいのが現状であるが，2010年にThe European Working Group on Sarcopenia in Older

People（EWGSOP）により，サルコペニア診断のためのガイドラインが発表されている[2]．同ガイドラインでは歩行速度，握力，筋量をもとにサルコペニアの診断を行っている．同ガイドラインはヨーロッパの基準であり，日本人にそのまま当てはめてよいかという問題点はあるが，ROAD スタディでは 0.8 m/s 以下を低歩行速度，男性 30 kg 未満，女性 20 kg 未満を低握力，筋量は SMI（筋量/身長^2）にて評価し，SMI＜－2 SD（男性 7.0 kg/m^2，女性 5.8 kg/m^2）を低筋量として，サルコペニアの有病率を検討した[8]．その結果，低歩行速度，低筋力，低筋量のいずれも，年代とともにその有病率は増加していた．また，65 歳以上の高齢者においてサルコペニアの有病率は男性 13.8％，女性 12.4％であり，年代とともに増加していた．85 歳以上では男性 30％以上，女性 60％以上であった．

さらに，2014 年には Asian Working Group for Sarcopenia（AWGS）より，アジア人におけるサルコペニアのガイドラインが提言されている[3]．同基準では，握力のカットオフ値は男性 26 kg 未満，女性 18 kg 未満，歩行速度 0.8 m/s 以下，筋肉量は SMI が，DXA における測定では男性 7.0 kg/m^2 未満，女性 5.4 kg/m^2 未満，BIA による測定では男性 7.0 kg/m^2 未満，女性 5.7 kg/m^2 未満となっており，同基準をもとに現在有病率を再検討しているところであるが，上述の結果より若干有病率は低くなると思われる．

4 筋力が QOL に与える影響

われわれの研究では，一般住民において，筋力が QOL と大きくかかわっていることが明らかとなっている．実際，高齢者では膝痛と変形性膝関節症（膝 OA）の重症度が必ずしも相関せず[9,10]，重症の膝 OA でも，膝痛をもつ割合は男性で約 50％，女性で約 60％に過ぎない．一方膝 OA のない対象者でも，男性で 10％以上，女性では約 20％が膝痛を訴えており，痛みはその原疾患の重症度だけでは到底説明できない[9]．さらに，腰痛と変形性腰椎症との相関はきわめて弱く[10]，これらのことは痛みの要因として X 線上の変化以外の大きな要因があることを示唆していると考えられるが，その 1 つとして注目されているのが筋肉である．

われわれは，握力が痛みや ADL，QOL にどのような影響を与えているかを明らかにするため，包括的 QOL 調査である Medical Outcomes Study Short Form 8（SF-8），EuroQOL（EQ-5D）および疾患特異的 QOL 調査で下肢の痛み，こわばり，身体機能を評価できる Western Ontario and McMaster Universities Osteoarthritis Index（WOMAC）を用いて，握力との関連を重回帰分析にて解析したところ，握力はいずれの QOL 調査とも有意に相関していた[11]．さらに，膝 OA の有無で補正しても，有意性は変わらなかった．すなわち，膝 OA の有無とは独立して，握力は下肢の痛みや身体機能，QOL と関連していることが明らかになった．さらに，われわれの調査によると，握力は特に女性において過去 1 年間の複数回転倒とも有意に相関している（＋1kg：オッズ比　0.92，95％信頼区間　0.88-0.97）．また，2008 年から追跡調査を行い，膝の関節裂

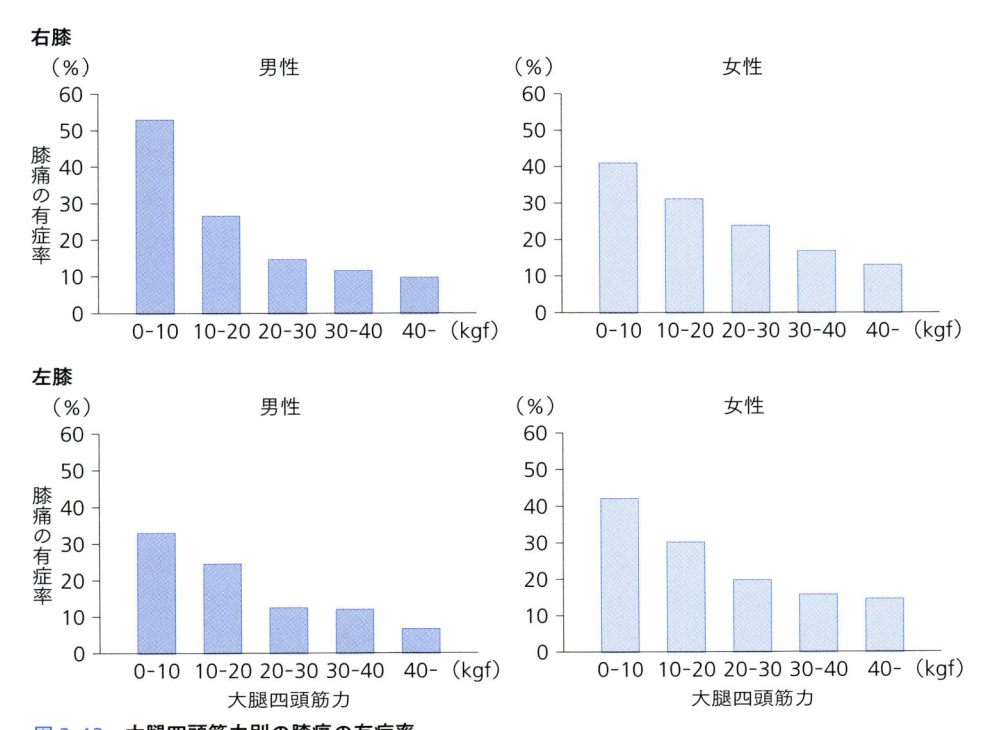

図 2-12 大腿四頭筋力別の膝痛の有症率
(Chen LK, et al：Sarcopenia in Asia：consensus report of the Asian Working Group for Sarcopenia. J Am Med Dir Assoc 15：95-101, 2014 より)

隙幅が将来の WOMAC score に影響しているかを検討したところ，握力の弱い女性では有意な関連を認めたが，握力の強い女性では有意な関連はなく[12]，関節裂隙狭小化による痛みは筋力で予防できる可能性が示唆された．さらに，大腿四頭筋力と膝痛との関連を調査したところ，大腿四頭筋力の弱い対象者は膝痛の有病率がきわめて高く(図 2-12)[13]，さらに BMI や膝 OA の重症度で補正しても，大腿四頭筋力は膝痛と有意な関連を認めており，大腿四頭筋力は肥満や膝 OA とは独立して，膝痛に影響していることが明らかとなった．このように，筋力は痛みや QOL に大きく影響している．

5 サルコペニアとがん

一方，がん患者においては，サルコペニアは QOL はもちろんのこと生命予後にも影響があることがわかっている．サルコペニアはその原因によって大きく 2 つに分類される．1 つは，加齢に伴って生じる一次性サルコペニア，もう 1 つは加齢以外に明らかな原因がある二次性サルコペニアであり，加齢以外の原因の主要なものとしてがんが挙げられる．そのなかでも，担がん状態に合併したサルコペニアと進行がん終末期状態としてのサルコペニアでは，その様相は異なる．

担がん状態に合併したサルコペニアにおいては，悪性腫瘍の進行度とは独立して，その生命予後に大きく関与しているとの報告があり[14-16]，サルコペニアの予防，治療は生命予後の改善につながることが期待される．一方，進行がん終末期になるとカヘキシアを呈することが多いが，その具体的な症状として，食欲不振，持続する体重減少とともに，骨格筋の減少（サルコペニア）が挙げられる．同状態では，そもそも原疾患の治療に難渋することも多く，状態の改善が難しいのが現状であるが，QOL向上のため，今後メカニズムの解明および治療の確立が期待される．近年グレリンやレプチンなどの食欲調節ペプチドが食欲やエネルギー代謝のみならず，筋代謝にも作用していることなども明らかになっており[17]，病態解明には，脳，消化管，脂肪，筋の連関に目を向けることが重要である．

6　中年期の運動がサルコペニアに与える影響

　さらに，われわれはROADスタディのデータを用いて，中年期の運動が高齢者のサルコペニアに与える影響について検討した[8]．中年期の運動習慣の定義を「25-50歳の間に，汗をかいたり，息が切れたりするほどの運動を1週間に2時間以上行っている」とした．サルコペニアは，上述したEWGSOPの定義を用いて診断した．その結果，男女ともサルコペニアである対象者は，サルコペニアではない対象者よりも，中年期の運動習慣の割合が低かった．さらに，年齢，性別，BMIで補正しても，中年期の運動習慣は高齢者のサルコペニアと有意な関連を認め，そのオッズ比は0.53（95%信頼区間 0.31-0.90）であった．すなわち，中年期の運動習慣の有無が，高齢者のサルコペニアに大きな影響を与えていることが明らかとなり，運動習慣の重要性が改めて示された．

7　おわりに

　これまでに，本邦高齢者における上肢・下肢筋力および筋量を年代別に解明され，筋力，筋量とも50代から60代を境に急激に低下することが明らかになっている．特に，80代以上の対象者の筋力は40歳未満と比較して，約半分に落ちており，筋力の低下は高齢者のQOLや痛みに強く影響していた．

　がん患者においては，QOLだけでなく，その生命予後にサルコペニアが強く関連していることが明らかとなっているが，中年期からの運動が高齢者のサルコペニアの有無に大きな影響を与えており，早期からの筋力訓練によるサルコペニア予防が，非常に重要であると考えられる．

引用文献

1) Rosenberg IH：Summary comments. Am J Clin Nutr 50：1231S-1233S, 1989
2) Cruz-Jentoft AJ, et al：Sarcopenia：European consensus on definition and diagnosis：Report of the European Working Group on Sarcopenia in Older People. Age Ageing 39：412-423, 2010
3) Chen LK, et al：Sarcopenia in Asia：consensus report of the Asian Working Group for Sarcopenia. J Am Med Dir Assoc 15：95-101, 2014
4) Yoshimura N, et al：Cohort profile：research on Osteoarthritis/Osteoporosis Against Disability study. Int J Epidemiol 39：988-995, 2010
5) 久野譜也，他：高齢者における筋量と筋力の低下は加齢によるものか不活動によるものか？ デサントスポーツ科学 19：175-182, 1998
6) 宮谷昌枝，他：下肢筋厚における加齢変化の部位差および性差—20歳代と70歳代の比較．体力科学 52：133-140, 2003
7) Janssen I, et al：Skeletal muscle mass and distribution in 468 men and women aged 18-88 yr. J Appl Physiol 89：81-88, 2000
8) Akune T, et al：Exercise habits during middle age are associated with lower prevalence of sarcopenia：the ROAD study. Osteoporos Int 25：1081-1088, 2014
9) Muraki S, et al：Prevalence of radiographic knee osteoarthritis and its association with knee pain in the elderly of Japanese population-based cohorts：the ROAD study. Osteoarthritis Cartilage 17：1137-1143, 2009
10) Muraki S, et al：Prevalence of radiographic lumbar spondylosis and its association with low back pain in elderly subjects of population-based cohorts：the ROAD study. Ann Rheum Dis 68：1401-1406, 2009
11) Muraki S, et al：Association of radiographic and symptomatic knee osteoarthritis with health-related quality of life in a population-based cohort study in Japan：the ROAD study. Osteoarthritis Cartilage 18：1227-1234, 2010
12) Muraki S, et al：Does Osteophytosis at the knee predict health-related quality of life decline? A 3-year follow-up of the ROAD study. Clin Rheumatol 34：1589-1597, 2015
13) Muraki S, et al：Quadriceps muscle strength, radiographic knee osteoarthritis and knee pain：the ROAD study. BMC Musculoskelet Disord 16：305, 2015
14) Prado CM, et al：Prevalence and clinical implications of sarcopenic obesity in patients with solid tumours of the respiratory and gastrointestinal tracts：a population-based study. Lancet Oncol 9：629-635, 2008
15) Martin L, et al：Cancer cachexia in the age of obesity：skeletal muscle depletion is a powerful prognostic factor, independent of body mass index. J Clin Oncol 31：1539-1547, 2013
16) Gonzalez MC, et al：Obesity paradox in cancer：new insights provided by body composition. Am J Clin Nutr 99：999-1005, 2014
17) Amitani M, et al：Control of food intake and muscle wasting in cachexia. Int J Biochem Cell Biol 45：2179-2185, 2013

（村木　重之）

3

がん診療に伴う骨管理の重要性
～がん治療で骨が弱くなる!?～

A 前立腺癌治療に伴う骨粗鬆症

ここがポイント

- 本邦の前立腺癌の罹患患者数は，近い将来，男性の第1位になると予測されている．高齢患者が多いこと，男性ホルモン遮断療法により骨密度が低下することから，前立腺癌において骨粗鬆症の適切な管理は重要である．
- 男性ホルモン遮断療法により骨密度は年間1.5〜4.0%減少し，9〜53%の患者が骨粗鬆症を呈する．筋量の減少（サルコペニア）と相まって，長期の経過で骨折頻度が増加し，死亡リスクの上昇につながる．
- ビスホスホネートやデノスマブによる薬物療法が骨密度の改善をもたらすため推奨されている．運動療法による骨密度の改善効果は十分なエビデンスがないが，サルコペニアや認知機能などのほかの有害事象の改善を通して骨折リスクにも好影響が期待できるため，今後一層推奨されるものと思われる．

　前立腺癌は高齢男性に高頻度にみられる癌である．罹患率は米国では男性の第1位であり，日本においても罹患患者数は近い将来，胃癌や肺癌を上回り第1位になると予測されている．男性ホルモン遮断療法（androgen deprivation therapy：ADT）は，あらゆるステージの前立腺癌に対して有効であり，転移を有する症例に対しては標準治療として，また，転移のない臓器限局性癌に対しては根治療法の補助治療として，頻繁に用いられている．しかし，ADT は，疲労，ほてり，性機能障害，女性化乳房，体脂肪の増加，筋量・筋力の減少（サルコペニア），耐糖能の低下，虚血性心疾患，骨量減少など多くの有害事象を有する．なかでも骨量減少は，筋量・筋力の低下と相まって骨折につながる可能性がある．前立腺癌患者の多くが高齢者であること，ADT の実施が長期にわたること，さらに骨が転移の好発部位であることから，骨量減少に対する適切な管理が必要である．

1 前立腺癌に対する男性ホルモン遮断療法

a. 前立腺癌治療の概略

　転移のない（N0M0）限局性前立腺癌に対する根治治療は手術または放射線療法であるが，高齢患者や合併症を有する患者では ADT あるいは待機療法（無治療経過観察）が選択される．放射線療法に際しては ADT が補助療法として使用される．一方，転

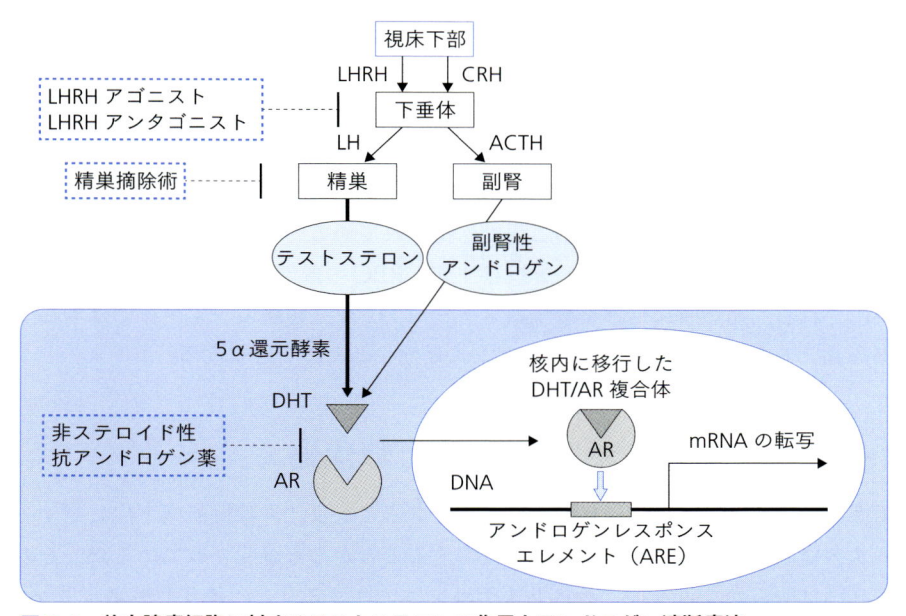

図 3-1　前立腺癌細胞に対するテストステロンの作用とアンドロゲン遮断療法
テストステロンは主として精巣から分泌され，前立腺細胞内で5α還元酵素の作用を受けてジヒドロテストステロン（DHT）となる．DHTはアンドロゲンレセプター（AR）と結合して核内に移行する．アンドロゲン遮断療法はこの経路をブロックするものであり，外科的去勢（精巣摘除）あるいは内科的去勢（LHRHアゴニスト・アンタゴニスト）によるテストステロンの抑制がその中心である．

移を有する前立腺癌は根治を期待できず，ADTによる全身療法の適応である．

　日本泌尿器科学会では全国規模で癌登録を実施し，治療法や予後についての結果を報告している．本邦239施設で，2004年の1年間に前立腺癌と診断された患者10,280人を対象とした統計によると，ADTは実に49.8%の患者に実施されていた．転移を有する患者のみならず，転移のない（N0M0）8,424症例においても，39.9%の患者に対してADTが主治療として選択されていた[1]．保険制度が異なる米国においてもADTの実施は高頻度であり，世界的にADT実施患者の数は膨大である．

b. 前立腺癌に対する男性ホルモン遮断療法

　前立腺は男性ホルモン（アンドロゲン）依存性の臓器であり，前立腺の発生・分化・機能発現にはアンドロゲンの作用が必要である．

　前立腺癌に対する内分泌療法の歴史は1940年代にさかのぼる．Hugginsはイヌを用いた動物実験により前立腺細胞のアンドロゲン依存性を証明し，さらに両側精巣摘除術が前立腺癌患者において有効であることを示した．Hugginsはこれらの業績により1966年にノーベル賞を受賞している．

　現在でもADTは転移性前立腺癌に対する治療のgold standardである．血中アンドロゲンを低下させるために，精巣摘除術あるいは薬物療法〔徐放型LHRHアゴニスト，LHRHアンタゴニスト〕を実施する（図3-1）．そのほか，標的細胞内でアンドロゲン作用を抑制する非ステロイド性抗アンドロゲン薬（ビカルタミド，フルタミド）を併用する

ことも多い．治療の早期にはほぼ全例で病勢の改善がみられるが，数年のうちに治療抵抗性となり，血中テストステロン値が去勢域を維持しているにもかかわらずPSAが上昇する去勢抵抗性前立腺癌（castration-resistant prostate cancer：CRPC）の状態となる．

　CRPCにおいても，アンドロゲン受容体（AR）の増幅や突然変異，副腎あるいは前立腺組織内におけるステロイドからの *de novo* アンドロゲン合成などの機序により，前立腺癌細胞の内分泌依存性はある程度保持されている．そのため，標準治療としてタキサン系抗癌剤（ドセタキセル）を投与するCRPCの段階においても，ADTは継続し併用される．初診時に転移を有するステージD2前立腺癌の5年生存率は本邦では60％を超えるため[1]，ADTの実施は非常に長期にわたることになる．

2　男性ホルモン（テストステロン）と骨代謝

　男性の骨代謝にテストステロンが関与していることは，性腺機能低下症に対するテストステロン補充療法により骨代謝が改善することからも証明されているが，その機序の詳細は明らかではない．テストステロンはアロマターゼにより女性ホルモン（エストロゲン）に変換される．そのためADT実施患者ではテストステロンのみならずエストロゲンも低下している．

　ARノックアウトマウスを用いた解析では，雄性の骨量維持にはアンドロゲンがエストロゲンと同程度に関与しているという[2]．ヒトを対象とした観察研究では，エストラジオール（E_2）低値群では骨密度が急速に低下する一方，テストステロン値は骨密度の減少と相関しなかった．E_2低値・テストステロン低値・性ホルモン結合グロブリン（SHBG）高値群が最も骨密度低下が顕著で，対照の約3倍の骨密度低下速度を示した[3]．一方，E_2よりもテストステロンが相関していたという報告もあり，テストステロンの骨代謝作用はアンドロゲン作用およびエストロゲン作用の両者を介している可能性がある．現在はADTによるE_2の低下が骨脱塩化の主要な機序とする考えが主流である．

3　男性ホルモン遮断療法（ADT）の実施による骨密度の低下とその臨床的影響

a．ADTによる骨粗鬆症の頻度

　ADTにより骨密度はどの程度低下するのであろうか？
　Smithらは，新規にADTを実施する前立腺癌患者を対象に，ビスホスホネートによる骨密度減少の予防効果を無作為化比較試験で検証した．この研究において，ビスホスホネートを投与しなかった対照群では，ADT実施1年後に腰椎で2.2～3.3％，大腿骨近位部で2.1～2.7％，骨盤骨で1.8～2.8％，腰椎の骨梁密度は8.5％低下したという[4,5]．種々の報告によると，ADTにより骨密度は年間1.5～4.0％減少するとされている．閉経後の女性では年間2.5％程度であることを考えると，有意な低下と考

えられる．

　この結果，ADT実施患者における骨粗鬆症の頻度は非常に高い．報告された有病率は9〜53％とばらつきが大きいが，これはADTの期間，癌のステージ，人種差（アジア人は欧米人に比べて骨粗鬆症が少ない），骨粗鬆症の判定に用いた骨の部位などによって影響されるためであろう[6]．日本人においては，2年以上ADTを実施した前立腺癌患者の10.8〜12.1％に骨粗鬆症を認めたとする報告がある[7]．

　前立腺癌の比較的緩徐な進行を反映して，ADT実施期間は非常に長期に及ぶ．ADTを10年実施した患者では80％の患者が骨粗鬆症を呈するという[8]．

b. ADTによる骨折の増加

　では，ADTによる骨密度の低下は，臨床的に意味のある有害事象なのであろうか？
　ADTによる骨粗鬆症は骨折の増加と相関している．米国の大規模データベース，Surveillance, Epidemiology, and End Results（SEER）を用いた研究によると，前立腺癌の診断後5年以上生存した患者50,613人を対象とした研究で，経過中に骨折を生じた患者の割合は，ADT非実施患者では12.6％であったのに対し，ADT実施患者では19.4％と有意に増加していた[9]．

　骨折の増加は死亡率の増加にもつながる．限局性前立腺癌患者75,994人を対象としたSEERデータに基づく研究において，ADT実施患者の38〜58％が12年の観察期間中に一度は骨折を生じ，骨折を生じた患者は骨折のない患者に比べて約40％死亡率が高かった[10]．

　骨折の発症には，骨密度低下・骨粗鬆症のみではなく，ADTによる骨微細構造の変化や，さらにはADTによる筋力の減少（サルコペニア）・体脂肪の増加も関与している可能性がある．実際，ADT実施後1・2・3年の時点で，骨格筋量が1.0％・2.1％・2.4％減少するという[11]．そのため，骨密度の低下と骨折に関して因果関係の解釈は注意を要するが，いずれにしてもADT実施患者において骨折予防策を長期間にわたり講じることは重要であろう．

4 男性ホルモン遮断療法（ADT）実施患者における骨粗鬆症の予防

　骨折・死亡リスクの上昇を防ぐために，ADT実施患者における骨密度維持・骨粗鬆症予防は重要である．骨密度の低下は，ADT開始から1年以内に特に顕著にみられる[12]．したがって，根治療法の補助療法として実施する短期のADTであっても骨密度の低下に十分注意する必要がある．さらに，ADTを実施していない前立腺癌患者でも4〜38％に骨粗鬆症を認めるとされており[13]，前立腺癌患者はベースラインにおいてすでに骨量が減少した骨粗鬆症のハイリスク群である可能性さえある．

a. 薬物療法

　ビスホスホネートは破骨細胞の活性を抑制して骨吸収を阻害する．ビスホスホネートによりADT実施中の患者の骨密度が有意に保持・改善されることが複数の無作為化比較試験で報告されている[4, 14]．しかしながら，1,071例という多数症例を対象とした比較試験でも骨折頻度の減少は得られなかった[15]．このことは，骨密度の改善のみでは臨床的には不十分である可能性を示している．

　一方，RANKリガンドに対するモノクローナル抗体薬であるデノスマブは，破骨細胞の活性を抑制することにより骨量の保持に働く．デノスマブの投与によりADT実施中の患者の骨密度が改善し，さらに椎体骨折も減少したことが報告された[16]．

　ビタミンD製剤やカルシウムの投与に関しては，骨密度を改善する可能性があるが，ADT実施中の前立腺癌患者を対象とした臨床試験は少ない．

　これらの結果に基づき，NCCNガイドラインではADT実施患者におけるゾレドロン酸・アレンドロン酸・デノスマブのいずれかの使用が推奨されている．

b. 運動療法

　ADT有害事象の運動療法による予防効果を検証した無作為化比較試験において，骨密度をエンドポイントとしたものは少ない．特に，骨密度の改善は短期の運動療法では困難と思われる．インストラクターによる指導下の運動療法を3か月間行った比較試験によると，対照群と比較して，四肢骨格筋量や心肺機能・筋力が維持され有意に良好な結果であったが，骨密度に関しては対照群との間に全く差を認めなかったという[17]．

　しかしながら，骨折の頻度は，骨密度のみならず，骨格筋量・筋力（サルコペニア），さらには認知機能などADTのさまざまな副作用によって影響される．ADTは長期にわたること，運動療法によりサルコペニアなどの有害事象の改善が期待できることから，前立腺癌における運動療法は，骨折の予防の観点からも今後一層重要になる可能性がある．

引用文献

1) Fujimoto H, et al：Oncological outcomes of the prostate cancer patients registered in 2004：report from the Cancer Registration Committee of the JUA. Int J Urol 18：876-881, 2011
2) Kawano H, et al：Suppressive function of androgen receptor in bone resorption. Proc Natl Acad Sci U S A 100：9416-9421, 2003
3) Cauley JA, et al：Sex steroid hormones in older men：longitudinal associations with 4.5-year change in hip bone mineral density-the osteoporotic fractures in men study. J Clin Endocrinol Metab 95：4314-4323, 2010
4) Smith MR, et al：Pamidronate to prevent bone loss during androgen-deprivation therapy for prostate cancer. N Engl J Med 345：948-955, 2001
5) Smith MR, et al：Randomized controlled trial of zoledronic acid to prevent bone loss in men receiving androgen deprivation therapy for nonmetastatic prostate cancer. J Urol 169：2008-2012, 2003
6) Lassemillante AC, et al：Prevalence of osteoporosis in prostate cancer survivors：a meta-analysis. Endo-

crine 45：370-381, 2014
7) Yuasa T, et al：Relationship between bone mineral density and androgen-deprivation therapy in Japanese prostate cancer patients. Urology 75：1131-1137, 2010
8) Morote J, et al：Prevalence of osteoporosis during long-term androgen deprivation therapy in patients with prostate cancer. Urology 69：500-504, 2007
9) Shahinian VB, et al：Risk of fracture after androgen deprivation for prostate cancer. N Engl J Med 352：154-164, 2005
10) Shao YH, et al：Fracture after androgen deprivation therapy among men with a high baseline risk of skeletal complications. BJU Int 111：745-752, 2013
11) Smith MR, et al：Sarcopenia during androgen-deprivation therapy for prostate cancer. J Clin Oncol 30：3271-3276, 2012
12) Morote J, et al：Bone mineral density changes in patients with prostate cancer during the first 2 years of androgen suppression. J Urol 175：1679-1683, 2006
13) Lassemillante AC, et al：Prevalence of osteoporosis in prostate cancer survivors II：a meta-analysis of men not on androgen deprivation therapy. Endocrine 50：344-354, 2015
14) Michaelson MD, et al：Randomized controlled trial of annual zoledronic acid to prevent gonadotropin-releasing hormone agonist-induced bone loss in men with prostate cancer. J Clin Oncol 25：1038-1042, 2007
15) Denham JW, et al：Impact of androgen suppression and zoledronic acid on bone mineral density and fractures in the Trans-Tasman Radiation Oncology Group（TROG）03.04 Randomised Androgen Deprivation and Radiotherapy（RADAR）randomized controlled trial for locally advanced prostate cancer. BJU Int 114：344-353, 2014
16) Smith MR, et al：Denosumab in men receiving androgen-deprivation therapy for prostate cancer. N Engl J Med 361：745-755, 2009
17) Cormie P, et al：Can supervised exercise prevent treatment toxicity in patients with prostate cancer initiating androgen-deprivation therapy：a randomised controlled trial. BJU Int 115：256-266, 2015

〔中川　徹〕

B 乳癌治療に伴う骨粗鬆症

> **ここがポイント**
> - 乳癌治療において，骨粗鬆症が問題になるのは，遠隔転移を伴わない手術可能乳癌患者である．
> - 閉経後ホルモン受容体陽性手術可能乳癌患者にアロマターゼ阻害薬を投与する場合は骨密度の低下に注意が必要である．
> - 閉経前ホルモン受容体陽性手術可能乳癌患者においては，卵巣機能の抑制が問題になる．

1 治療戦略の異なる手術可能乳癌と転移性乳癌（表3-1）

　乳癌は以下の2つに分類される．1つは転移性乳癌（metastatic breast cancer）といわれるもので，TNM分類ではステージ4ともよばれる．骨・肺・肝などの遠隔臓器への転移を有する乳癌である．基本的には転移性乳癌は非治癒である．治療の主目的はQOLの維持である．本書のメインテーマである骨転移を有する乳癌は，転移性乳癌である．

　乳癌のもう1つのグループは欧米では早期乳癌（early breast cancer）ともよばれる．本来ならこの用語を使用したいところであるが，日本では腫瘍径2cm以下で腋窩リンパ節転移を認めないStage I 乳癌のことを早期乳癌とよんでいたため，混乱を避けるために本項では手術可能乳癌とよぶことにする．手術可能乳癌は，TNM分類でステージ0,1,2,3,の乳癌である．腋窩リンパ節転移までは認めても，遠隔転移の

表3-1 乳癌のステージによる治療目標の違い

	手術可能乳癌	転移再発乳癌
Stage	0, 1, 2, 3	4
遠隔転移	なし	あり
英語名	early breast cancer operable breast cancer	metastatic breast cancer non-operable breast cancer
予後	おおむね良好	不良
生存期間	長期生存が期待	一般的に長期生存は困難
治療目標	生存率の改善	症状の緩和

ないものである．治療の主目的は治癒である．このグループの乳癌患者は長期生存が可能である．近年の手術可能乳癌の治療成績の改善とともに，長期生存者が増加しており，乳癌治療後の長期的な経過が重要になっている．本項のテーマである骨粗鬆症も手術可能乳癌の治療後期に発生する重要な合併症の1つである．手術可能乳癌患者は長期予後が期待できるためより厳密な骨粗鬆症管理が必要である．

2 手術可能乳癌の治療方針

治療の柱は以下の4つである．すなわち手術，抗がん剤治療，ホルモン療法，放射線療法である．これらを患者の病状により，取捨選択して実施する．

通常はまず手術を実施する（表3-2）．手術は乳房を部分的に手術したのち全乳房放射線照射を実施する乳房温存療法と，乳房を全摘する乳房切除術の2通りある．両者の生存率に差がないことは証明されている．また，術前に非浸潤癌が疑われない限りは，腋窩センチネルリンパ節生検が実施される．センチネルリンパ節に転移があれば，腋窩郭清がなされる．ただ，最近はさらに縮小化が進み，センチネルリンパ節に転移があっても，温存療法では腋窩郭清が省略されるようになってきている．

手術後の病理診断を基に薬物療法や放射線療法の治療方針を決定する（表3-3）．最近特に重視されるのが，エストロゲンレセプターとHER2の発現状況である．その

表 3-2 乳癌手術の治療方針

乳房の手術	乳房部分切除＋温存乳房照射
	乳房切除術 （リンパ節転移が多いとき胸壁照射を追加する）
腋窩の手術	センチネルリンパ節生検術
	腋窩郭清術
	腋窩手術非実施 （非浸潤癌であるとき）

表 3-3 手術可能乳癌の補助薬物療法の治療方針

分類	免疫染色結果		推奨補助薬物療法
Luminal A	ER(＋) HER2(－)	Ki67＜14% and PgR≧20%	ホルモン療法
Luminal B		Ki67≦14% or PgR＜20%	ホルモン療法＋/－化学療法
Luminal_HER2	ER(＋)and HER2(＋)		ホルモン療法＋化学療法＋ハーセプチン
HER2陽性	ER(－)and HER2(＋)		化学療法＋ハーセプチン
Triple negative	ER(－)and HER2(－)		化学療法

リンパ節転移の個数が多いほど免疫染色結果にかかわらず化学療法の実施を考慮する．
ER：エストロゲンレセプター，PgR：プロゲステロンレセプター．

ほか，浸潤径，リンパ節転移状況，脈管侵襲の状況などの古典的な病理学的事項のほか，核異型度，プロゲステロン発現状況，Ki67 発現状況を加味して治療方針を検討する．

エストロゲンレセプターが強陽性かつ HER2 陰性であり，細胞増殖能が高くない（プロゲステロンレセプター20％以上陽性，Ki67 が 13％以下，核異型度が Grade 1〜2 であることが目安である）場合は Luminal A 乳癌とよばれ，通常はホルモン療法でのみ治療する．リンパ節転移が多いときには乳房切除術を行った場合にも放射線療法を追加する．

エストロゲンレセプターが陽性かつ HER2 陰性であるものの，細胞増殖能が高い場合は Luminal B 乳癌とよばれ，ホルモン療法のほか，化学療法の実施も検討される．リンパ節転移が多いときには乳房切除術を行った場合にも放射線療法を追加する．

HER2 陽性であれば，トラスツズマブを併用した抗がん剤治療が選択される．抗がん剤治療ののち，エストロゲンレセプターが陽性であれば，ホルモン療法が実施され，リンパ節転移が多いときには乳房切除術を行った場合にも放射線療法を追加する．

エストロゲンレセプター陰性，HER2 陰性であると，通常はプロゲステロンレセプターも陰性である．これをトリプルネガティブ乳癌とよび，通常化学療法が実施される．リンパ節転移が多いときには乳房切除術を行った場合にも放射線療法を追加する．トリプルネガティブ乳癌はほかのグループの乳癌と比較すると，予後は悪く，早期再発が多いといわれている．

手術の前に抗がん剤治療をする場合がある．術前化学療法とよばれ，最近よく実施される．抗がん剤投与は術前であれ，術後であれ，生存率に差がないとされている．術前化学療法のメリットとして，各患者における乳癌の抗がん剤への反応性が *in vivo* で判定できる点が挙げられる．例えば通常の抗がん剤治療を実施して万が一腫瘍が大きくなるようであれば，治療効果のない化学療法を中止して，無駄な副作用を回避できるメリットがある．また，腫瘍が小さくなれば，乳房温存療法の可能性もでてくる．

術前ホルモン療法も理論的には可能であるが，現時点では信頼できる大規模臨床試験結果が存在しない．

3　閉経後乳癌患者のホルモン療法：重要な ATAC トライアル

乳癌に対するホルモン療法で，最初に開発されたのはタモキシフェンである．閉経前・閉経後にかかわらず有効な薬剤である．その後，閉経後乳癌に有効なアロマターゼ阻害薬が開発された．代表的な薬剤としてアナストロゾール，エキセメスタン，レトロゾールが挙げられる．その後，アロマターゼ阻害薬の手術可能乳癌に対する補助療法としての有用性（生存率の改善）を確認するためにさまざまな臨床試験が行われた．その代表的なものが ATAC トライアルとよばれるものである．この試験ではタモキシフェンとアナストロゾールの大規模比較試験が行われた[1]．結果，術後 5 年のアナストロゾール治療にて，術後タモキシフェン 5 年治療と比較して生存率の有用性が

証明された．そのため日本では，この治療がエストロゲンレセプター陽性手術可能閉経後乳癌に対する標準療法となった．副作用については，タモキシフェンでよくみられる子宮体癌などの女性器への合併症が，アナストロゾール単独群では明らかに低くなった．また，静脈血栓症のリスクもタモキシフェンよりも低下した．一方で骨密度の低下，関節痛，骨折などの骨合併症が明らかに増加した．アナストロゾールは5年間の投与で腰椎6.1％，大腿骨7.2％の骨密度の低下をきたす．また骨折発生率は5.9％で，タモキシフェン3.7％に比べ明らかに高値であった．アロマターゼ阻害薬を投与している患者は定期的（1～2年おき）に骨密度を測定して，必要に応じてビスホスホネート製剤の投与を検討する．骨密度低下に伴う骨折も重要だが，関節痛の症状も意外に見過ごすことができない．アリミデックス®（アナストロゾール）投与約2,000人の調査では，関節痛がアナストロゾールのコンプライアンスを低下させるとの報告がある[2]．しかしながら，その後のATACトライアルの後ろ向き研究にて，アリミデックス®投与開始3か月以内に更年期症状や関節症状が出現する症例ほど，アリミデックス®の再発予防効果が期待できると報告されたのは何とも皮肉である[3]．なお，ステロイド環を有するエキセメスタンが，アナストロゾールに比較して骨密度（bone mineral density）対する悪影響が弱いことが期待されていたが，実際はほとんど差がなかった[4]．なお，アロマターゼ阻害薬による骨量減少や骨折の増加についてはビスホスホネート製剤で抑制されることが示されている．

4 閉経前乳癌患者のホルモン療法

　ホルモン受容体陽性閉経前乳癌患者の補助化学療法のメインストリームは1970年代に開発されたタモキシフェンである．タモキシフェンは古くから補助療法としての有用性が繰り返し臨床試験で検証されており，2年の短期間投与よりも5年投与の有用性が示され，長らく5年投与が推奨されていた．

　しかしながら，近年ホルモン療法を10年投与する有用性が証明されてきた．1つは，タモキシフェン5年投与後にアロマターゼ阻害薬であるレトロゾールを5年投与する方法（タモキシフェン投与終了時に閉経していることが条件）であり，この治療効果は非常に大きい．もう1つは，タモキシフェンを10年投与する方法であり，5年投与群と比較して15年生存率を改善することが示された．

　ホルモン受容体陽性閉経前乳癌患者に対する補助治療としてゾラデックス®をはじめとするLHRHアゴニストを加える治療方法もあるが，タモキシフェンにLHRHアゴニストを追加することによる，生存における有用性は証明されていない．LHRHアゴニストには骨密度を低下させる副作用があり，注意が必要である．2年間の投与で5.0％の骨密度の低下があるとされる．タモキシフェンには骨保護作用があるものの，LHRHアゴニストを併用するとより骨密度が低下することが分かっている[5,6]．

　また，ホルモン受容体陽性閉経前乳癌に対する補助内分泌療法の最新のトピックスとして，アロマターゼ阻害薬であるエキセメスタンとLHRHアゴニストの併用療法

表 3-4　ホルモン療法の効果と骨に対する作用

	補助療法としての治療効果 閉経前	補助療法としての治療効果 閉経後	骨に対する悪影響
タモキシフェン	有効（推奨）	有効	限定的
アロマターゼ阻害薬	適応外	有効（推奨）	大きい；対策が必要
LHRH アゴニスト	有効	適応外	限定的
タモキシフェン＋LHRH アゴニスト	有効	適応外	限定的
アロマターゼ阻害薬＋LHRH アゴニスト	有効(注)	適応外	大きい；対策が必要

(注) エキセメスタンに限り保険適用外だが有効．

がある．最近の SOFT 試験・TEXT 試験によると，エキセメスタンに卵巣抑制を併用すると，タモキシフェン卵巣抑制併用法に比較して明らかな生存への有用性が証明された．エキセメスタンは閉経前乳癌に対して保険適用がなく，現時点では実施しづらいが，今後日本での実施例が増えてくることは十分に考えられる．したがって若年者乳癌治療に対するさらなる骨粗鬆症対策が重要となる．

5　閉経前乳癌の化学療法

近年，乳癌の化学療法の実施にあたっては，それに対する感受性が重視されるようになってきた．従来は乳癌の予後予測として腫瘍径やリンパ節転移個数が重視されてきた．したがって，1個でもリンパ節転移があると，仮にホルモン感受性が強くても化学療法を実施することが多かった．しかしながら近年，薬剤感受性を重視した術後補助療法の選択が重視されるようになってきた．ホルモン感受性が高ければ，3個までリンパ節転移があっても補助化学療法を実施しないケースも増えてきた．しかし依然，ホルモン感受性があっても予後不良因子が多い症例に対しては化学療法を実施するし，HER2 陽性乳癌，トリプルネガティブ乳癌など化学療法の感受性の高い乳癌に対してはほぼ必ず化学療法が実施される．

化学療法そのものでも骨密度は低下するとされている．しかしながら，臨床上特に問題になるのが，閉経前乳癌患者に化学療法を実施すると化学療法に対する感受性の強い卵巣機能が低下して，その結果早期閉経を合併することである．早期閉経は当然骨密度の低下に関与する．化学療法による早期閉経はこのように骨密度のほか，妊孕性の問題とも関係し，多くの問題を引き起こす．その一方で，原因ははっきりしないが，閉経前で早期閉経を引き起こした症例は乳癌の予後が改善したとの報告が少なくないのは皮肉な話である．

引用文献

1) Baum M, et al：Anastrozole alone or in combination with tamoxifen versus tamoxifen alone for adjuvant treatment of postmenopausal women with early breast cancer：first results of the ATAC randomised trial. Lancet 359：2131-2139, 2002
2) Hadji P, et al：COMPliance and Arthralgia in Clinical Therapy：the COMPACT trial, assessing the incidence of arthralgia, and compliance within the first year of adjuvant anastrozole therapy. Ann Oncol 25：372-377, 2014
3) Cuzick J, et al：Treatment-emergent endocrine symptoms and the risk of breast cancer recurrence：a retrospective analysis of the ATAC trial. Lancet Oncol 9：1143-1148, 2008
4) Goss PE, et al：Effects of adjuvant exemestane versus anastrozole on bone mineral density for women with early breast cancer（MA.27B）：a companion analysis of a randomised controlled trial. Lancet Oncol 15：474-482, 2014
5) Gnant M, et al：Adjuvant endocrine therapy plus zoledronic acid in premenopausal women with early-stage breast cancer：5-year follow-up of the ABCSG-12 bone-mineral density substudy. Lancet Oncol 9：840-849, 2008
6) Gnant MF, et al：Zoledronic acid prevents cancer treatment-induced bone loss in premenopausal women receiving adjuvant endocrine therapy for hormone-responsive breast cancer：a report from the Austrian Breast and Colorectal Cancer Study Group. J Clin Oncol 25：820-828, 2007

〔多田　敬一郎〕

C 消化器癌治療に伴う骨粗鬆症

ここがポイント
- 消化器癌は近年増加傾向であり，化学療法の進歩により進行癌でも長期に生存する症例がみられるようになっている．
- 悪性腫瘍による続発性骨粗鬆症には様々な病態が複雑にかかわっている．
- 治療には，薬物療法だけでなく，食事療法や運動療法も重要である．

1 消化器癌の疫学

　日本人における死因の第1位は悪性腫瘍であり，3人に1人がそれにより亡くなっている．なかでも消化器癌である食道癌，胃癌および大腸癌の罹患数は，2011年の統計によれば，それぞれ第10位（年間23,119人），第1位（年間132,033人）および第2位（年間124,921人）となっており，その数は増加傾向にある（図3-2）[1]．昨今の内視鏡を含めたスクリーニング検査の進歩により，早期に診断され，内視鏡のみで根治となる症例も増えているが，診断時に進行した状況で発見される症例も多く存在する．消化器癌に対する治療は，内視鏡治療，外科治療，放射線治療および化学療法があり，がん種により異なる治療ガイドラインに沿って進められる．原発部位だけでなく，他

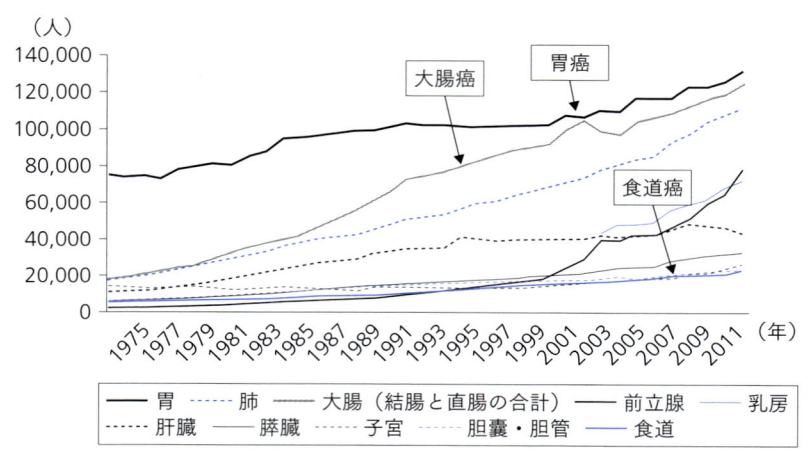

図3-2　本邦における固形癌の罹患数（上位10位）

臓器に転移した状態で診断されるいわゆる進行癌に対しては，化学療法がその治療の中心となるため，化学療法中に起こる合併症に対する対策は，患者本人のみでなく医療従事者にとっても重要な課題である．

2 消化器癌と骨粗鬆症

　WHOの定義によると，骨粗鬆症とは，骨量の低下および骨組織の微細構造の異常を特徴とした骨の脆弱性増大の結果として，骨折の危険性が高まっている状態を指す[2]．骨粗鬆症は原発性骨粗鬆症，続発性骨粗鬆症そして骨粗鬆症類縁疾患に分類される（表3-5）が，特に胃癌において化学療法中に骨粗鬆症をきたすといった報告があり，本項では消化器癌による続発性骨粗鬆症につき概説する．

　消化器癌における骨粗鬆症の病態としては，a）通過障害による栄養障害，b）胃切除後，c）化学療法，d）二次性サルコペニア，放射線療法（本章D）などが考えられる．

a．通過障害

　上皮性腫瘍がそのほとんどを占める消化管悪性腫瘍は，腫瘍の増大により消化管の内腔を狭窄もしくは閉塞させることで，経口摂取に影響を与え，結果として骨のcollagen matrixとして重要な蛋白の代謝を変えることで骨形成に影響を与える．特に上部消化管でその傾向は顕著である．

表3-5　骨粗鬆症の分類

分類	原因	疾患
原発性骨粗鬆症		
続発性骨粗鬆症	内分泌性	副甲状腺機能亢進症，クッシング症候群，甲状腺機能亢進症，性腺機能不全など
	栄養性	胃切除後，神経性食欲不振症，吸収不良症候群，ビタミンC欠乏症，ビタミンAまたはD過剰
	薬物	ステロイド薬，抗けいれん薬，ワルファリン，性ホルモン低下療法治療薬，SSRI，メトトレキサート，ヘパリンなど
	不動性	全身性（臥床安静，対麻痺，廃用症候群，宇宙旅行），局所性（骨折後など）
	先天性	骨形成不全症，マルファン症候群
	その他	糖尿病，関節リウマチ，アルコール多飲（依存症），慢性腎臓病（CKD），肺疾患，放射線治療など
骨粗鬆症類縁疾患		悪性腫瘍の骨転移 多発性骨髄腫 骨軟化症 骨パジェット病 線維性骨異形成症 強直性脊椎炎

SSRI：選択的セロトニン再取込み阻害薬．

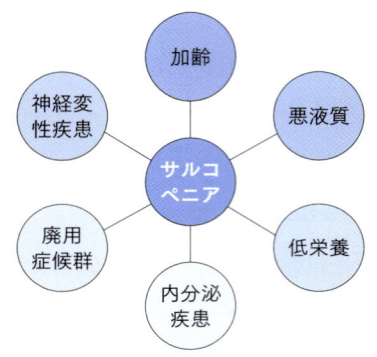

図 3-3　二次性サルコペニア

b. 胃切除後

カルシウムの主な吸収部位は十二指腸であるため，胃切除後に吻合を行った症例において，カルシウムの吸収が妨げられ結果として骨粗鬆症が引き起こされる．ダンピング症候群による脂肪吸収障害から可溶性カルシウムが形成されないことやビタミンDの吸収が阻害されることも原因と考えられている．実際，骨塩量を腰椎のdual-energy X-ray absorptiometry（DXA）にて評価して骨粗鬆症を診断した報告によると，胃切除後の23〜38.3％に認めるとされる[3-6]．胃切除後に血清の副甲状腺ホルモンがより高値である症例では，腰椎および骨盤・大腿骨部の骨塩量の低下が大きくなっており[3]，胃切除後の骨粗鬆症の状況は，骨吸収の亢進と骨吸収の低下を背景とした病態によるものであると考えられる．

c. 化学療法

消化器癌における化学療法のkey-drugは，5-フルオロウラシル，シスプラチン，オキサリプラチン，イリノテカンといった薬剤である．動物モデルにおいて，5-フルオロウラシルは骨芽細胞および前骨芽細胞のapoptosisをきたす[7]ことや，また，シスプラチンが破骨細胞の活動を活性化して骨の再生過程における骨形成を遷延させる[8]ことが報告されている．このように化学療法の影響として原発巣切除後の術後補助化学療法だけでなく，治療期間が延長してきている切除不能進行癌においても骨形成が抑制されている可能性がある．

d. 二次性サルコペニア

消化器癌においては年齢にかかわらず，通過障害などによる低栄養状態，進行癌による悪液質や癌の局所症状などからくる廃用症候群などが複雑にかかわり合い，サルコペニアが生じると考えられる（図3-3）．

サルコペニアにより，「cycle of fragility：脆弱のサイクル」（図3-4）とよばれる悪循環が生じ，結果として骨粗鬆症が生じる[9]．

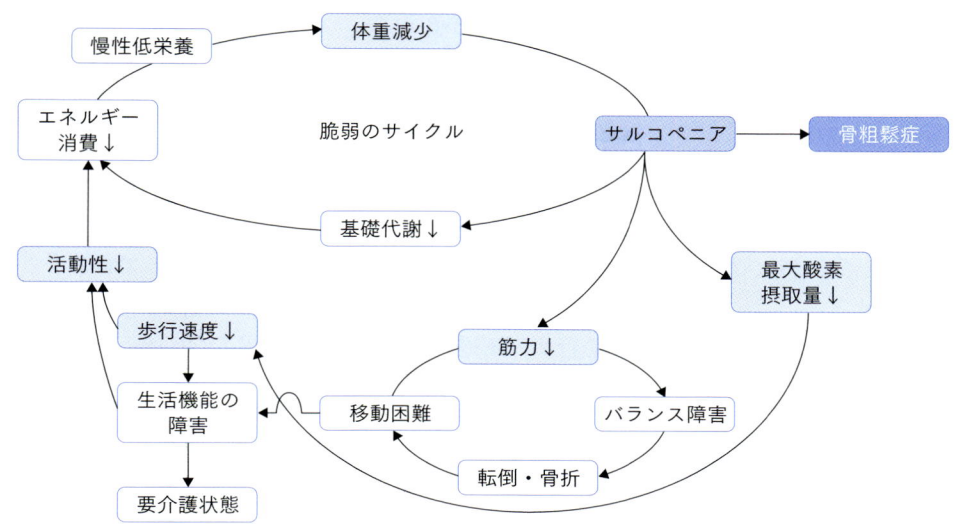

図 3-4 サルコペニアにより生じる脆弱のサイクル
〔Xue QL, et al：Initial manifestations of frailty criteria and the development of frailty phenotype in the Women's Health and Aging Study II. J Gerontol A Biol Sci Med Sci 63：984-990, 2008 を参考に図を作成〕

3 消化器癌による続発性骨粗鬆症に対するマネジメント

　本邦における続発性骨粗鬆症に対する明確な薬物治療開始基準はないため[10]，基本的には骨量の測定に基づき加療を検討するべきであると考えられるが，悪性疾患における骨量測定については，その予後も考慮すると議論のあるところでもある．ただ，最近の化学療法の進歩により明らかな予後の延長が期待できる時代になってきており，進行消化器癌患者における骨量測定について検討する必要があると筆者は考えている．

　食事指導としては，1 日 700〜800 mg のカルシウム摂取が勧められるが，カルシウム単独の効果は低いとされ，同時に食事からのビタミン D および K の摂取も考慮する必要がある．注意する点としては，カルシウム薬やカルシウムサプリメントによるカルシウム摂取が心疾患リスクを高めるとの報告があるため，できるだけ食品からの摂取を心掛けるようにする必要がある．現時点では，カルシウム薬もしくはサプリメントとして 1 回に 500 mg 以上摂取しないようにすべきである．ビタミン D は魚類（サケ，ウナギ，サンマなど），ビタミン K は緑の葉の野菜，納豆などに含まれる．その他，ビタミン B_6，ビタミン B_{12}，葉酸およびマグネシウムなどの摂取も心掛けるよう指導する必要がある．

　運動指導としては，中等度の強度の運動（歩行，ランニング，エアロビクス，レジスタンス・トレーニングなど）が推奨され，これらの運動は骨代謝の改善に直接作用する可能性が示唆されている．ただ負荷が軽度のものでも，筋力の機能維持，関節可動域の拡大，運動機能の改善など転倒・骨折予防に有効であるため，積極的に運動は勧めるべきと考える．

一般的な骨粗鬆症に対する薬物療法は表3-8（p.62）のとおりとなるが，消化器癌における予防効果を認めたのは胃切除後のアレンドロン酸のみ[11]である．ただし，この予防法も現時点では保険適用ではない．表3-8の薬剤を使用するには，原発性骨粗鬆症の診断がなされてからになる点に注意が必要である．その他，同じビスホスホネート薬でも適応が異なること，抗RANKL抗体においては低カルシウム血症に対する対策が必要なことなどを認識する必要がある．

　消化器癌，特に胃癌の胃切除後症例においては高率に骨粗鬆症を併発していることを考慮すると，消化器癌術後もしくは消化器癌に対する長期の化学療法を行う症例に関しては，積極的に骨量の評価を行い，圧迫骨折などによる患者QOL低下を事前に予防していくことも今後必要となってくると考えられる．

引用文献

1) Katanoda K, et al：An updated report on the trends in cancer incidence and mortality in Japan, 1958-2013. Jpn J Clin Oncol 45：390-401, 2015
2) Assessment of fracture risk and its application to screening for postmenopausal osteoporosis. Report of a WHO Study Group. WHO technical report series 843：1-129, 1994
3) Baek KH, et al：Short-term changes in bone and mineral metabolism following gastrectomy in gastric cancer patients. Bone 42：61-67, 2008
4) Liedman B, et al：Osteoporosis after total gastrectomy. Results of a prospective, clinical study. Scand J Gastroenterol 32：1090-1095, 1997
5) Adachi Y, et al：Osteoporosis after gastrectomy：bone mineral density of lumbar spine assessed by dual-energy X-ray absorptiometry. Calcif Tissue Int 66：119-122, 2000
6) Lim JS, et al：High prevalence of osteoporosis in patients with gastric adenocarcinoma following gastrectomy. World J Gastroenterol 13：6492-6497, 2007
7) Xian CJ, et al：Damage and recovery of the bone growth mechanism in young rats following 5-fluorouracil acute chemotherapy. J Cell Biochem 99：1688-1704, 2006
8) Ehrhart N, et al：Effect of cisplatin on bone transport osteogenesis in dogs. Am J Vet Res 63：703-711, 2002
9) Xue QL, et al：Initial manifestations of frailty criteria and the development of frailty phenotype in the Women's Health and Aging Study II. J Gerontol A Biol Sci Med Sci 63：984-990, 2008
10) 骨粗鬆症の予防と治療ガイドライン作成委員会（編）：骨粗鬆症の予防と治療ガイドライン2015年版. ライフサイエンス出版，2015
11) Iwamoto J, et al：Effect of alendronate on bone mineral density and bone turnover markers in post-gastrectomy osteoporotic patients. J Bone Miner Metab 28：202-208, 2010

（吉田　俊太郎）

D 放射線療法による骨脆弱性

> **ここがポイント**
> - 放射線療法後，晩期副作用として照射野内の骨折が生じることがある．
> - 照射後に骨折が生じやすい部位は，体重の負荷がかかりやすい仙骨，骨盤，椎体そして下肢長管骨である．
> - 骨折の症状は様々であり，無症候性のこともある．疼痛が生じる場合には，画像検査による悪性所見との鑑別が重要である．

1　放射線療法後の骨折

　放射線療法は骨転移に有用であり，腫瘍の縮小や鎮痛効果をもたらすことは言うまでもない．一方，放射線治療医が照射そのものによる有害事象の1つとして骨折を経験することも稀ではない．

　米国のデータベース（SEER）data で，放射線療法が骨折リスクを高めるという報告がなされている[1]のをはじめ，特に骨盤に照射を行う婦人科がん，前立腺癌，肛門管癌，直腸癌において，治療後に骨折をきたした症例について多くの報告がなされている[2-6]．乳癌においても，温存術後の放射線療法により肋骨骨折を生じるリスクが知られている[8]．

　この照射後の骨折は疼痛を伴うことも多く，がんの経過観察において臨床的に転移との鑑別が難しいという点で注意が必要である．

2　照射後の骨折の発生率

　照射後の骨折は，年齢や体重，合併症，化学療法の使用などによる影響もあるため，放射線療法単独での骨折発生リスクを正確に表すことはできない．照射に伴う骨折の発生率はハザード比で1.65～3.16という報告があるほか[1]，子宮頚癌への照射での累積発生率は8.2～45.2%[2,3]，直腸癌で9.0～11.2%[1,6]，前立腺癌で6.8%[5]という報告も出ている（表3-6）．

表 3-6　放射線治療後の不全骨折発生率

著者	原発巣	照射部位	患者人数	画像	不全骨折発生率	骨折部位
Baxter NN, et al. (2005)[1]	肛門管癌 子宮頸癌 直腸癌	記載なし	399 1,139 1,317	記載なし	14.0% 8.2% 11.2%	骨盤骨 大腿骨頸部
Oh O, et al. (2008)[3]	子宮頸癌	全骨盤	557	骨シンチ, CT, MRT	19.7%	骨盤骨
Kwon JW, et al. (2008)[7]	子宮頸癌	全骨盤	510	MRI	45.2%	骨盤骨, 腰椎, 大腿骨頸部
Igdem S, et al. (2010)[5]	前立腺癌	全骨盤	134	骨シンチ, CT, MRT	6.8%	骨盤骨
Kim HJ, et al. (2012)[6]	直腸癌	全骨盤	582	CT, MRI	9.0%	仙骨
Tokumaru S, et al. (2012)[4]	子宮頸癌	全骨盤	59	CT, MRI	36.9%	骨盤骨, 腰椎

3　照射に伴う骨折の臨床症状

　照射後の骨折による臨床症状は多様であり，症状がない場合もあれば，入院を要するほどの疼痛が出現することもある．照射後の骨折は主に晩期障害として考慮されるが，その出現時期は，照射後5〜44か月である[3]．経過観察中の画像検査で骨折が診断された場合，約半数で症状が認められる[3,4]．強い疼痛が病変の範囲を超えてみられることもあれば，複数箇所の骨折がみられることもある[3]．1 cm² 未満の小さい領域の場合には，症状を伴わないという報告もある[10]．

　照射に伴う骨折は照射野内に生じる．そうした骨折で最も多く報告されているのは骨盤照射後の仙骨骨折である．仙骨，仙腸関節，腸骨内側部は最も体重負荷のかかる領域であるため骨折が生じやすい（図3-5）．また恥骨や臼蓋の骨折も仙骨骨折に付随するものである（図3-6）．大腿骨頭や転子部骨折はごくまれに報告される[11]．低位腰椎は照射野内に入ることがしばしばあり，骨盤照射後の圧迫骨折を認めることもしばしばある（図3-7）．食道癌に対する放射線療法後の非外傷性の椎体骨折の報告もある[12]．

4　病態生理学

　照射による骨折の病態生理学としては，放射線療法の直接作用により成熟骨組織の骨芽細胞が障害を受け，コラーゲン産生の低下とアルカリホスファターゼの活性化低下が引き起こされる[13] ことが要因の1つである．

　こうした変化の境界は30グレイである．また細胞死は通常分割照射において50グレイで発生する[14]．一方，間接作用としては，晩期障害における放射線誘発性の血管障害がある[13]．これらの複合的な要因により，結果的に成熟骨の構造的脆弱性が引

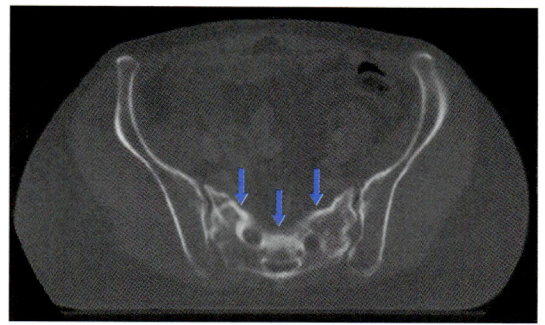

図 3-5　46 歳女性：子宮頚部扁平上皮癌
cT1b1N0M0 に対し化学放射線治療（全骨盤照射）後 1 年 3 か月．
CT：仙骨の不全骨折後の骨硬化を認める（矢印）．

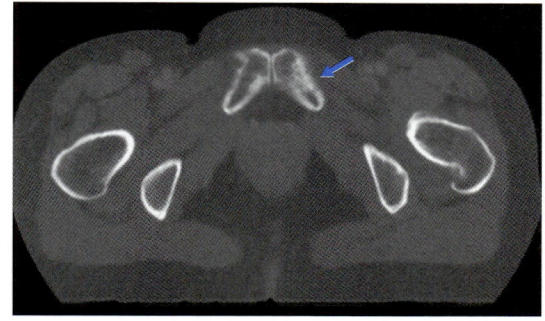

図 3-6　図 3-5 と同じ症例
CT：左恥骨にも不全骨折後の硬化性変化あり（矢印）．

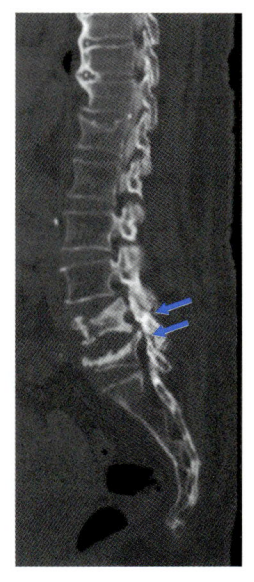

図 3-7　70 歳女性：子宮頚部腺扁平上皮癌，円錐切除後
cT1b1N0M0 に対し化学放射線治療（全骨盤照射）後 3 年 8 か月．
CT：第 4，第 5 腰椎の圧迫骨折を認める（矢印）．

D　放射線療法による骨脆弱性　55

き起こされ，通常の生理学的な力で骨折が生じることとなる．成熟骨の耐用線量について，放射線顎骨壊死で60～77グレイと報告されている[15]が，照射後の骨折についてのデータは特にない．しかしながらこのように線量により障害の程度が異なるため，一般的には緩和的放射線療法の線量であれば比較的骨折のリスクは少ないとされる．

5 リスク因子

低体重，女性，喫煙，高齢，関節リウマチ，糖尿病，甲状腺機能亢進症，ステロイド治療[2]が挙げられる．放射線治療に関連するものとしては，高線量の照射[3,16]，骨盤照射（4門 vs 前後対向）[3,4]，化学療法併用[17]もある．ただし，常に統計学的に有意という結果ではない．

6 画像検査

CT，MRI，骨シンチグラフィでは，無症状の骨折についても同定可能である．

a. 単純X線像（図3-8）

骨盤，仙骨，腰椎に骨硬化帯を認めたり，破砕線や骨折線を認めたりする．圧迫骨折の診断も可能である．ただし，微細な変化は通常は検出できず，時には腫瘍に似た著明な骨の治癒過程がみられることもある[18]．

b. シンチグラフィ（図3-9）

不全骨折を鋭敏に探すことができる．骨折は uptake が増加する．典型的な骨盤不全骨折はバタフライサインもしくはホンダサイン（H-sign）とよばれるもので，両側仙骨翼と仙骨椎体に骨折がある状態である．骨折が生じた患者の46.8％で片側の仙腸関節に生じているという報告もある[3]．

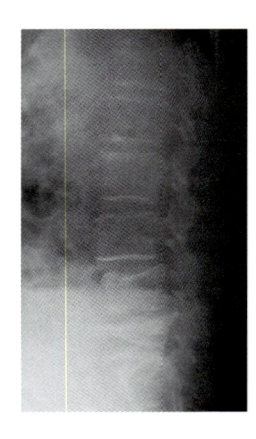

図3-8 70歳女性：子宮頸部腺扁平上皮癌，円錐切除後
cT1b1N0M0に対し化学放射線治療（全骨盤照射）後3年8か月．第4，第5腰椎の圧迫骨折を認める．

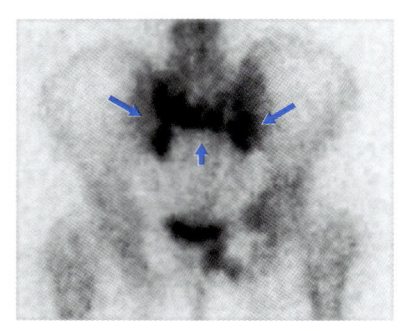

図3-9 57歳女性：子宮頸癌，stage IIAに対して放射線治療後1年1か月
Butterfly sign（H-sign）を認める．

c. MRI（図3-10）

放射線療法後の経過観察中に，長期にわたって骨髄変化が認められる[10, 19]．照射後の骨髄は細胞構造が脂肪化し，T1強調像で高信号となる[20]．骨折が生じると，びまん性の骨髄変化と骨折線が見える．T1強調像で低信号，T2強調像で高信号となる．

d. PET/CT

FDG-PETはがん患者の評価方法として重要な検査でありしばしば用いられるが，照射後の骨折に関するFDG-PETの特徴についての報告はほとんどない[18, 19]．Uptakeの度合いは骨折の段階により異なり，時にはuptakeが遷延することもある．SUV値は悪性のものよりも低い傾向がある[20]が，良悪の鑑別のよい指標とはいえない．

7 照射後の骨折についての診療戦略

放射線照射後の骨折は，典型的な位置に骨折線を認めたり，圧迫骨折を認めたりしたうえで，軟部組織の転移病変がなければ診断は可能だが，その際に常に照射後の骨折のリスクを念頭におき，転移との鑑別を行うことが重要である．

診断目的の生検については，骨壊死のリスクが高く，正診率が低いため，避けたほうがよいとされる[21]．病理所見においても治癒過程にある骨折が悪性所見と似ているときもあり注意が必要である[18]．

骨折に伴う症状に対しては，鎮痛薬と安静が基本であり，時には重篤な疼痛や多発骨折のために医療用麻薬の導入や入院も必要となる[2, 3, 5]．毛細血管拡張薬が症状回復に有用な場合もある[22]．仙骨部不全骨折については，CTガイド下仙骨形成術が鎮痛改善に有効であるという報告もある．

放射線療法後の骨折は現在の画像検査を用いた経過観察において，よくみられる副作用である．臨床所見や画像のパターンを知っておくことは適切な診療戦略を組むうえで重要である．

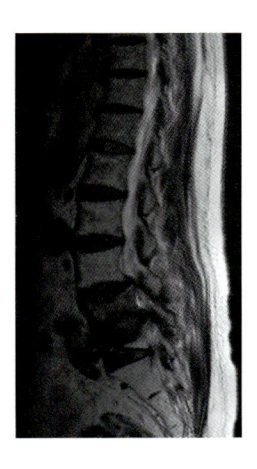

図3-10 図3-8と同じ症例
まず第5腰椎の圧迫骨折が生じ楔状に変形して骨癒合が生じたのち，第4腰椎圧迫骨折が生じた．そのため腰椎の後弯変形が増強し，L4-5レベルでの脊柱管狭窄をきたしている．

引用文献

1) Baxter NN, et al：Risk of pelvic fractures in older women following pelvic irradiation. JAMA 294：2587-2593, 2005
2) Ikushima H, et al：Pelvic bone complications following radiation therapy of gynecologic malignancies：clinical evaluation of radiation-induced pelvic insufficiency fractures. Gynecol Oncol 103：1100-1104, 2006
3) Oh D, et al：Pelvic insufficiency fracture after pelvic radiotherapy for cervical cancer：analysis of risk factors. Int J Radiat Oncol Biol Phys 70：1183-1188, 2008
4) Tokumaru S, et al：Insufficiency fractures after pelvic radiation therapy for uterine cervical cancer：an analysis of subjects in a prospective multi-institutional trial, and cooperative study of the Japan Radiation Oncology Group (JAROG) and Japanese Radiation Oncology Study Group (JROSG). Int J Radiat Oncol Biol Phys 84：e195-e200, 2012
5) Igdem S, et al：Insufficiency fractures after pelvic radiotherapy in patients with prostate cancer. Int J Radiat Oncol Biol Phys 77：818-823, 2010
6) Kim HJ, et al：Fractures of the sacrum after chemoradiation for rectal carcinoma：incidence, risk factors, and radiographic evaluation. Int J Radiat Oncol Biol Phys 84：694-699, 2012
7) Kwon JW, et al：Pelvic bone complications after radiation therapy of uterine cervical cancer：evaluation with MRI. AJR Am J Roentgenol 191：987-994, 2008
8) Tirone L, et al：Rib fracture as a complication of tissue expansion in breast reconstruction. Plast Reconstr Surg 126：2290-2291, 2010
9) Oh D, et al：Insufficiency fracture after radiation therapy. Radiat Oncol J 32：213-220, 2014
10) Blomlie V, et al：Incidence of radiation-induced insufficiency fractures of the female pelvis：evaluation with MR imaging. AJR Am J Roentgenol 167：1205-1210, 1996
11) Epps HR, et al：Bilateral femoral neck fractures after pelvic irradiation. Am J Orthop (Belle Mead NJ) 33：457-460, 2004
12) McKean H, et al：Non-traumatic vertebral fractures in patients with locally advanced esophageal cancer：a previously unreported, unrecognized problem. Dis Esophagus 20：102-106, 2007
13) Hopewell JW：Radiation-therapy effects on bone density. Med Pediatr Oncol 41：208-211, 2003
14) Williams HJ, et al：The effect of X-rays on bone：a pictorial review. Eur Radiol 16：619-633, 2006
15) Emami B, et al：Tolerance of normal tissue to therapeutic irradiation. Int J Radiat Oncol Biol Phys 21：109-122, 1991
16) Fu AL, et al：Radiation osteitis and insufficiency fractures after pelvic irradiation for gynecologic malignancies. Am J Clin Oncol 17：248-254, 1994
17) Jenkins PJ, et al：Hip complications following chemoradiotherapy. Clin Oncol (R Coll Radiol) 7：123-126, 1995
18) Peh WC, et al：Imaging of pelvic insufficiency fractures. Radiographics 16：335-348, 1996
19) Mammone JF, et al：MRI of occult sacral insufficiency fractures following radiotherapy. Skeletal Radiol 24：101-104, 1995
20) Stevens SK, et al：Early and late bone-marrow changes after irradiation：MR evaluation. AJR Am J Roentgenol 154：745-750, 1990
21) De Smet AA, et al：Pubic and sacral insufficiency fractures：clinical course and radiologic findings. AJR Am J Roentgenol 145：601-606, 1985
22) Beşe NS, et al：Pentoxifylline in the treatment of radiation-related pelvic insufficiency fractures of bone. Radiat Med 21：223-227, 2003

〔大熊　加惠〕

E 骨粗鬆症の治療

> **ここがポイント**
> - がん患者の多くは高齢者であり，がんの治療以前に骨粗鬆症の管理が重要であることが見落とされがちである．
> - 骨折予防効果の高い治療薬のメリット，デメリットを考慮して使用することが重要である．

　がん患者における骨病変を考えるうえで骨粗鬆症の問題は避けて通れないが，その機序は大きく3つに分けられる．1つはがん患者の高齢化に伴ういわゆる原発性骨粗鬆症，もう1つはがん治療に関連する続発性骨粗鬆症（臥床や性ホルモン低下療法治療薬などを原因とするもの），そして最後に特殊なものとして，がんそのものによる続発性骨粗鬆症（例えば副甲状腺がんによる副甲状腺機能亢進症など）である．がん治療に関連する骨粗鬆症についてはほかの項でとりあげられているので，ここでは原発性骨粗鬆症について，一般的な治療法を解説する．

1　骨粗鬆症の定義・診断

　現在本邦では未曾有の高齢化が進行しており，それに伴い介護を必要とせず自立した生活ができる，いわゆる「健康寿命」と「平均寿命」とのギャップが大きな社会問題になっている．人生の後半部において介護を必要とする高齢者が年々増加しているということである．運動器の障害は，介護が必要となる主たる原因疾患であり，要介護および要支援の原因の22.7％を，骨折・転倒および関節疾患という運動器疾患が占める（平成25年国民生活基礎調査の概況より）．このような状況を踏まえ，日本整形外科学会では運動器障害のために介護を要する状態として「ロコモティブシンドローム」という概念を提唱している．ロコモティブシンドロームは筋肉，骨，関節，軟骨，椎間板といった運動器のいずれか，もしくは複数に障害が起き，歩行や日常生活に何らかの障害をきたしている状態である．骨粗鬆症は寝たきりの原因の1つである大腿骨近位部骨折などの脆弱性骨折の最大の原因であり，ロコモティブシンドロームの重要な原因疾患である．

　2000年に開かれた米国国立衛生研究所（NIH）におけるコンセンサス会議において，骨粗鬆症は「骨強度の低下を生じ，その結果脆弱性骨折を増加させる疾患 (a skeletal disorder characterized by compromised bone strength predisposing to an increased risk of fracture)」と定義されている．また『「骨強度」とは「骨密度」と「骨質」の2つを反映する（Bone strength reflects the integration of two main features：bone density and bone quality）』としている[1]．

　本邦における原発性骨粗鬆症の診断には，日本骨代謝学会・日本骨粗鬆症学会による診断基準（2012年度改訂版）が用いられる．診断基準では，まず骨密度低下をきたすほかの疾患と鑑別診断を行ったあと，椎体骨折や大腿骨近位部骨折を既存骨折として有する場合には，新規骨折のリスクがきわめて高いため，骨密度の如何にかかわらず骨粗鬆症と診断される．また上記以外の脆弱性骨折〔WHOが定義する主要な非椎体骨折6部位から大腿骨近位部を除いたもの，すなわち肋骨，骨盤（恥骨，坐骨，仙骨を含む），上腕骨近位部，橈骨遠位端，下腿骨〕を有する場合は骨密度が若年成人平均値（young adult mean：YAM）の80%未満の場合を骨粗鬆症，上記骨折がない場合は骨密度がYAMの70%以下または－2.5 SD以下の場合を骨粗鬆症と定義している．既存脆弱性骨折を有する患者はその後の骨折リスクが高いことが知られており，この点を加味した診断基準となっている（表3-7）[2]．

　骨粗鬆症の原因としては加齢が最も重要な因子であるが，女性では閉経によるエストロゲン分泌の低下がきっかけになり，約10年間にわたって急激な骨密度低下が生

表3-7　原発性骨粗鬆症の診断基準（2012年度改訂版）

低骨量をきたす骨粗鬆症以外の疾患または続発性骨粗鬆症を認めず，骨評価の結果が下記の条件を満たす場合，原発性骨粗鬆症と診断する〔YAM：若年成人平均値（腰椎では20～44歳，大腿骨近位部では20～29歳）〕

I. 脆弱性骨折[注1] あり
1．椎体骨折[注2] または大腿骨近位部骨折あり 2．その他の脆弱性骨折[注3] があり，骨密度[注4] がYAMの80%未満
II. 脆弱性骨折なし
骨密度[注4] がYAMの70%以下または－2.5 SD以下

[注1] 軽微な外力によって発生した非外傷性骨折．軽微な外力とは，立った姿勢からの転倒か，それ以下の外力を指す．
[注2] 形態椎体骨折のうち，3分の2は無症候性であることに留意するとともに，鑑別診断の観点からも脊椎X線像を確認することが望ましい．
[注3] その他の脆弱性骨折：軽微な外力によって発生した非外傷性骨折で，骨折部位は肋骨，骨盤（恥骨，坐骨，仙骨を含む），上腕部近位部，橈骨遠位端，下腿骨．
[注4] 骨密度は原則として腰椎または大腿骨近位部骨密度とする．また，複数部位で測定した場合にはより低い%値またはSD値を採用することとする．腰椎においてはL1～L4またはL2～L4を基準値とする．ただし，高齢者において，脊椎変形などのために腰椎骨密度の測定が困難な場合には大腿骨近位部骨密度とする．大腿骨近位部骨密度には頚部またはtotal hip（total proximal femur）を用いる．これらの測定が困難な場合は橈骨，第二中手骨の骨密度とするが，この場合は%のみ使用する．

付　記

骨量減少（骨減少）〔low bone mass（osteopenia）〕：骨密度が－2.5 SDより大きく－1.0 SD未満の場合を骨量減少とする．

(Soen S, et al：Diagnostic criteria for primary osteoporosis：year 2012 revision. J Bone Miner Metab 31：247-257, 2013 より)

じるため，骨粗鬆症患者は女性のほうが多い．和歌山県におけるコホート調査をもとに，本邦には骨粗鬆症患者が1,280万人（男性300万人，女性980万人）程度存在すると算出されている（図3-11）[3]．骨粗鬆症に起因する脆弱性骨折は高齢者の生活レベルの低下を惹起するのみならず，その生命予後をも左右するため，適切な診断・治療による脆弱性骨折の予防が肝要である．すなわち骨粗鬆症の治療とは，脆弱性骨折の予防である．

2 骨粗鬆症の治療

若年者に対しては運動や栄養指導などによって最大骨量（peak bone mass）を上昇させることが重要である．閉経後女性においては，骨代謝マーカーの測定などにより急速に骨粗鬆症が進行する患者（fast bone loser）を見つけ出す必要がある．「骨粗鬆症の予防と治療ガイドライン2015年版」によると，治療薬の選択としては，骨吸収抑制薬，特に大規模な臨床研究から骨折予防のエビデンスが確立されているアレンドロン酸，リセドロン酸，ミノドロン酸などのビスホスホネート製剤，選択的エストロゲン受容体モジュレーター（selective estrogen receptor modulator：SERM）であるラロキシフェンやバゼドキシフェン，活性型ビタミンD_3製剤であるエルデカルシトール，抗RANKL抗体デノスマブ，そして骨形成促進作用を有するテリパラチドなどが高い推奨度を得ている．使用に際してはそれぞれの薬剤の長所・短所を把握することが重要である．これらの薬物はいずれも椎体骨折予防に関しては高いエビデンスを有しているが，大腿骨近位部骨折予防のエビデンスがあるのはアレンドロン酸，リセドロン酸およびデノスマブである．表3-8に骨粗鬆症の予防と治療ガイドライン2015年版に記載された骨粗鬆症治療薬の有効性の評価一覧を示す．

以下に個々の骨粗鬆症治療薬について概説する．

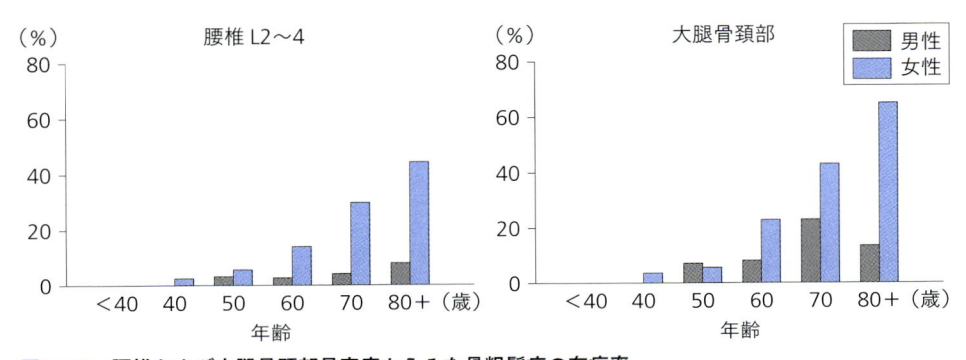

図3-11　腰椎および大腿骨頸部骨密度からみた骨粗鬆症の有病率
（Yoshimura N, et al：Prevalence of knee osteoarthritis, lumbar spondylosis, and osteoporosis in Japanese men and women：the research on osteoarthritis/osteoporosis against disability study. J Bone Miner Metab 27：620-628, 2009 より改変）

表 3-8 骨粗鬆症治療薬の有効性の評価一覧

分類	薬物名	骨密度	椎体骨折	非椎体骨折	大腿骨近位部骨折
カルシウム薬	L-アスパラギン酸カルシウム	B	B	B	C
	リン酸水素カルシウム				
女性ホルモン薬	エストリオール	C	C	C	C
	結合型エストロゲン*1	A	A	A	A
	エストラジオール	A	B	B	C
活性型ビタミンD3薬	アルファカルシドール	B	B	B	C
	カルシトリオール	B	B	B	C
	エルデカルシトール	A	A	B	C
ビタミンK2薬	メナテトレノン	B	B	B	C
ビスホスホネート薬	エチドロン酸	A	B	C	C
	アレンドロン酸	A	A	A	A
	リセドロン酸	A	A	A	A
	ミノドロン酸	A	A	C	C
	イバンドロン酸	A	A	B	C
SERM	ラロキシフェン	A	A	B	C
	バゼドキシフェン	A	A	B	C
カルシトニン薬*2	エルカトニン	B	B	C	C
	サケカルシトニン	B	B	C	C
副甲状腺ホルモン薬	テリパラチド（遺伝子組換え）	A	A	A	C
	テリパラチド酢酸塩	A	A	C	C
抗RANKL抗体薬	デノスマブ	A	A	A	A
その他	イプリフラボン	C	C	C	C
	ナンドロロン	C	C	C	C

*1：骨粗鬆症は保険適用外　*2：疼痛に関して鎮痛作用を有し，疼痛を改善する（A）．

薬物に関する「有効性の評価（A，B，C）」
骨密度上昇効果
　A：上昇効果がある
　B：上昇するとの報告がある
　C：上昇するとの報告はない
骨折発生抑制効果（椎体，非椎体，大腿骨近位部それぞれについて）
　A：抑制する
　B：抑制するとの報告がある
　C：抑制するとの報告はない

〔骨粗鬆症の予防と治療ガイドライン作成委員会（編）：骨粗鬆症の予防と治療ガイドライン2015年版．p158，ライフサイエンス出版，2015より〕

a．ビスホスホネート

　ビスホスホネートはP-C-P骨格を有するピロリン酸類似化合物であり，P-O-P骨格をもつピロリン酸よりも構造的に安定している．炭素原子に結合する側鎖を変更することによってさまざまな種類のビスホスホネートが作製されている．経口した場合

の腸管からの吸収率は低いが，ハイドロキシアパタイトに強い親和性をもつため，いったん吸収されて血流に入ると骨組織に特異的に取り込まれる．骨吸収に伴って破骨細胞の細胞内に取り込まれ，破骨細胞の吸収活性を抑制し，アポトーシスを誘導する．第二世代以降の窒素含有ビスホスホネートは，細胞内でファルネシルピロリン酸合成酵素活性の抑制を介して，MAPキナーゼやAKT活性を抑制し，低分子量Gタンパクの活性を抑制することが作用メカニズムとして知られている．

　ビスホスホネートは骨組織に蓄積されて作用することから，投与を中断しても作用が持続するのが特徴である．この性質を利用して，週1回の投与や月（4週）1回の投与など，間隔をあけて投与するビスホスホネートが開発されてきた．経口ビスホスホネートは腸管からの吸収が悪いため，静脈投与製剤（アレンドロン酸およびイバンドロン酸，いずれも月1回の投与）も開発された．

　第二世代以降のビスホスホネートは，いずれも強力な骨吸収抑制能と高い骨密度増加作用を有し，36〜62％の椎体骨折抑制効果を示す．またアレンドロン酸，リセドロン酸，イバンドロン酸は非椎体骨折抑制作用を，アレンドロン酸，リセドロン酸は大腿骨近位部骨折抑制作用を有することが報告されている．アレンドロン酸，リセドロン酸はステロイド性骨粗鬆症における椎体骨折予防効果も示されており，第1選択薬となっている．ゾレドロン酸やパミドロン酸などの静脈投与製剤は，高用量の投与によりがん骨転移に対する治療薬としても用いられている．

　ビスホスホネートの副作用として，悪心，嘔吐，上腹部痛などの上部消化管障害発生率が高い．近年ビスホスホネート服用患者における顎骨壊死の発生リスク増加が報告されている．ビスホスホネート以外の骨吸収抑制薬内服患者にも発生することから，骨吸収抑制薬関連顎骨壊死（antiresorptive agent-induced osteonecrosis of the jaw：ARONJ）と総称されている．ビスホスホネートの中ではがん患者に用いる注射薬による発生率が高い．骨粗鬆症治療患者における発生頻度は1/10万人・年程度であるとされているが，投与期間が長くなるほど発生頻度は高くなる．抜歯などの侵襲的治療が加わるとリスクが増加する．飲酒，喫煙，糖尿病，ステロイド薬使用，肥満，抗がん療法，口腔内衛生不良も危険因子となる．ビスホスホネート投与患者において侵襲的歯科治療が必要となった場合には，リスクとベネフィットを十分に考慮して休薬の必要を決定する．休薬期間は定まっていないが，3か月程度が推奨されている．

　また長期間のビスホスホネート服用患者で大腿骨転子下，骨幹部などの非定型骨折（atypical femoral fracture：AFF）が発生することが報告されている．両側例が多く，服薬期間が長いほどリスクが上昇することが報告されている[4]．大腿骨の形状によっても発生頻度が異なり，アジア人に多いとされている．大腿部の鈍痛などの前駆症状（prodromal pain）が生じた場合には，単純X線，MRI，骨シンチグラフィによる精査が必要である．頻度は32〜59/100万人・年と報告されており，休薬によってリスクは低下する．

　ビスホスホネート内服開始時に関節痛や発熱などを生じることがあり，急性期反応とよばれている．1回の投与量が多い静脈投与製剤や月（4週）1回製剤で多いとされ

ているが，症状は短期間で改善し，2回目以降の投与における発生頻度は低くなる．

b. 選択的エストロゲン受容体モジュレーター（SERM）

女性ホルモンの骨量増加，骨折予防作用は以前よりよく知られており，ホルモン補充療法（HRT）は従来骨粗鬆症治療に用いられていた．しかし2002年のWHI（women's health initiative）報告において，HRTが乳癌リスクを上昇させることが報告されたため，HRTは骨粗鬆症治療薬としての保険適用から外れることになった．選択的エストロゲン受容体モジュレーターはエストロゲンと同等の親和性でエストロゲン受容体と結合し，骨組織に対してエストロゲンと同様の作用を有するが，乳房や子宮などの骨外組織では抗エストロゲン作用を示すのが特徴である．

閉経後の骨粗鬆症を対象にラロキシフェンは1日1回60 mg，バゼドキシフェンは1日1回20 mgを経口投与する．服薬のタイミングに制限はなく，通常は食後に内服する．ラロキシフェン，バゼドキシフェンともに腰椎および大腿骨骨密度の増加作用を有し，椎体骨折抑制作用が示されている．非椎体骨折抑制効果はビスホスホネートやデノスマブに比較すると弱いと考えられるが，ラロキシフェンの大規模RCTであるMORE試験のサブ解析では，重症の既存椎体骨折を有する症例では非椎体骨折抑制効果が示されている．またバゼドキシフェンも骨折リスクの高い症例において非椎体骨折の抑制効果が示されている．いずれの薬剤も大腿骨近位部骨折抑制効果は報告されておらず，ステロイド性骨粗鬆症における骨折抑制効果も示されていない．

SERMに特徴的な副作用（エストロゲン受容体に作用することによる副作用）としては，ほてり，乳房緊満，多汗，下肢けいれんなどがある．結合型エストロゲンで問題になった乳癌の増加はみられなかった．SERMの重大な副作用として静脈血栓塞栓症（venous thromboembolism：VTE，深部静脈血栓症，肺塞栓症，網膜静脈血栓症を含む）がある．

c. テリパラチド

テリパラチドは副甲状腺ホルモン〔PTH（1-84）〕のうち，受容体結合や活性に重要なN末端断片〔PTH（1-34）〕の遺伝子組み換え製剤（daily 製剤）および化学合成製剤（weekly 製剤）である．1日20 μg（daily 製剤）あるいは週1回56.5 μg（weekly 製剤）の皮下投与によって，骨芽細胞活性と分化促進・アポトーシス低下により骨形成機能を増強し，新生骨形成を促進する．Daily 製剤の投与は2年間，weekly 製剤の投与は72週間までに制限されている．

Daily 製剤，weekly 製剤ともに腰椎および大腿骨の骨密度を増加させ，椎体骨折抑制作用を示すが，皮質骨に対する骨密度増加効果は比較的弱い．Daily 製剤ではテリパラチド群でプラセボ群に対して平均19か月の観察で椎体骨折を65％（半定量的評価法および定量的評価法を組み合わせると84％）抑制，weekly 製剤では72週後の新規椎体骨折を80％抑制した．非椎体骨折についてはdaily 製剤でプラセボ群に比べて53％の抑制が報告されている．Daily 製剤はステロイド性骨粗鬆症患者の椎体骨折に対して

も抑制効果が示されており，ガイドラインでは第 1 選択薬が使用できない，あるいは効果不十分な場合の代替薬という位置づけになっている．

主な副作用として，悪心，嘔吐などがある．Weekly 製剤では，投与後一過性の血圧低下，意識消失があらわれることがあるので注意が必要である．

d. 新たな骨吸収抑制薬
1）完全ヒト型抗 RANKL 抗体デノスマブ

破骨細胞は単球・マクロファージ系の前駆細胞に由来するが，その分化にはマクロファージコロニー刺激因子と receptor activator of nuclear factor kappa B ligand（RANKL）が必須である[5]．近年 RANKL に対する完全ヒト型モノクローナル抗体デノスマブが開発され，本邦でも新しい骨粗鬆症治療薬として承認された．2009 年に報告された第 III 相国際臨床試験である FREEDOM（fracture reduction evaluation of Denosumab in osteoporosis every 6 months）試験では，プラセボ投与群に比してデノスマブ投与群では 36 か月後の椎体骨折の発生を 68％，大腿骨近位部骨折の発生を 40％低下させた[6]．本邦でも骨粗鬆症患者を対象とした第 III 相試験が行われ，6 か月に 1 度 60 mg のデノスマブ皮下投与によって，2 年間で椎体骨折が 66％抑制された．また非椎体骨折に対しても 57％の抑制効果がみられた．これらの臨床試験において重篤な副作用は認められなかったという．またデノスマブは現在骨粗鬆症治療の標準薬として使用されているアレンドロン酸と比較しても骨密度上昇作用が強いことが報告されており，現在最も注目されている薬物の 1 つである．デノスマブはまたがん骨転移や骨巨細胞腫の治療薬としても認可されている．

2）カテプシン K 阻害薬

カテプシン K は破骨細胞において高発現するシステインプロテアーゼとして本邦で発見された．マトリックスメタロプロテアーゼなど多くのプロテアーゼが中性領域に至適 pH を有し，酸性領域では活性が低下するのに対して，カテプシンは酸性領域に至適 pH を有する．破骨細胞は骨組織を脱灰する際に強い酸性環境を形成するため，カテプシン K が骨基質中のコラーゲン分解において中心的な役割を果たすと考えられている[7]．カテプシン K ノックアウトマウスは著明な骨量増加を示す．また臨床的にもカテプシン K 遺伝子の変異を原因とする濃化異骨症（pycnodysostosis）患者においては著明な骨量増加を呈する．これらの知見から，カテプシン K は新たな骨粗鬆症治療標的として注目されるようになった．カテプシン K 阻害薬が注目されるもう 1 つの理由は，骨代謝回転維持への期待である．先にも述べたように，ビスホスホネートなど従来の骨吸収抑制薬は骨吸収→骨形成のカップリングを抑制する．このため骨形成が著明に抑制され，治療が長期間にわたると骨質の低下につながるのではないかと危惧されている．これに対してカテプシン K 阻害薬は破骨細胞の細胞死は誘導しないため，カップリングが維持され，骨形成抑制が軽微ではないかと期待されている．実際にカテプシン K ノックアウトマウスにおいては骨形成が亢進している

ことが報告されている．

　これまでに多くのカテプシンK阻害薬が開発され，動物実験レベルでは良好な成績が報告されている．しかし最も開発が進んでいたbalicatibは臨床試験において強皮症様の皮膚障害を示すことが明らかになり，開発がストップしている．これはbalicatibが細胞内の酸性ライソゾームに蓄積されることにより非特異的な作用を示す（lysosomotropic effectを有する）ためであると考えられている．一方odanacatibは閉経後骨粗鬆症患者を対象とした第II相臨床試験においても，大きな副作用を示すことなく骨密度を増加させることが報告された[8]．また骨吸収マーカーを減少させる一方で，骨形成マーカーは投与6か月以降上昇させた．2年間odanacatib投与を受けた患者の骨生検ではリモデリングの亢進や骨形成の変化はみられなかった．興味深いことに，odanacatibを投与されたサル大腿骨皮質骨において外膜性骨形成の増加も報告されている[9]．しかしながら濃化異骨症患者では骨密度は高いものの疲労骨折が頻発することから，骨質に対するカテプシンK阻害の作用は今後とも注意深く検証していく必要があると考えられる．

3 おわりに

　骨粗鬆症治療において骨吸収抑制薬は大きな成功をおさめてきた．新しい世代の骨吸収抑制薬は新しい作用機序を有し，従来の薬物のもつ欠点を補う薬物として期待されており，今後の展開を興味深く見守っていきたい．

引用文献

1) Osteoporosis prevention, diagnosis, and therapy. NIH consensus statement 17：1-45, 2000
2) Soen S, et al：Diagnostic criteria for primary osteoporosis：year 2012 revision. J Bone Miner Metab 31：247-257, 2013
3) Yoshimura N, et al：Prevalence of knee osteoarthritis, lumbar spondylosis, and osteoporosis in Japanese men and women：the research on osteoarthritis/osteoporosis against disability study. J Bone Miner Metab 27：620-628, 2009
4) Khosla S, et al：Benefits and risks of bisphosphonate therapy for osteoporosis. J Clin Endocrinol Metab 97：2272-2282, 2012
5) Tanaka S, et al：Role of RANKL in physiological and pathological bone resorption and therapeutics targeting the RANKL-RANK signaling system. Immunol Rev 208：30-49, 2005
6) Cummings SR, et al：Denosumab for prevention of fractures in postmenopausal women with osteoporosis. N Engl J Med 361：756-765, 2009
7) Costa AG, et al：Cathepsin K：its skeletal actions and role as a therapeutic target in osteoporosis. Nat Rev Rheumatol 7：447-456, 2011
8) Langdahl B, et al：Odanacatib in the treatment of postmenopausal women with low bone mineral density：five years of continued therapy in a phase 2 study. J Bone Miner Res 27：2251-2258, 2012
9) Cusick T, et al：Odanacatib treatment increases hip bone mass and cortical thickness by preserving endocortical bone formation and stimulating periosteal bone formation in the ovariectomized adult rhesus monkey. J Bone Miner Res 27：524-537, 2012

（田中　栄）

4

骨転移診療の基本
～骨転移はこう診る，こう考える～

A 骨転移とは

> **ここがポイント**
> - 原発巣と同じ腫瘍組織が骨で増殖した状態を指し，原則として原発巣に対する全身治療が骨転移に対しても有効である．
> - 脊椎，骨盤，大腿骨近位部，上腕骨近位部への転移が多い．
> - 肺癌，乳癌，前立腺癌，大腸癌の患者が多い．
> - 溶骨像が優位な場合は骨折を生じやすく注意が必要である．

1 骨転移とは何か？

　骨転移とは，がん細胞が血流などにのり，骨に到達・生着して増殖した状態を指す．本書では，骨組織に存在する悪性腫瘍によりもたらされる運動器の障害をどのように扱うかについて記載しているため，転移に限らず，悪性リンパ腫や多発性骨髄腫などの血液がんの骨病変も含んでいる．

　がんの転移は，①腫瘍細胞の遊離・基質内侵入，②微小血管・リンパ管への侵襲・流入，③遠隔臓器微小血管への着床・腫瘍塞栓形成，④血管壁貫通・血管外への遊出，⑤臓器への定着・増殖・腫瘍血管新生，⑥転移巣の形成，という経過で成立する[1]．骨は血流豊富な組織であり，骨転移は血流による転移と考えられている．原則として，原発巣と同じ腫瘍細胞で構成されているため，骨転移に対しても原発巣に対する全身治療が有効であることが多い．

2 骨転移の疫学

　骨転移の頻度は報告によってさまざまであるが，症状がなければ骨転移として認識されないことも多く，正確な頻度は不明である．がんで死亡する患者は2015年の予測で年間37万人であり，患者の剖検例の31.4％に骨転移があったとの報告[1]をもとに計算すると，日本では骨転移がある患者が年間10万人程度死亡していると考えられる．がん罹患者数は2015年の予測で年間98万2千人であり，単純化して考えるとがん罹患者の10％程度で骨転移を生じていることになる．

　赤色髄への転移が多いといわれており，部位別では，脊椎椎体，骨盤の順に多く，肋骨も含め体幹骨に生じる頻度が高い．四肢では大腿骨近位部や上腕骨近位部など体

幹に近い部位への転移が多い．末梢骨転移の頻度は低いが，末梢骨転移のなかでは肺癌が32.9％と最も頻度が高く，次いで腎細胞癌（20.0％），乳癌（12.9％），大腸癌（10.0％）が多い[2]．基本的には末期になるとどのがん種でも骨転移を生じるが，特に乳癌，前立腺癌で転移を生じる頻度が高く，乳癌死亡例の90％，前立腺死亡例の85％[3]に骨転移を生じていたと報告されている．また，肺癌死亡例の52.7％，消化器癌死亡例の15.0〜22.7％で骨転移を生じていたということも報告されている[1]．一方，乳癌や肺癌の全罹患者において骨転移を生じる割合は20％程度とする報告が多い．

　実臨床において骨転移に遭遇する頻度を，当院骨転移キャンサーボードに登録された症例数で検討すると，2012年5月から3年間で登録された498症例中（男性285例，女性213例），肺癌81例（16.3％），乳癌48例（9.6％），前立腺癌40例（8.0％），大腸癌37例（7.4％）の順に多かった（表4-1）．髙木らの2,809例の報告でも，肺癌28.7％，乳癌18.2％，前立腺癌8.4％，大腸癌7.0％の順に多く，同様の傾向がみられた[4]．当院では血液がんの登録も多く，多発性骨髄腫4.8％，悪性リンパ腫4.6％を合わせて，全体の1割程度を占めた．

　一般的には予後が長い患者で骨転移が問題になりやすい．骨転移診断後の予後は，片桐らの報告によると，悪性リンパ腫51.7か月，甲状腺癌46.7か月，多発性骨髄腫38.1か月，ホルモン感受性前立腺癌32.0か月，ホルモン感受性乳癌34.0か月，腎細胞癌11.8か月である（表4-2）[5]．最近は，多くの分子標的薬が使われるようになり，特に*EGFR*変異陽性の肺癌では分子標的薬を使用することで，骨転移診断後も15.2か月の生存期間が得られている．今後，さらに多くのがん種において予後が改善すると考えられる．

　まれに甲状腺癌や腎癌において骨転移を切除することで根治する症例があるが，通常は骨転移を生じたら根治は不可能と考えるべきである．乳癌や前立腺癌は骨転移を生じたあとの予後が長い疾患であるが，骨転移が生じた場合，根治は期待できない．したがって骨転移診断後の目標は，疼痛や骨折，麻痺を予防し，ADLを保つこととなる．

表4-1　当院骨転移キャンサーボード登録数

登録数：498例（2012年5月〜2015年4月）
男性：285　女性：213

- 肺癌　　　　81例（16.3％）
- 乳癌　　　　48例（9.6％）
- 前立腺癌　　40例（8.0％）
- 大腸癌　　　37例（7.4％）
- 肝細胞癌　　31例（6.2％）
- 多発性骨髄腫24例（4.8％）
- 腎癌　　　　23例（4.6％）
- 悪性リンパ腫23例（4.6％）
- 膵癌　　　　17例（3.4％）
- 甲状腺癌　　15例（3.0％）

表 4-2　骨転移診断後の生存期間

がん種	生存期間中央値（月）
悪性リンパ腫	51.7
甲状腺癌	46.7
多発性骨髄腫	38.1
前立腺癌（ホルモン感受性 無/有）	15.0/32.0
乳癌（ホルモン感受性 無/有）	10.3/34.0
肺癌（分子標的薬使用 無/有）	4.8/15.2
腎細胞癌	11.8
肝細胞癌	7.4
大腸癌	4.4
膵癌	4
胃癌	3.6

〔片桐浩久，他：転移性骨腫瘍の予後因子と予後予測システム—単一施設における 808 例の解析結果．臨整外 48：649-655, 2013 より〕

3　骨転移の分類

　骨転移は，転移部位で生じる骨の反応により，①溶骨型，②造骨型，③骨梁間型，④混合型に分けられる．一般的には，溶骨型では破骨細胞が優位に増殖し骨吸収が亢進し，造骨型では骨芽細胞が優位に増殖し幼若な骨組織や類骨組織を形成し骨形成が亢進している．しかし，純粋な溶骨型や造骨型は少なく，厳密にいえば大部分が混合型に分類される．臨床的には，画像所見で溶骨像が優位な場合に溶骨型，造骨像が優位な場合に造骨型とよび，CT で骨破壊がみられない場合を骨梁間型とよぶことが多い（本章 E「2. 溶骨・造骨・骨梁間・混合性骨転移と代表的疾患」参照，p.95）．一般的に，溶骨型は造骨型に比べて骨強度が低く骨折を生じやすい．また，造骨型や骨梁間型は症状がなくても，突然脊髄圧迫による麻痺を生じることがあり，注意が必要である．また，治療への反応により，溶骨像が造骨像に変化したり，CT で診断できなかった骨梁間型転移が造骨型として顕在化し，新たな転移が生じたようにみえたりすることがある．

引用文献

1）森脇昭介：骨転移の病理—基礎と臨床のはざまで．杏林書院，2007
2）Stomeo D, et al：Acrometastasis：a literature review. Eur Rev Med Pharmacol Sci 19：2906-2915, 2015
3）Whitmore WF Jr：Natural history and staging of prostate cancer. Urol Clin North Am 11：205-220, 1984
4）髙木辰哉：骨転移の病態と診断．臨床リハ 25：114-123, 2016
5）片桐浩久，他：転移性骨腫瘍の予後因子と予後予測システム—単一施設における 808 例の解析結果．臨整外 48：649-655, 2013

（篠田　裕介）

B 骨転移診療の基本戦略

> **ここがポイント**
> - 骨転移診療においては，疼痛を軽減し，骨折・麻痺などによる症状を予防・治療することで，患者のADLを維持しQOLを改善することを目標とする．疼痛の原因を鑑別し，骨折や麻痺の評価を行うのは運動器診療科である整形外科の役割である．
> - 同じ部位，大きさ，性状の骨転移があったとしても，原発巣の種類や治療内容，増大傾向，予後，患者の背景因子などにより治療戦略が大きく異なる．多診療科・多職種間で協力し，個々の患者のニーズに合わせて，薬物療法・放射線療法・手術の適応決定，安静度の決定，装具や自助具の処方，リハビリテーションの導入，在宅管理体制の整備を行う．
> - 脊髄圧迫による歩行困難や意識障害を伴う高Ca血症を生じた場合には緊急対応が必要である．

1 骨転移診療の目標

骨転移診療の目標は，骨転移による疼痛を軽減し，骨折・麻痺などの症状を予防・治療し，運動機能を維持することで，患者のQOLを最期まで維持することである．また，骨転移でADLやPS（ECOG performance status）（表4-3）が低下すると化学療法の適応がなくなることもあり，骨転移の適切な診療を行いADLを維持することは，治療継続にも重要な役割を果たす．特に，脊髄圧迫による麻痺や荷重骨の骨折を生じた場合は，ADLが著しく低下するため，整形外科医による診療が必須である．

根治的切除を行うのは，甲状腺癌や腎癌など限られたがん種に限定される．がん種によって治療戦略が大きく異なるので，原発巣担当医との密なコミュニケーションが必要である．

表 4-3 パフォーマンスステータス（performance status：PS）

0：	全く問題なく活動できる．発症前と同じ日常生活が制限なく行える．
1：	肉体的に激しい活動は制限されるが，歩行可能で，軽作業や座っての作業は行うことができる．例：軽い家事，事務作業
2：	歩行可能で，自分の身のまわりのことはすべて可能だが，作業はできない．日中の50％以上はベッド外で過ごす．
3：	限られた自分の身のまわりのことしかできない．日中の50％以上をベッドか椅子で過ごす．
4：	全く動けない．自分の身のまわりのことは全くできない．完全にベッドか椅子で過ごす．

2　骨転移の症状と骨関連事象

　骨転移により生じる症状は，疼痛，骨折，麻痺である．これらの症状は腫瘍が原因であるため，原則として腫瘍の局所的な治療を行わない限り治癒することはない．また全身の症状として高Ca血症を生じることがあり，便秘，口渇，吐き気，食欲不振などのさまざまな症状がみられる．

　疼痛がある場合は，まず原因を明らかにする．骨転移がある患者は高齢であることが多く，がんに起因しない腰痛，下肢痛，肩関節周囲炎などの非がん性疼痛との鑑別を行い，原因に応じた治療を行う．運動器の疼痛の鑑別は，整形外科の役割である．

　骨関連事象（skeletal related events：SRE）とは，骨転移による骨折，麻痺，高Ca血症に，骨転移に対する手術，骨転移に対する放射線療法を加えた5項目を指す．SRE（＝治療が必要な病変の存在）により，QOLや生命予後が悪化するとの報告があり[1-3]，さらに，SREを生じた場合は生じない場合と比較して医療費が高額になることが報告されている[4]．SREの発生頻度を減らすことが骨転移診療の最大の目標であり，これを達成するためには，化学療法などの腫瘍に対する全身療法の他，全例で骨修飾薬（ゾレドロン酸やデノスマブ）の使用を検討すべきである．

3　治療戦略を決定するために考慮すべき点（図4-1）

　治療が必要なのは，疼痛を伴う病変，骨折または切迫骨折の原因病変，麻痺または切迫麻痺の原因病変である．これらに該当しない骨転移に対しては治療を行わず，骨折や麻痺を生じる前に対応できるように，注意深く増大傾向を経過観察する．骨折や麻痺の評価は整形外科に依頼する．

　骨転移の治療戦略は，a. 全身因子：生命予後，b. 局所因子：骨折や麻痺のリスク，c. 背景因子：ゴール設定，により大きく異なる．原発巣担当医や担当看護師，整形外科，リハビリテーション科，放射線科，緩和ケア診療科，地域医療連携部，薬剤部でよくコミュニケーションをとりあい，個々の患者のニーズに合った診療を行う．

a. 全身因子：生命予後

　原発巣の種類により，骨転移診断後の予後は大きく異なることが知られており，甲状腺癌，ホルモン感受性のある前立腺癌や乳癌，多発性骨髄腫，悪性リンパ腫は，骨転移診断後も年単位の予後が期待できる．以前は予後が短いと考えられていたがん種のなかでも，肺癌や大腸癌，肝癌などは分子標的薬により飛躍的に予後が改善している（本章A参照，p.68）．

　また，原発巣の種類により，全身療法や放射線治療の効果も大きく異なる．予後を知るためには原発巣担当医に相談する必要があるが，新片桐スコア（表4-4，図4-2）[5]や徳橋スコア（表4-5）[6]などを参考にすれば，誰でも簡単に予後を予測することが可能である．予後を規定する因子としては，既往歴，主要臓器への転移の有無を含めた

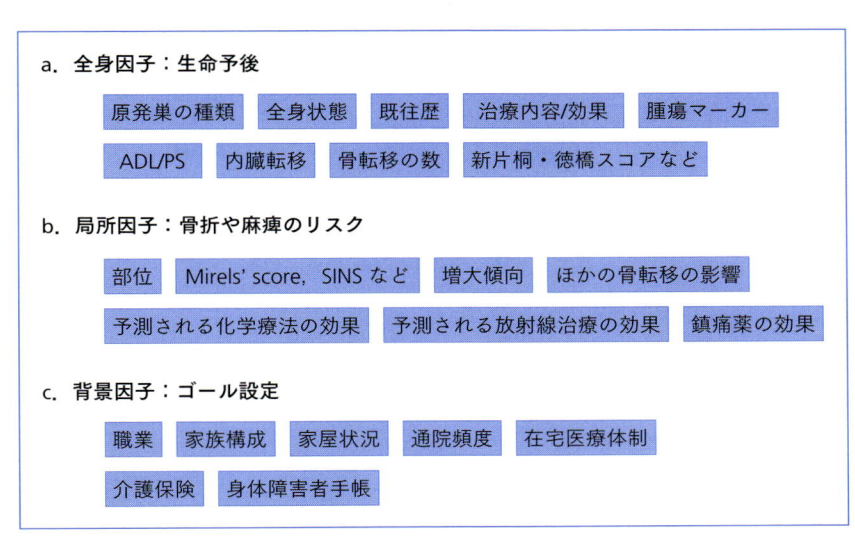

```
┌─────────────────────────────────────────────────────────────┐
│ a. 全身因子：生命予後                                        │
│     [原発巣の種類] [全身状態] [既往歴] [治療内容/効果] [腫瘍マーカー] │
│     [ADL/PS] [内臓転移] [骨転移の数] [新片桐・徳橋スコアなど]  │
│ b. 局所因子：骨折や麻痺のリスク                              │
│     [部位] [Mirels' score, SINS など] [増大傾向] [ほかの骨転移の影響] │
│     [予測される化学療法の効果] [予測される放射線治療の効果] [鎮痛薬の効果] │
│ c. 背景因子：ゴール設定                                      │
│     [職業] [家族構成] [家屋状況] [通院頻度] [在宅医療体制]    │
│     [介護保険] [身体障害者手帳]                              │
└─────────────────────────────────────────────────────────────┘
```

図 4-1　治療戦略を決定するために考慮すべき点

全身状態，化学療法やホルモン療法など全身治療の効果，腫瘍マーカーの推移，ADL や PS，骨転移の数などが挙げられる．

　一般的に 1 年以上の長期予後が見込める患者には積極的な外科治療を考慮するが，予後が短い患者には保存治療を選択することが多い．ただし，予後の長さだけで適応を決定するのではなく，手術により見込まれる ADL や QOL の改善度合いと，手術侵襲や合併症によるデメリットを比較して手術適応を判断する．例えば，生命予後の見込みが 1～2 か月であっても，大腿骨の骨折による疼痛が著しくベッド上での動作が困難な場合は，全身状態が許す限り低侵襲な方法で固定手術を考慮すべきである．荷重歩行ができなくても，最期の 1～2 か月を人間としての自立を保ち痛みなく過ごせることの意義は大きいのではないだろうか．また，寝たきりになると，肺炎などの合併症を生じやすくなることにも注意が必要である．

b. 局所因子：骨折や麻痺のリスク

　骨転移診療の目標は，骨転移による骨折，麻痺を予防し治療することである．それらが生じる危険性を予測し治療方針を決定するために検討しておく必要があるのは，部位，増大傾向，予測される治療効果，ほかの骨転移との関係などである．

1）部位

　骨転移が生じた部位が，皮質骨なのか海綿骨なのか，荷重部なのか，脊髄や神経根，末梢神経を巻き込みやすい部位なのか，などによって，骨折や麻痺を生じるリスクが異なる．骨腫瘍が軟部組織に浸潤し末梢神経を巻き込むこと，リンパ節転移が末梢神経を巻き込むことなどがあり，麻痺を生じた場合には，脳，脊髄，末梢神経すべての経路で問題がないか検討する必要がある．

表 4-4　新片桐スコア

予後因子		スコア
原発巣の種類	• slow growth ホルモン治療感受性乳癌，ホルモン治療感受性前立腺癌，甲状腺癌，悪性リンパ腫，多発性骨髄腫	0
	• moderate growth 分子標的薬使用肺癌，ホルモン治療抵抗性乳癌，ホルモン治療抵抗性前立腺癌，腎癌，子宮体癌，卵巣癌，肉腫，その他のがん	2
	• rapid growth 分子標的薬非使用肺癌，大腸直腸癌，胃癌，膵癌，頭頸部癌，食道癌，胆嚢癌，肝癌，泌尿器癌，悪性黒色腫，原発不明癌	3
内臓または脳転移	なし	0
	結節性転移	1
	播種性転移	2
血液検査異常	• Normal	0
	• Abnormal（下記のいずれか） LDH≧250 IU/L，CRP≧0.4 mg/dL，Alb＜3.7 g/dL	1
	• Critical（下記のいずれか） 補正後 Ca≧10.3 mg/dL，T.Bil≧1.4 mg/dL，Plt＜10 万/μL	2
ECOG performance status 3〜4		1
過去の化学療法あり		1
多発骨転移		1
合計		／10

〔Katagiri H, et al：New prognostic factors and scoring system for patients with skeletal metastasis. Cancer Med 3：1359-1367, 2014 より〕

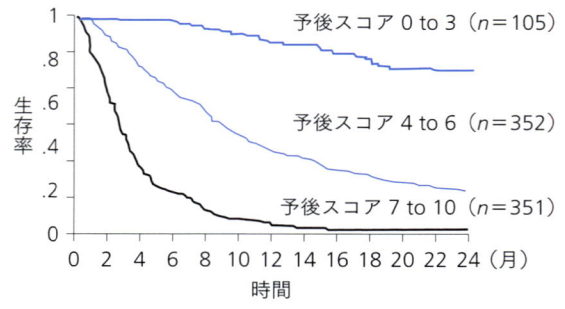

予後スコア合計	生存率（％）		
	6か月	12か月	24か月
0〜3	98	91	77
4〜6	74	50	28
7〜10	27	6	2

図 4-2　予後スコアを 3 群に分類した場合の生存率
0〜3 点で 2 年以上，4〜6 点で 1 年程度，7〜10 点で月単位の予後．

2）局所の増大傾向を確認する

　骨転移の治療方針を決めるためには，過去に行われた当該部位の画像検査を確認し，増大傾向を把握する必要がある．切迫骨折や切迫麻痺の状態では，増大傾向が強い場合，より早急な対応が必要になる．1 回の画像検査のみでは骨転移の診断が難しい場合でも，時系列で当該部位の変化を確認し，明らかな増大傾向があれば，転移と

表 4-5 徳橋スコア

		点数
1. 全身状態（performance status）	不良（PS 3, 4）	0
	中等度（PS 2）	1
	良好（PS 0, 1）	2
2. 脊椎以外の他の骨転移数	3≦	0
	1～2	1
	0	2
3. 脊椎転移の数	3≦	0
	2	1
	1	2
4. 原発巣の種類	肺，食道，胃，膀胱，膵，骨肉腫	0
	肝，胆囊，不明	1
	その他	2
	腎，子宮	3
	直腸	4
	乳，前立腺，甲状腺，カルチノイド	5
5. 主要臓器転移の有無	切除不能	0
	切除可能	1
	転移なし	2
6. 麻痺の状態	Frankel A, B	0
	Frankel C, D	1
	Frankel E	2
		計 15 点

予想予後：総計 0～8 点→6 か月＞，9～11 点→6 か月≦，12～15 点→1 年≦

〔Tokuhashi Y, et al：A revised scoring system for preoperative evaluation of metastatic spine tumor prognosis. Spine（Phila Pa 1976）30：2186-2191, 2005 より〕

診断する助けになる．ただし，過去の CT で腫瘍が存在しない部位に，新たに硬化像が出現した場合には，治療効果により骨梁間型転移が硬化した像をみている可能性があるので注意が必要である．

3）全身療法や放射線治療の局所への治療効果を確認する

化学療法やホルモン療法などの全身療法や，局所に対する放射線治療が，全身や局所にどの程度の治療効果を及ぼすかを予測して治療方針を決定しなければならない．例えば未治療のホルモン陽性乳癌や前立腺癌，悪性リンパ腫などは，全身療法だけで症状が改善することがある．特に悪性リンパ腫では化学療法を開始すると著明に腫瘍が縮小することが多い．

4）治療の前には全身の骨転移スクリーニングを行う

　骨転移は多発する場合も多いので，治療を開始する前に全身のスクリーニングを行う必要があり，状況に応じて骨シンチグラフィや PET，足部まで含めた全身 CT などの画像検査を行う．例えば，大腿骨頚部に転移があり手術を計画した場合，患側の病変以遠や健側下肢に転移がないのか，また杖が必要になる場合上肢に荷重をかけられるのか，などの要素も考慮して治療方針を決定する．多発骨転移がある場合は，優先順位をつけて治療を行う．また，骨梁間型転移など CT では骨転移が診断できないことがよくあるので，強い疼痛があるのに CT で原因がわからない場合は，MRI で確認すべきである．

c. 背景因子：ゴール設定

　患者の職業，配偶者の有無，同居家族，自宅でのサポート体制，家屋状況などにより目標となる ADL が異なる．社会復帰を目指すのか，家に帰ることが目標なのか，施設に入るのか，などにより治療方針を変えるべきである．また，家屋の整備のための金銭的な補助や，介護ヘルパーの介入など社会資源を活用するためには，介護保険や身体障害者手帳の有無などを確認しておく必要がある．さらに，外来通院が必要な場合は，具体的な通院方法も検討しておかなければならず，通院が不可能なことから転院を余儀なくされる場合があることに留意が必要である．

4　骨転移の治療戦略（図 4-3）

a. 緊急対応が必要な症状

　脊髄圧迫による麻痺，特に歩行困難を伴う場合や，高 Ca 血症（>12 mg/dL）を生じた場合には，原発不明であっても緊急対応が必要である．脊髄圧迫による歩行困難が疑われる場合は，緊急 MRI 検査を行い，必要があれば当日に緊急手術や放射線治療を検討する．骨髄癌症に伴い DIC を生じている場合にはすぐに全身治療を開始する（コラム参照，p.86）．また，補正 Ca 値が 12 mg/dL 以上の場合も早急な対応が必要である（第 5 章 L 参照，p.184）．

b. 口腔内の評価と骨修飾薬投与（第 5 章 A 参照，p.110）

　骨修飾薬を投与すると SRE の発生率が減少することが示されており，副作用のリスク評価を行ったうえで全例に投与すべきである．全身状態を確認し，腎機能評価，低 Ca 血症のリスク評価を行い，投与可能と判断したら，顎骨壊死のリスク評価を歯科・口腔外科に依頼する．口腔内の必要な処置を行ったら，骨修飾薬を積極的に使用する．

c. 整形外科による評価と治療

　骨折や麻痺のリスクの評価や，運動器の疼痛の鑑別を行うためには，運動器の専門科である整形外科の力が必要不可欠である．

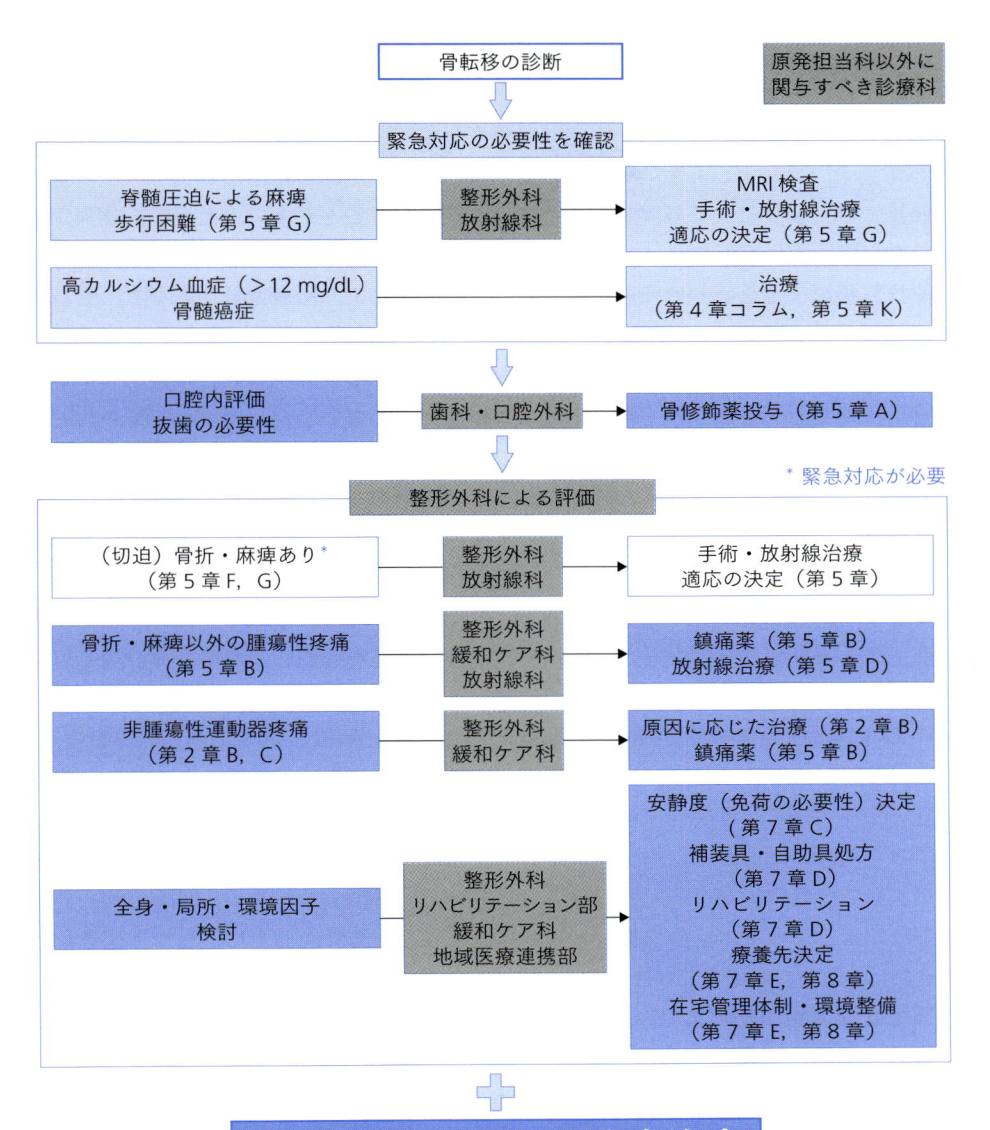

図4-3　骨転移の治療戦略
（　）内は本書内の参照項目．

　まずは切迫状態を含めた骨折や麻痺の評価を整形外科医が行い，これらがある場合には早急に治療を行う．そのほかの疼痛がある場合には，疼痛の原因を鑑別し，個々の原因に応じた治療を，原発巣担当医のほか，整形外科，放射線科，緩和ケア科で協力して行う（整形外科の役割については，第2章A，p.12および第9章A，p.270参照）．
　荷重骨の骨折や切迫骨折の場合は手術が第一選択となる．全身療法や放射線治療による治療のみでは，荷重をかけられるようになるのに半年程度を要することが多く，全身状態が許す限り固定手術を考慮すべきである．ただし，手術を行ったとしても腫

B　骨転移診療の基本戦略

瘍が減量されなければ骨癒合することはない．そのため，荷重骨の場合には内固定と全身治療や放射線治療の併用，もしくは，局所の根治的腫瘍切除＋再建を行うなど，骨癒合を目指す骨接合よりも一定期間の強度を維持する方法を選択する．

　非荷重骨では必ずしも手術を行う必要はない．特に，放射線治療や全身療法が有効な腫瘍では，装具による外固定のみで疼痛が軽減することが多い．ただし，疼痛が続く場合や機能的に手術を行ったほうがよいと判断した場合には，積極的に手術を行う．

　脊椎転移による疼痛や麻痺を生じた場合は，原因により治療方針が異なる．脊髄圧迫由来の麻痺が生じたら積極的かつ緊急の手術や放射線治療を考慮する必要があるが，神経根由来の症状では緊急性は高くなく，放射線治療のみで症状が軽快することが多い．ただし，脊髄症状と神経根症状の鑑別がつかない場合も多く，脊椎の病的骨折などメカニカルな疼痛との鑑別も必要であるため，手術や放射線治療の適応を決めるためには，整形外科医による詳細な診察が必要である．

　そのほかのがんに起因する疼痛に対しては，まず原因に応じて鎮痛剤や鎮痛補助薬などの薬物療法で疼痛コントロールを行うが（第5章B参照，p.115），薬物療法が無効な場合でも，放射線治療が有効なことが多い（第5章D参照，p.127）．また，変形性関節症，腰部脊柱管狭窄症など，非腫瘍性運動器の疼痛を鑑別し，不要な放射線照射を避けなくてはいけない（第2章B参照，p.19）．

　一部のがん種では病気そのものの根治を目指して骨転移を切除することがあるが，通常は腫瘍を残したままで，症状を軽減するための対症療法を行うことが多い．対症療法として手術を行う場合，腫瘍の増大により再度骨折を生じたり，麻痺が悪化したりする可能性があるため，病勢コントロールのために全身療法に加えて放射線治療を併用することが多い．腎癌や甲状腺癌など長期の予後が見込まれるが，化学療法や放射線療法による局所での治療効果があまり期待できない溶骨性病変に対して手術を行う場合には，腫瘍の切除または掻爬を行い，可能な限り腫瘍量を減らすことが重要である．

　薬物療法，放射線療法，手術治療の検討と同時に，リハビリテーション科とともに患者の安静度，装具や自助具の適応を決め，リハビリテーションを開始する．その後，多職種・多診療科で，背景因子を考慮しつつ，患者のリハビリテーションの進み具合をみながら，療養先や移動方法などゴール設定を行う．必要に応じて，在宅管理体制や環境整備を進める．

　腫瘍が残存している限り，病的骨折や麻痺のリスクは常に存在するが，リスクを避けるために過度に安静にしては，QOLを保つことはできない．できるだけ活動度を維持できるように適切な評価を行い，診療を進めることが肝要である．

d. 全身治療

　局所の抗腫瘍効果を期待する治療として，放射線治療や手術などの局所治療だけではなく，ホルモン療法や化学療法などの全身療法も非常に重要である．全身療法により局所の治療効果が期待できるがん種においては，放射線治療や手術治療を行わず，全身療法のみを優先して行う場合もある．例えば未治療の悪性リンパ腫による切迫麻

痺の患者では，全身治療のみでの脊髄圧迫の改善を期待できる．

全身療法や放射線療法により局所で期待される治療効果は，組織型や治療経過により大きく異なるため，原発巣担当医や整形外科医，放射線治療医などで相談して総合的に治療方針を決定する必要がある．このときに「船頭多くして…」という状況にならぬよう，主体となる診療科を決めることが肝要である．

> 骨関連事象（skeletal related events：SRE）とは，①骨転移による骨折，②脊髄圧迫による麻痺，③高Ca血症に，④骨転移に対する治療である手術，そして⑤放射線治療を加えた5項目を指す．この"SRE"という概念は，もともと骨転移に対するビスホスホネート治療の有効性を示す臨床研究のエンドポイントとして定義された[7]．病状と治療が混在した"SRE"という概念は非常にわかりにくく，混乱をきたしやすい．実際には，しばしば骨転移に起因した有害事象である疼痛・骨折・麻痺を指して"SRE"が使用されており，"SRE予防のために放射線治療を行う"という文章がみられることがあるが，これは混乱を示す典型的な例である．
>
> では，"SRE"とは何かというと，"治療が必要な骨転移の存在"を意味する．放射線療法や手術が行われたということは，骨折や麻痺が切迫した（またはすでに生じている）骨転移が存在していたことを示している．全身化学療法の他に，放射線療法や手術が必要な骨転移を減らすためには，骨修飾薬が有効である．そのため，骨修飾薬の有効性を示す論文では，"SRE"が使用されているのである．
>
> "SRE"という用語の正確な定義が広く浸透していないため，骨転移による有害事象を表現する場合には，混乱を避けるために"疼痛"，"骨折"，"麻痺"など，具体的な内容を示す用語の使用が望ましい．

引用文献

1) Costa L, et al：Impact of skeletal complications on patients' quality of life, mobility, and functional independence. Support Care Cancer 16：879-889, 2008
2) Sathiakumar N, et al：Mortality following bone metastasis and skeletal-related events among women with breast cancer：a population-based analysis of U.S. Medicare beneficiaries, 1999-2006. Breast Cancer Res Treat 131：231-238, 2012
3) Sathiakumar N, et al：Mortality following bone metastasis and skeletal-related events among men with prostate cancer：a population-based analysis of US Medicare beneficiaries, 1999-2006. Prostate Cancer Prostatic Dis 14：177-183, 2011
4) Hechmati G, et al：Cost of skeletal-related events in European patients with solid tumours and bone metastases：data from a prospective multinational observational study. J Med Econ 16：691-700, 2013
5) Katagiri H, et al：New prognostic factors and scoring system for patients with skeletal metastasis. Cancer Med 3：1359-1367, 2014
6) Tokuhashi Y, et al：A revised scoring system for preoperative evaluation of metastatic spine tumor prognosis. Spine (Phila Pa 1976) 30：2186-2191, 2005
7) Coleman RE：Bisphosphonates：clinical experience. Oncologist 9 (Supple4)：14-27, 2004

（篠田　裕介）

C 骨転移患者の診察

> **ここがポイント**
> - 現病歴，画像所見，患者への説明内容などを診察前に情報収集する．
> - 診察によって，症状の有無や原因部位を明らかにすることが最も大事なことである．
> - 前回の検査がいつ行われたのかを確認し，症状や病勢を考慮した検査間隔で検査を行う．
> - 骨修飾薬投与を行うために，口腔内の状態を評価し，カルシウム値を測定する．
> - 安静度，装具の適応，手術や放射線の適応，リハビリテーションや緩和ケアチーム介入の必要性を検討する．
> - 病勢に応じた間隔で経過観察を行う．

1 患者診察前に確認すべきこと

　患者診察前に，まずはカルテで病歴や既往歴などの情報収集を行い，画像検査結果，患者への説明内容を確認する．

　原発となるがん種が明らかでない場合には，まず原発巣の検索を行わなければならない（本章「F．原発不明癌で行うべき検査」参照，p.102）．10年以上前に治療が行われた乳癌などの悪性腫瘍が骨転移で再発する場合や，胃潰瘍や子宮筋腫，甲状腺腫の既往が，実はがんである場合もあるので注意が必要である．

　原発巣が明らかな場合には治療歴を確認する．治療は開始されているのか，手術は行ったのか，ほかに転移部位はあるのか，化学療法などの全身治療や局所に対する放射線治療は行っているのか，それぞれの治療の効果があるのかを確認する．治療効果は，通常全身CTによる各部位の腫瘍の大きさや腫瘍マーカーの値の推移を参考にして判断することが多い．腫瘍マーカーが病勢の指標として用いられている場合には，その疾患の専門でなくても，ある程度の病勢コントロールの状態が把握できるので便利である．また，アルカリホスファターゼ（ALP）が異常高値の場合には全身の多発骨転移の病勢を反映するマーカーとして使用できる場合がある．さらに，血算，血清アルブミン，血清カルシウム，凝固系，腎機能などの採血データで全身状態を確認する（本章「D．採血検査」参照，p.84）．

　次に，撮像済みの画像において骨転移の部位や性状，大きさ，切迫骨折や切迫麻痺がないか確認する（切迫骨折や切迫麻痺のリスク評価については，5章F，G参照，p.147, 157）．全身CTの場合は軟部条件で脊髄圧迫や骨髄病変の有無を，骨条件で切迫骨折の有無

を確認する．また，以前の画像と比較して増大傾向をみる（本章「E．画像診断」参照，p.88）．

　重要なポイントとして，診察前に，患者本人や家族に対してがんの病状に対する告知と説明がどのように行われているのかを把握しておく必要がある．説明内容を知らなければ，診察を行う理由や，骨転移に関する説明ができない．カルテでわからない場合は主治医に電話で確認をとる．

2　患者の問診と診察

　問診の際には，最初に病歴や既往歴の確認，職業や住居，同居家族，キーパーソンなどの基本情報を聞き出す．また，現在のADLレベルを確認する．前述したように，職業や住居などの社会背景を知らなければ，診療方針を決めることはできない．

　次に疼痛の有無を確認し，疼痛がある場合にはいつからどのような疼痛があるのか，安静時でも痛いのか，どういう動作で痛いのかを聞く．一般的には自発痛（安静時の疼痛），治療抵抗性の疼痛があれば，悪性腫瘍による疼痛を疑う．疼痛がある場合には，疼痛部位の視診や触診を行い，疼痛部位そのものが痛いのか，神経症状による痛みなのかを鑑別する．ある程度以上の大きさの骨転移では，圧痛や叩打痛があることが多い．画像上切迫麻痺の病変がある場合には，神経学的所見のスクリーニングを行う．筋力，感覚の検査だけでなく，反射，クローヌス，巧緻性低下などの異常所見がないか確認する．疼痛の原因が明らかでない場合には，運動器専門科である整形外科にコンサルトする．また，鎮痛薬使用の有無とその効果を確認する．

3　必要な検査の確認

　この時点で，追加で必要な検査がないか確認する．最新の画像検査や採血検査がいつ行われているか確認し，局所の増大傾向や全身の腫瘍の病勢に応じて必要な検査の間隔を考える．前立腺特異抗原（PSA）が低値で安定している前立腺癌の患者では1年以上CTをとらなくても問題を生じないことが多いが，病勢が悪化している患者の場合，1か月で腫瘍が著しく増大することがある．また，前回の画像検査結果で説明できない症状がある場合には，骨折などの新たなイベントが発生している可能性があるので，検査の間隔が短くても再検しなければならない．また初診時の病変の単純X線写真は，経過観察時に比較するために必須である．

　骨転移がある場合には原則として骨修飾薬を用いるが，副作用である低Ca血症や顎骨壊死のリスクを評価するために，血清Ca値や歯科受診歴を確認し，必要があれば採血や歯科受診の手配を行う．

骨転移がある患者様へ

「骨転移」とは…
　がん細胞は血液やリンパ液の流れにのってほかの臓器に移動し，そこで増殖することがあります．これを転移とよび，がん細胞が骨に転移することを「骨転移」といいます．
　骨転移は，それ自体が生命に直接影響することはあまりありませんが，転移が起こる骨の種類や場所によっては，以下のような症状が出現します．
＊**疼痛**…がん細胞が痛みの原因物質を放出したり，周囲の神経を刺激することによって生じます．
＊**骨折**…腫瘍によって骨の強度が低下するため，軽微な外力でも骨折することがあります．
＊**高カルシウム血症**…がん細胞が産生するホルモンの影響や，骨のカルシウムが血液中に流れ出すことで血中のカルシウムが高値になります．便秘，口渇，吐き気，食欲不振などの様々な症状がみられます．
＊**脊髄圧迫**…背骨に転移が生じて脊髄を圧迫することがあります．それによりしびれや麻痺などが生じることがあります．進行すると，両上肢・下肢に力が入らなくなったり，感覚がなくなってしまったり，排尿・排便の機能が失われることがあります．

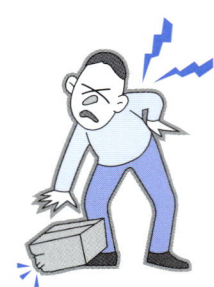

　これらの症状は，患者さんの生活の質を大きく低下させる恐れのある症状で，早期に治療を行うことが重要です．

骨転移の治療
　骨転移の治療の基本は，がん自体に対する治療です．化学療法などの全身治療や手術・放射線治療による局所治療が含まれます．
　さらに，骨転移によって発生した骨病変に対する治療が重要です．
＊**放射線治療**…主に痛みを和らげる目的で実施されますが，脊髄圧迫予防や治療のために行うこともあります．
＊**手術**…骨折や脊髄圧迫を予防/治療するために行われます．また，病変を完全に切除するために行うこともあります．
＊**骨吸収抑制薬**…骨転移による骨の破壊を抑えて骨を守り，進行を抑制する薬です．
＊**鎮痛薬**…骨転移による痛みを改善します．

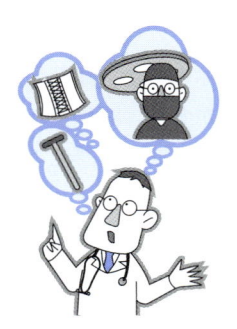

　当院では，これらの骨転移治療に対して，整形外科が積極的に関与していくことで，より効果的な治療を実現しています．

骨転移コンサルトチーム
　骨転移のある患者さんのところに整形外科医が診察にうかがいます．
　骨病変の部位や性状，大きさを評価し，患者さんの症状や所見をよく診察して治療法を提案します．骨病変の状態によっては，装具を作製したり，杖を使用していただいたりなどの制限を設けさせていただくこともあります．骨転移のある部位は，基本的に骨が通常より弱くなっています．体重を支える骨に転移が生じると，骨折の危険が高まることを知っていただき，注意しながら安全に生活していただく手助けをさせていただきます．

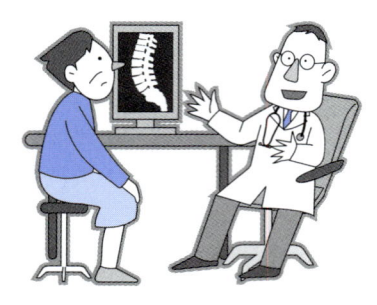

図 4-4　骨転移についての患者への説明用紙（例）

4 治療方針の決定

これらの情報を統合して治療方針を決定する．歯科の評価で問題なく，低 Ca がなければ，骨修飾薬を用いる．局所に対する治療は，原則として，疼痛や骨折・麻痺を生じている，または切迫した病変に対してのみ行う．安静度制限の必要性，装具の適応，放射線治療や手術の適応，リハビリテーションや緩和介入の必要性を検討する．疼痛があれば痛み止めを調節し，痛み止めによる便秘があれば下剤などで調整する．詳細な治療方針の決定方法については，次項以降を参照のこと．

5 患者への説明

骨転移とは何か，骨転移によりどのような症状が生じるのか，どのような治療があるのかを説明する．"原発巣の腫瘍が骨で増殖しているものが骨転移である" ということを理解している患者は少ない．疼痛が悪化した場合には，骨折や麻痺が切迫している可能性があること，麻痺が出現したらすぐに医師の診察を受けないと手遅れになる可能性があることを説明する．当院では，骨転移に関する説明文書を作成し，配布している（図 4-4）．

6 フォローアップ

フォローアップ時には，腫瘍マーカーの推移や主科が行った CT，PET などで全身の病変の増大傾向の有無，新規病変の有無を確認し，カルテの内容と併せて病勢を把握する．症状がある場合には，まず診察により当該部位やその周囲の関節の腫脹や運動時痛の有無，圧痛の有無，神経所見から，局所の症状なのか脊髄や神経根由来の症状なのか原因部位を鑑別する．さらに腫瘍による症状なのか，非腫瘍性疾患なのか鑑別を行い，単純 X 線や CT で原因になりうる部位に異常がないか再度画像を見直す．必要があれば，採血や MRI などを早急に行う（p.81 参照）．

病勢が悪化していれば検査の頻度やフォローアップ期間を短くするが，1 か月に 1 度の CT 検査が必要となることも多い．

（篠田　裕介）

D 採血検査

> **ここがポイント**
> - 全身状態を知るため，血算・CRP・LDH・血清アルブミン値・血清カルシウム値・総ビリルビン値・BUN・血清クレアチニン値・ALP・凝固機能をみる．
> - 腫瘍マーカーは，骨転移を含めた原病の勢いを反映する指標である．

採血検査のみで骨転移の診断を行うことはできないが，全身状態や原病の状態を把握し，予後の予測や治療方針の決定に役立てることが可能である．

1 一般的な検査で全身状態を知る

一般的な血算および生化学検査・凝固機能検査で，栄養状態・全身状態を把握する．血算・凝固機能検査では化学療法などによる骨髄抑制の有無や，腫瘍による播種性血管内凝固症候群（DIC）の有無などを評価する．また，CRP・LDH・血清アルブミン値・血小板数・補正後血清カルシウム値・総ビリルビン値の異常が，全身状態の反映のみならず，予後に影響を与える因子と考えられている[1]．高Ca血症は緊急対応が必要な状態であるため注意する（第5章「L. 高カルシウム血症，低カルシウム血症への対応」参照，p.184）．また，BUN・血清クレアチニン値は，腎機能により骨修飾薬など薬物治療の適応を含む治療方針の決定に影響するため重要である．ALP高値は骨代謝が亢進していることを意味するため，骨転移を疑う根拠や，骨転移の状態を表す指標となりうる．肝機能異常時には骨代謝のみでALPが上昇しているとは限らないため，分画を測定する．

2 腫瘍マーカーの推移を参考にする

原病の勢いを表す指標として，各がん種に対応した腫瘍マーカーを利用する．ワンポイントではなくその推移をみることが重要である．現在のがんに対する治療が効いているかどうか，骨転移が出現するタイミングとして合致するかどうかという観点で数値を解釈する．原発担当科で腫瘍マーカーが繰り返し採血されていることが多いが，その患者の初診時ないし治療前に腫瘍マーカーが上がっていたかどうかも確かめておく必要がある．すなわち，治療前に腫瘍マーカーの異常がない場合，骨転移で再

発したとしてもマーカーの上昇を伴わない可能性があるからである．代表的な腫瘍マーカーについては，本章「F．原発不明癌で行うべき検査」の表4-6（p.103）参照．

3 骨代謝マーカーについて

　骨転移については骨代謝マーカーが指標となりうると考えられる．当院では骨形成の指標として，前述のALPに加えて血清BAPを，骨吸収の指標としてⅠCTPと尿中NTxを使用している．骨代謝マーカーの異常高値は骨転移を疑う根拠となりうるとともに，後述の骨修飾薬開始前に検査し，開始後の推移をみるようにしているが，骨転移があっても骨代謝マーカーが低いケースも多々ある．また，骨代謝マーカーの減少が骨関連事象（SRE）の予防や予後改善の指標となることが示唆される研究はいくつかあるものの，前方視的な臨床試験による検証はなされておらず，日常診療においては骨代謝マーカーの有効性は確立されていない[2]．

引用文献
1) Katagiri H, et al：New prognostic factors and scoring system for patients with skeletal metastasis. Cancer medicine 3：1359-1367, 2014
2) 日本臨床腫瘍学会（編）：骨転移診療ガイドライン．p44，南江堂，2015

（澤田　良子）

コラム
播種性骨髄癌症とは？

※※※※※

　播種性骨髄癌症とは，悪性腫瘍の骨転移のうち，全身の骨髄腔に結節を形成することなくびまん性に癌細胞が浸潤する病態である[1]．比較的まれな病態だが，播種性血管内凝固症候群（DIC）を高率に合併し，予後はきわめて不良で平均生存期間は2～4か月とされる．臨床症状としては貧血，腰背部痛，出血傾向を三大症状とする．

　検査所見では貧血のほか，Leukoerythroblastosis（白赤芽球症），LDHやALPの高値，DICの所見として血小板減少やFDP・D-Dimer高値などがみられる．高Ca血症を呈することもある．骨シンチグラフィではいわゆるSuper bone scan（投与したアイソトープが体幹骨骨髄に取り込まれ，通常生理的に集積のある尿路や四肢遠位の取り込みが画像上みられない状態）を呈することが多いとされるが，骨シンチグラフィ陰性の骨梁間型骨転移による骨髄癌症の報告もある[2]．骨シンチグラフィの集積がはっきりしない場合も，全脊椎MRIやPETなどで広範な骨転移が証明された場合には，骨髄癌症の可能性を考慮する必要がある．確定診断は骨髄穿刺・生検による骨髄内の癌細胞を証明することだが，臨床的にはそこまで行われない場合も多い．

　これまでの報告によると，原発巣は胃癌が7割以上と圧倒的に多いが，そのほかも大腸癌や前立腺癌，乳癌，肺腺癌，膵癌などの腺癌が大多数を占める[3]．癌の骨転移で一般的にみられるような結節を形成せず，骨髄をびまん性に浸潤していくため，意外と骨破壊が軽度で骨折や麻痺のリスクは高くないことがある．しかし，体幹骨にびまん性に浸潤する骨転移をみたとき，たとえ骨強度や安静度に対する影響は少ないと考えられた場合でも，特に胃癌では，DIC傾向にないか必ず注意する必要がある．

　播種性骨髄癌症に合併したDICの治療は，通常のDICの治療単独では無効なことが多く，原発腫瘍に対する化学療法が有効であるとの報告が多数ある[2-4]．骨修飾薬の併用も有効である可能性がある[5]．当院でも，化学療法によりすみやかに血小板数が回復した症例を数例経験している．しかし，急速な経過をたどる例が多いため，骨髄癌症の状態では骨転移に対する手術は，原則禁忌である．

引用文献

1) 林 英夫, 他：播種性骨髄癌症―転移癌の一病型としての考察ならびに microangio-pathic hemolytic anemia または disseminated intravascular coagulation との関連性について．癌の臨床 25：329-343, 1979
2) 鴇田博美, 他：骨梁間型骨転移を示し骨シンチグラフィ陰性であった胃癌播種性骨髄癌症の一例．日臨外会誌 72：2840-2845, 2011
3) 名井 陽：播種性骨髄癌症．がんの骨転移に対する予後予測方法の確立と集学的治療法の開発班（編）：骨転移治療ハンドブック, pp123-126, 金原出版, 2004
4) 秋山昌希, 他：Disseminated intravascular coagulation（DIC）を合併した播種性骨髄癌症の凝血学的および抗凝固療法の検討．癌の臨床 39：1819-1824, 1993
5) 日本臨床腫瘍学会（編）：骨転移診療ガイドライン．p39, 南江堂, 2015

（澤田　良子）

E 画像診断

ここがポイント

- 骨転移では増大傾向が大事であり，その程度によって検査の頻度を変える必要がある．
- 骨転移には造骨性，溶骨性，骨梁間型および混合性がある．
- 単純X線検査は簡便で経過観察に有用だが，骨転移の病変検出感度は低い．
- 治療効果判定の際には骨シンチグラフィのフレア現象に注意する．
- FDG-PETで鑑別すべき病態や疾患は，骨シンチグラフィ以上に多岐にわたる．
- 骨梁間型骨転移はCTや骨シンチグラフィでは診断できない．
- 骨梁間型骨転移はCTや骨シンチグラフィでわからなくてもMRI T1強調像で脂肪髄（黄色髄）中の低信号域としてとらえやすい．
- 担がん患者では，無症状であっても脊椎病変がないか，まず確認すべきである．
- MRIによる脂肪の存在評価が，病変の良悪性鑑別に役立つ．
- 骨梁間型骨転移は造血髄過形成と鑑別しなければならない．
- 治療効果として潜在病変に骨硬化像が顕在化する場合は，新規病変と誤認する危険がある．
- いずれの悪性腫瘍でも，治療開始時点での骨転移のスクリーニングは病期分類を決定する一環として不可欠の手続きである．

1 各画像検査の特徴

　大原則として，骨転移を診断するためには，過去に行われた当該部位の画像検査を遡って再確認する必要がある．検査モダリティ（撮画手段）によらず，当該病変に増大傾向があれば，骨転移を含めた悪性病変をみている可能性が高い（図4-5a, d）．また，切迫骨折や切迫麻痺の状態では，増大傾向が強ければより早急な対応が必要となる．

a．単純X線検査（レントゲン検査）

　依然として骨腫瘍の質的診断におけるgold standardは単純X線検査であり，そのほかの画像検査は当該病変の性状についての付加的情報を得るという位置付けである．また，骨転移の検査における役割に限っても，安価であり全身骨スクリーニング法として用いられる．ただし，存在診断としての単純X線検査の全身骨スクリーニング感度は低いため，近年ではCTやMRIで全身検索する機会も増えている．その

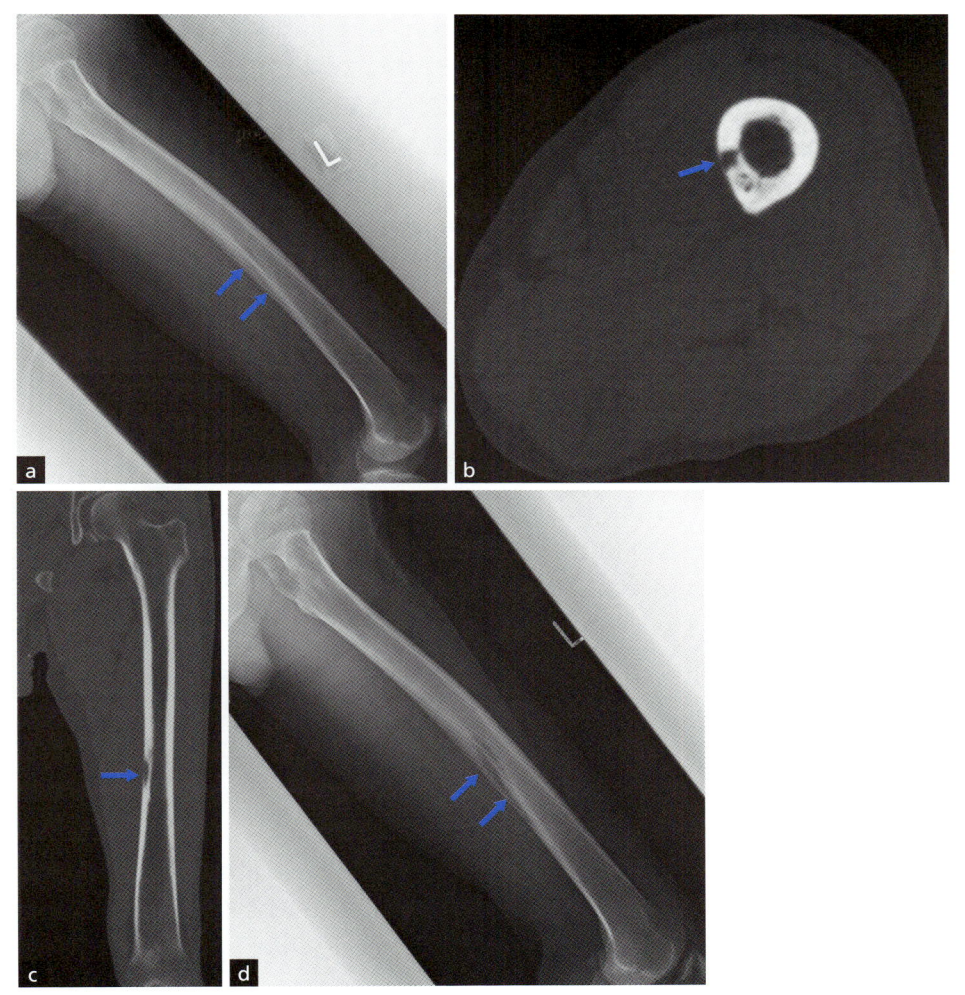

図 4-5 骨皮質内限局性骨転移
50代，男性．肺扁平上皮癌に対し，放射線化学療法中．2週間前から左膝痛あり．CTガイド下骨生検にて骨転移と診断．
a：単純X線側面像．左大腿骨骨幹部の皮質内に溶骨像（矢印）を認める．骨膜反応は伴っていない．
b：骨条件CT．骨転移は骨皮質内に限局している（矢印）．CTでも骨膜反応を認めない．
c：骨条件CT（冠状断再構成像）．ハバース管に沿うような長軸方向の溶骨性病変である（矢印）．
d：単純X線像（2週間後）．骨転移は急速に増大している（矢印）．

　ほかの利用のされ方としては，簡便性から治療効果判定などの経過観察に用いられる．
　典型的な骨転移は，①溶骨性変化（骨吸収），②骨膜反応，③病的骨折，④骨硬化性変化として描出される．骨転移は血流の多い骨髄に発生するため，通常は骨の中心部から骨破壊が起こる．ただし，溶骨性変化の特殊なものとして，肺癌や乳癌からの骨転移を大腿骨などの骨皮質内に限局性に認めることがある（図4-5）．溶骨性であっても浸透性（permeative）もしくは骨梁間型な骨転移は時として分かりにくい．また，反

E　画像診断　　89

応性骨硬化や腫瘍実質の石灰化・骨化がある場合は，硬化性変化も認める．ただし，硬化縁などの反応性骨硬化の検出感度はCTと比較して低い．

単純X線検査では，骨転移自体のみならず腫瘍随伴症候群の検出にも優れる．胸膜中皮腫などの肺病変に伴う肺性肥厚性骨関節症（下腿や前腕での広範な骨膜反応），成人T細胞性白血病や褐色細胞腫での副甲状腺関連ペプチド（PTHrP）による副甲状腺機能亢進症のような溶骨性変化（限局性の場合はbrown tumor類似病変となる）や，FGF23産生腫瘍の尿中リン酸喪失による腫瘍原性骨軟化症が有名である．

b．CT

多列検出器CT（MDCT）の登場により，身体の広範囲を短時間で撮像できるようになった．また，得られた3D画像データを再構成することによりMRIと同様に多方向からの観察が可能である．今日では初診時や経過観察中に，無症状の骨病変を偶然に発見することも多く（図4-6），骨転移の診断におけるCTの役割が増している．特に，CTでは単純X線像やMRIなどのほかの画像検査と比較して，広範囲を渉猟できるだけでなく，病変部の骨代謝活性のわずかな変化を反映した微細な石灰化や骨化の評価にも優れる．また，骨強度の評価にはCT骨条件が最も有用である．

典型的な溶骨性骨転移では，骨皮質や骨梁の部分的欠損像となるが，骨皮質欠損ではなく，圧排性に菲薄化した骨皮質が外方性に膨隆することもある．急速な骨破壊を反映して通常は硬化縁を伴わない．ただし，移行帯の短い薄層の周囲骨硬化を認めることもある．骨外浸潤を疑う場合は，周囲軟部組織とコントラストをつけて境界をはっきりさせるために造影したい．

造骨性骨転移で認める反応性骨硬化や腫瘍実質の石灰化・骨化は比較的淡いことがあり，この場合は骨条件よりも軟部組織条件でのCT表示のほうが検知しやすい．また，CTは断"層"像であり，割面を見ているわけではないので，骨皮質の一部が部分容積現象によって造骨性病変と誤認される危険もある．予防策として，上下の連続性を丹念に確認しなければならない．

浸透性ないし骨梁間型の骨転移であっても，詳細に検討すれば骨梁の減少，脂肪髄（黄色髄）を置換する充実成分や造影剤による異常増強効果で骨転移の存在を検出できるとされているが，対称性病変やびまん性病変では正常部位との比較が困難であり，指摘できない場合も多い．骨膜反応や骨外進展を伴う場合は診断の一助となる（図4-6）．

いずれにせよ骨転移を構成する要素として軟部成分および骨成分がともに関与するため，評価すべきCT値のダイナミックレンジは広い．したがって，骨病変の評価だからといって骨条件のみで病変を検索すべきではなく，軟部組織条件など複数の表示条件で何度も同じ場所を見る必要がある．特に，担がん患者では予後QOLを規定する脊椎転移を見逃さないために，無症状であっても，まず脊椎病変がないかどうか真っ先に確認しなければならない．

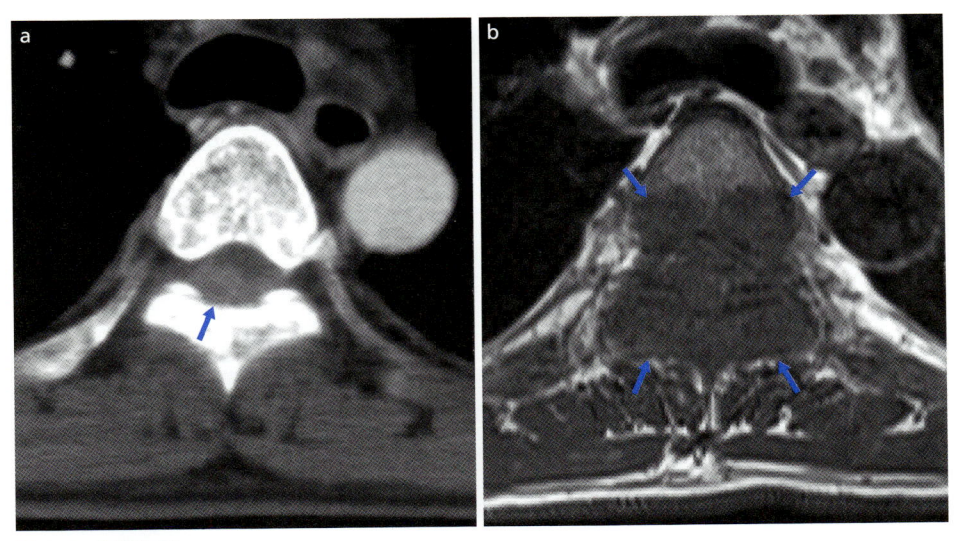

図 4-6　脊椎転移

60代，男性．直腸癌および肝転移に対する手術既往がある．最近，CEAおよびCA19-9値の上昇を認めるが，無症状である．
a：造影CT．Th5椎体レベルの脊柱管内右後方を主体とする占拠性病変（矢印）があり，硬膜囊を圧排している．ただし，造影してもCTでは非溶骨性かつ非硬化性の骨病変はわかりにくい．
b：T1強調像．CT検査の5日後に下肢の痺れが出現し，7日後には歩行困難となったため，脊椎MRIを施行した．脊柱管内へ進展する腫瘍の母地として椎体および後方成分に骨梁間型の骨転移が確認できる（矢印）．

c. MRI

　MRIは多方向から観察ができるのが強みであったが，今日のCTでは容積データを用いた再構成が容易であるため，その優位性は失われている．ただし，MRIはほかの画像検査よりも存在診断，進展評価（広がり診断）や組織構築の診断に優れる．特に，CTや骨シンチグラフィで見逃される骨梁間型骨転移の診断能は，MRI（なかでもT1強調像）の独擅場といってもよい（図4-6，4-7）．また，脊髄圧迫の評価にはMRIが最も優れている．

　骨病変のMRI検査の主な役割は，腫瘍性病変とそのほかの病変を鑑別することにある．特に，骨転移・多発性骨髄腫と骨粗鬆症との鑑別が臨床的に問題となる．一般的に，骨粗鬆症や脊椎炎による良性骨折では病変部骨髄中の脂肪成分が残存しており，腫瘍性の病的骨折では脂肪成分が腫瘍に置換され失われている．この点に注目すると骨転移などの腫瘍と診断できる．

　骨MRIの基本は，骨髄中の水成分，脂肪成分（と蛋白成分）の比率からの組織構築の推定であり，T1強調像，T2強調像およびSTIR（もしくは脂肪抑制T2強調像）の信号強度パターンを用いる．すなわち，T1強調像で低信号を呈するのは水成分であり，T2強調像で高信号かつSTIRで信号抑制されるのは脂肪成分であると推定される．

　MRIではそのほかに，T2強調像で高信号を示す成分は軟骨基質や粘液基質，T1強調像およびT2強調像ともに低信号となる成分は線維組織などと推定できる．流れ

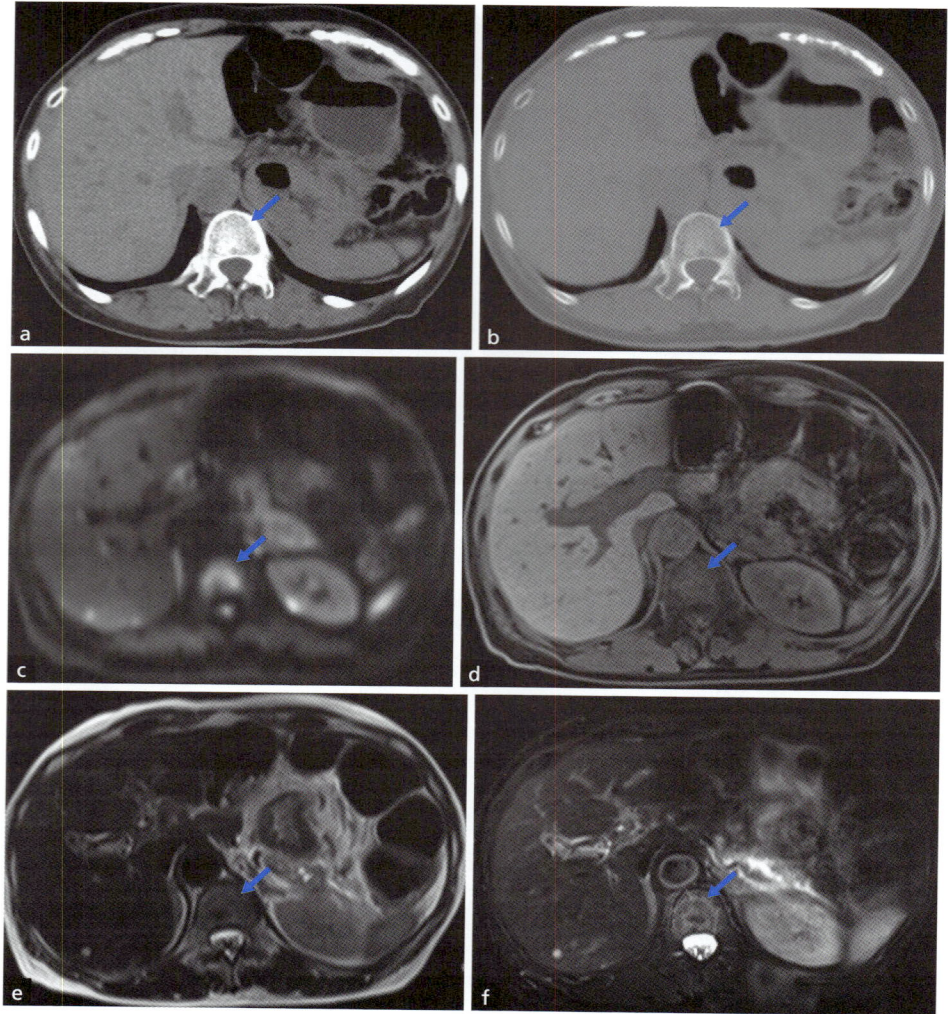

図 4-7 骨梁間型骨転移（つづく）
70代，女性．膵癌．背部痛なし．
a：単純 CT（治療前）．Th12 椎体の骨梁間型骨転移（矢印）は明らかではない．
b：骨条件 CT（治療前）．骨条件でも Th12 椎体の骨皮質や骨梁は保たれている（矢印）．
c：拡散強調像（治療前）．後方視的に見ると，治療前の拡散強調像で Th12 椎体に骨転移を認める（矢印）．
d：脂肪抑制 T1 強調像（治療前）．周囲脂肪織の低信号化に伴い，病変部は相対的に高信号（筋とほぼ等信号）となっている（矢印）．
e：T2 強調像（治療前）．病変部と周囲脂肪髄との境界は不明瞭である（ほぼ等信号）（矢印）．
f：脂肪抑制 T2 強調像（治療前）．周囲脂肪織の低信号化に伴い，病変部は高信号（筋よりも高信号）となっている（矢印）．

による信号欠損を認める場合は，動脈もしくは静脈といった血流を有する脈管成分である．また，鉄イオンの状態によって特徴的な経時的変化を示す出血成分の評価にも優れる．

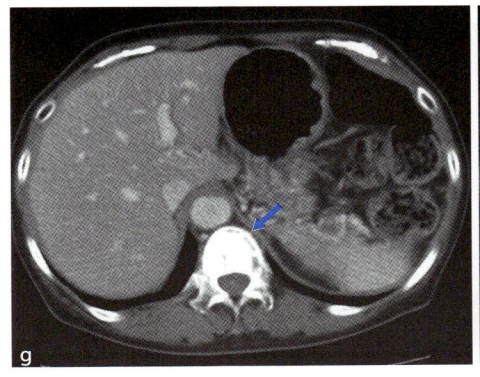

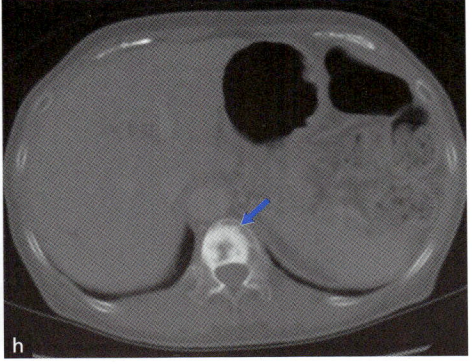

図 4-7 （つづき）
g：造影 CT（化学療法後）．化学療法後の効果判定 CT で，Th12 椎体に新規の造骨性病変が顕在化している（矢印）．
h：骨条件 CT（化学療法後）．治療前の CT（図 4-7b）と比較して造骨性変化が明らかである（矢印）．そのほかの部位（非掲載）でも病変が多発している．

コラム

微細な脂肪成分の検出

※ ※ ※ ※ ※

　微細な脂肪成分の存在は，T1 強調像の in-phase 画像（水と脂肪の位相が同じ向きの画像：図 4-8a，図 4-7 と同一症例）と opposed-phase 画像（水と脂肪の位相が逆向きの画像：図 4-8b）との比較での感度が高い．水成分のみもしくは脂肪成分のみの組織では in-phase 画像と opposed-phase 画像に変化はないが，水成分と脂肪成分とが混在している組織は共鳴周波数の差を反映して opposed-phase 画像で信号強度が低下する．

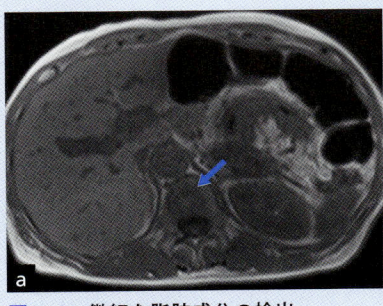

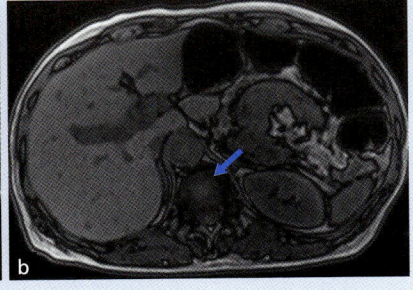

図 4-8　微細な脂肪成分の検出
70 代，女性．膵癌．背部痛なし（図 4-7 と同一症例）．
a：in-phase T1 強調像（治療前）．骨転移病変は脂肪髄（黄色髄）に囲まれた低信号域（筋とほぼ等信号）として描出されている（矢印）．
b：opposed-phase T1 強調像（治療前）．病変内部には脂肪組織による信号低下を認めない．これに対し，周囲の正常脂肪髄は in-phase 画像（図 4-8a）と比較して不均一に低信号化している．

d. 核医学検査

核医学検査は一般的に，広範囲の病変検索を一度に行える利点がある．ただし，標識物質の集積機序として代謝を利用しているため，利点や欠点の理解には個々の標識物質の動態について精通していなければならない．

1) 骨シンチグラフィ

臨床的には ^{99m}Tc-MDP などの ^{99m}Tc 標識リン酸化合物を用いる．標識物質の集積には①病変部の血流，②骨代謝状態（骨形成活性）および③骨成分（骨塩と骨基質）の存在が関与し，腫瘍そのものではなく，周囲の反応性変化が描出される．集積パターンには①限局性集積増加，②びまん性集積増加，③集積低下・欠損，および④混合性がある．

造骨性の骨転移では骨形成活性を反映して，通常は集積増加が強い．単発性や多発性ではなく，びまん性に骨転移がある場合は，相対的に腎，膀胱や四肢骨遠位部の描出が低下した super-bone scan となる．骨転移の集積増加は単純 X 線検査よりも検出感度が高いが，特異度は低い．つまり，集積増加する病態として骨転移のほかにも，原発性の良性もしくは悪性骨腫瘍，骨折，変形性脊椎症などの退行性変化，関節炎，骨髄炎や骨 Paget 病などでも認め，鑑別は多岐にわたる．集積の性状が鑑別に役立ち，肋骨の長軸に沿うような分布や胸骨辺縁部の集積増加は骨転移に認められる．肋骨の短軸方向の集積増加は骨折であることが多く，椎体の終板や椎間関節に限局する集積増加は退行性変化を疑う．

溶骨性の骨転移では病変辺縁部に集積増加があり，中心部の集積が低下する rim sign を呈する．また，多発性骨髄腫，腎癌や肝癌からの骨転移では単に限局性の集積欠損像（cold spot）として認めることがあり，注意深い読影が必要である．

骨転移の病変分布は原発巣の推定に役立つ．すなわち，骨転移は原発巣に近接する傾向にあり，前立腺癌から骨盤骨，乳癌から胸骨や，肺癌から肋骨への頻度が高いことが知られている．

なお，フレア現象とよばれる一過性の集積増加亢進状態を，化学療法や放射線治療後の数か月にわたって認めることがあり，治療効果判定で注意を要す．骨転移に伴う臨床症状が改善していれば，骨シンチグラフィでの増悪は pseudo-progression を疑う．

2) FDG-PET

骨シンチグラフィでも必要に応じて断層撮像を行うが，基本的には投射画像である．これに対し FDG-PET はもともと断層画像なので，3次元的な位置関係をとらえやすい．また，一度に広範囲の検索が可能である．FDG は腫瘍組織のブドウ糖代謝活性の亢進やグルコース-6-ホスファターゼ活性低下による metabolic trapping を利用しており，溶骨性や骨梁間型の骨形成反応に乏しい骨転移の描出に優れる．これに対し，造骨性骨転移や高分化型腫瘍の病変検出感度は低い．脳や膀胱などの生理的集積増加域の近傍にある骨転移の検出感度も劣る．さらに，腫瘍と炎症との鑑別が難

しい欠点もあり，骨シンチグラフィ以上に鑑別すべき病態や疾患が多い．

3）そのほかの核医学検査

がん種によっては，特定の放射線医薬品を用いた核医学検査が有用である．すなわち，甲状腺分化癌（^{131}I-，^{123}I-Na，^{201}Tl-Cl），甲状腺髄様癌（^{131}I-，^{123}I-MIBG），肝癌（^{99m}Tc-PMT），悪性黒色腫（^{123}I-IMP）および神経内分泌腫瘍（^{111}In-pentetreotide）などである．

2 溶骨・造骨・骨梁間・混合性骨転移と代表的疾患

骨転移巣が溶骨性になるか，造骨性になるかは腫瘍細胞の産生する骨吸収促進因子と骨形成促進因子とのバランスに影響される．したがって，特定の腫瘍組織型が必ずしも同じ様相を呈するとは限らない．

a．溶骨性骨転移

典型的には，多発性骨髄腫，甲状腺分化癌，腎癌や肝癌からの骨転移でみられる．溶骨性病変は単純X線写真やCTで検出しやすい．一方，大きな溶骨性病変であっても，高分化腫瘍はFDG-PETでの偽陰性が多い．ただし，いずれの悪性腫瘍であれ，治療開始時点での骨転移のスクリーニングは病期分類を決定する一環として不可欠の手続きであり，省略することはできない．したがって，検査モダリティ（撮画手段）の選択は，骨転移と診断したいのか（炎症や良性腫瘍などのほかの骨病変との鑑別をしたいのか），単に個数や病変分布を見たいだけなのか（病期分類や予後因子として知りたいのか），骨の脆弱性を評価したいのか〔局所治療（手術，放射線療法や薬物療法など）の方針や，優先順位の決定をしたいのか〕などの目的によって異なる．

b．造骨性骨転移

前立腺癌からの骨転移で認められることが多い．また，造骨性骨転移の頻度は低くても，患者数の多い乳癌，肺癌や胃癌などでは実数として造骨性骨転移に出会うことが多い．造骨性病変も，溶骨性病変と同様にミネラル成分の評価なので，X線を用いた単純X線写真やCTで検出しやすい．これらに対し，原理上MRIでの感度は劣る．

c．骨梁間型骨転移

骨病変に皮質や骨梁の骨吸収や硬化像を伴わず，骨梁間に染み込むように浸潤するタイプの骨転移である．単純X線像はもとより，CTや骨シンチグラフィでも異常を検出できず，MRIでのみ指摘可能なことが多い[1]．主に白血病や多発性骨髄腫，悪性リンパ腫などの造血器腫瘍で認められる．ただし，原発巣がいずれの悪性腫瘍であっても，骨転移の初期では皮質や骨梁に影響を及ぼさない骨梁間型骨転移の様相を呈しており，見逃されている場合が多い（骨転移の大部分が骨梁間型であることを考慮する

と，ほとんどの骨転移は見逃されている）．特に，肺小細胞癌や肝細胞癌では骨転移が広範になっても，骨梁間型の形態を維持しているため診断が遅れる傾向にある．

　骨梁間型骨転移の注意点は2つある．すなわち①鑑別として造血髄（赤色髄）の限局性結節性過形成を除外しなければならないこと，および②治療効果として病変部の骨硬化像が顕在化する現象を知っていなければならないことである．

　造血髄過形成は高齢者や慢性貧血でみかけられるほか，喫煙者，長距離走者や肥満でも認められる．悪性腫瘍治療中のG-CSF投与後にも起こるため，この場合は骨転移との鑑別を要する．一般的に，造血髄過形成はびまん性かつ左右対称性に分布するため，典型例であれば診断は容易だが，限局性ないし結節性の場合は骨転移などの腫瘍性病変との鑑別に苦慮する．特に，悪性腫瘍のスクリーニングや治療効果判定でFDG-PET検査が施行される機会が増えているため，骨への限局性FDG集積がただちに骨転移を意味するわけではないことに注意を要する．すなわち，正常な造血髄にもFDGが集積があるのを忘れてはいけない．特に，当該部位がCTで正常所見であったり，骨シンチグラフィでも正常集積程度である場合は造血髄である（図4-9）．これに対し，SUVmax値が3.6を超える場合は骨転移を疑う．MRIでの造血髄過形成と骨転移との鑑別は，脂肪成分の有無を指標にすると感度・特異度ともに高く鑑別できる（特にin-phase画像とopposed-phase画像）．また，当該部位がT2強調像で等〜高信号を示す場合は骨転移の可能性が高い[2]（図4-7g）．

　骨転移の治療効果として骨硬化性変化が出現する場合がある（図4-7）．治療開始時点で骨梁間型骨転移の存在が認識されていないと，治療効果判定時に出現した（治療奏効所見としての）硬化性転化を「新規の骨転移」とされがちである．効果判定としてはPDとなり，効いているはずのfirst lineの化学療法が，より期待の少ないsecond lineに変更されると，患者の不利益が大きい．治療経過観察中に新たな骨硬化性病変を認めた場合は，当該部位に以前，潜在性の骨梁間型骨転移が実は見逃されていないか，過去のMRIやFDG-PETなどで再確認するのが肝要である．

d. 混合性骨転移

　混合性骨転移は，単純X線検査およびCTにおける用語である．つまり，溶骨性と造骨性または石灰化病変の混在する病態を指す．肺癌や乳癌で認められる場合が多い．前述の通り，化学療法や放射線療法の治療効果として，当初は溶骨性もしくは骨梁間型であった骨転移が，経過中に骨硬化ないし石灰化を伴って混合性病変に変化することがある．

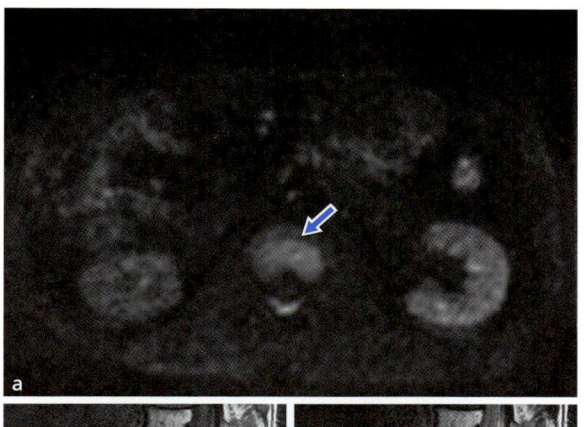

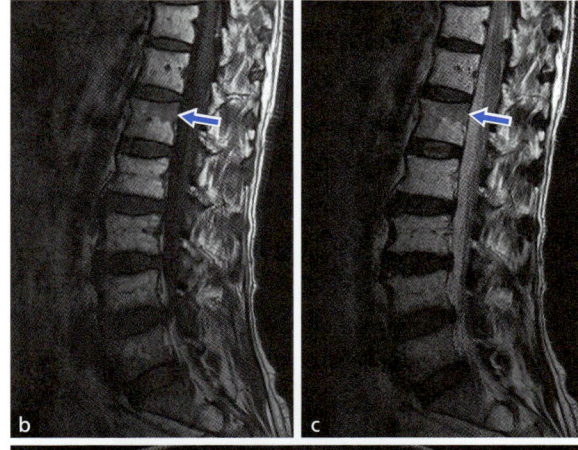

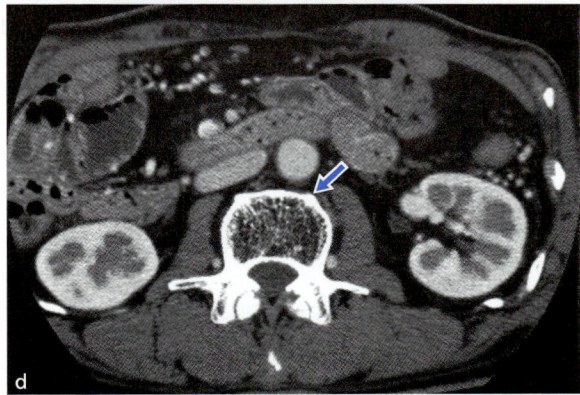

図 4-9 骨髄過形成
70代，男性．膵癌．背部痛なし．
a：拡散強調像．L1椎体は高信号を示している（矢印）．この時点では骨転移と骨髄過形成とのいずれの可能性もある．
b：T1強調矢状断像．L1椎体内部で上部終板に沿うような低信号域を認める（矢印）．境界は明瞭だが不整形である．
c：T2強調矢状断像．同部は脂肪髄（黄色髄）に比して低信号であり（矢印），造血髄の過形成を疑う．
d：造影CT．造骨性変化も溶骨性変化も認めない．異常増強効果や骨外浸潤を疑う所見もない（矢印）．骨シンチグラフィ（非掲載）でも異常集積増加は示さなかった．

引用文献

1) Yamaguchi T : Intertrabecular vertebral metastases : metastases only detectable on MR imaging. Semin Musculoskelet Radiol 5 : 171-175, 2001
2) Shigematsu Y, et al : Distinguishing imaging features between spinal hyperplastic hematopoietic bone marrow and bone metastasis. AJNR Am J Neuroradiol 35 : 2013-2020, 2014

（森　墾）

コラム
一般的な骨病変の良悪性の鑑別，間違われやすい良性骨腫瘍

※※※※※

　一般的な骨病変の良悪性の鑑別として，本文中に記述した病変内脂肪成分の有無のほかに，溶骨性病変の移行帯（病変と正常部分の境界領域）の幅，辺縁硬化像や，関節への進展性が挙げられる．

　良性の溶骨性病変は増大速度が遅く，悪性病変は急速に増大する．そのため，良性病変は膨張性で移行帯は狭く，辺縁に反応性の骨硬化（硬化縁）を伴うことが多い（図 4-10）．一方，悪性病変は周囲の正常骨組織が硬化性反応を起こす前に浸潤するため，蚕食状の骨破壊像や広い移行帯となり，辺縁硬化を欠く（図 4-11）．ただし，この所見は X 線像についての用語であり，MRI には適用できない．また，造骨性病変にも使えないので注意する必要がある．

　また，病変が関節を侵し，関節を越えて及ぶ場合は，悪性腫瘍よりは炎症性疾患である可能性が高い．これに対し，例えば転移性脊椎腫瘍で

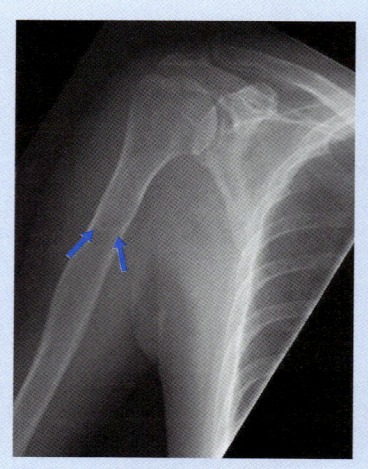

図 4-10　線維性異形成（fibrous dysplasia）
60 代，男性．右肺上葉原発性肺癌の転移検索の骨シンチグラフィで右上腕骨腫瘍が見つかる．手術にて fibrous dysplasia と診断．
単純 X 線像．右上腕骨骨幹部に，辺縁硬化（硬化縁）を伴う溶骨性病変を認める（矢印）．

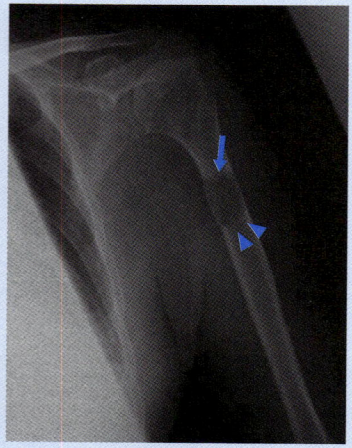

図 4-11　甲状腺濾胞癌からの骨転移
単純 X 線像．左上腕骨骨幹部に溶骨性病変がある．近位部の辺縁（矢印）は蚕食状であるが，遠位の移行帯（病変と正常部分の境界領域）は比較的広い（矢頭）．いずれの辺縁にも骨硬化は伴っていない．

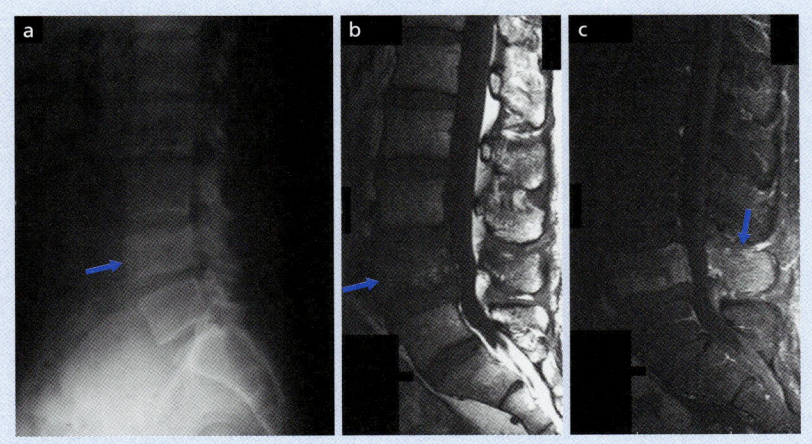

図 4-12　骨 Paget 病
40代，男性．主訴：腰痛．
a：単純 X 線像．L4 脊椎が軽度の造骨性変化を伴って，上下の椎体よりも一回り腫大して見える（矢印）．骨皮質の破綻は認めない．骨シンチグラフィ（非掲載）でも腫大した L4 脊椎には標識物質の顕著な集積増加がある．
b：T1 強調矢状断像．L4 椎体は低信号化しているが，椎体内部には不均一ながら脂肪髄が残存しており，骨転移ではない可能性が高い（矢印）．
c：造影 T1 強調矢状断像．脊椎後方成分まで造影剤異常増強効果を認め，一見，骨転移と見紛う（矢印）．

は椎体が破壊されても椎間板腔は保たれる．ただし，「何でもあり」の侵襲性の高い円形細胞腫瘍（悪性リンパ腫，多発性骨髄腫や Ewing 肉腫など）はあらゆる所見を取りうるため，画像で除外することは不可能である．

　間違われやすい良性腫瘍あるいは腫瘍類似病変としては，骨 Paget 病（図 4-12），骨腫，類骨骨腫，内軟骨腫，骨化性線維腫，単発性骨嚢腫，動脈瘤様骨嚢腫，骨内ガングリオン，Langerhans 細胞組織球症，Erdheim-Chester 病，軟骨芽細胞腫，骨巨細胞腫，胸壁過誤腫，線維性異形成 (fibrous dysplasia：図 4-10)，骨線維性異形成，慢性骨髄炎，炎症性偽腫瘍，良性脊索細胞腫，SAPHO 症候群，腫瘍性骨軟化症，疲労骨折，メロレオストーシスや大理石骨病などが挙げられる．

〈森　墾〉

コラム
脊椎の骨粗鬆症による圧迫骨折と腫瘍による骨折の画像所見の鑑別ポイント

✳✳✳✳✳

星地らによるT1強調矢状断像での鑑別フローチャート[1]がわかりやすく実用的なので紹介する（図4-13a）．まずは，病変椎体内の後方に正常の脂肪髄を認めるかどうか見て，そうであれば（図4-13b：→）骨粗鬆症性圧迫骨折である．次いで，椎体後壁の骨破壊（図4-13c：→）や，脊椎後方成分の信号変化（図4-12c：→，ただしこの症例は骨Paget病であり，フローチャートでは誤診する例である）があれば骨転移とする．さらに，多発病変で椎体前方優位に終板に沿った病変を認める場合（図4-13b：▲）は骨粗鬆症性圧迫骨折であり，椎体内の後方に

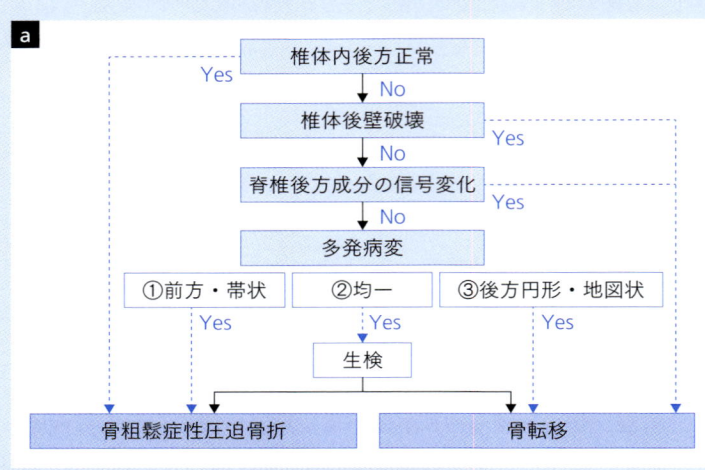

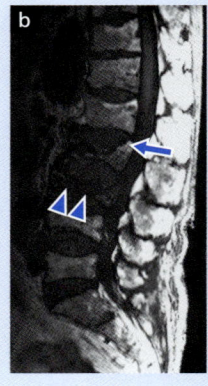

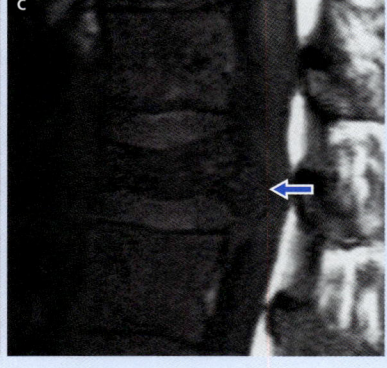

図4-13 脊椎転移フローチャート
a：脊椎転移フローチャート
b：骨粗鬆症性圧迫骨折
c：骨転移

円形もしくは地図状の病変があれば骨転移である．また，椎体内全体に均一な病変がある場合は，生検して病理組織診断するしかない．

引用文献
1) 星地亜都司, 他：MRI の全て─ Up To Date：転移性脊椎腫瘍. 脊椎脊髄 14：477-480, 2001

（森　墾）

F 原発不明癌で行うべき検査

ここがポイント
- 骨転移が初発症状となりやすいがん種は，肺癌，多発性骨髄腫，腎癌，前立腺癌，肝細胞癌，悪性リンパ腫である．
- CEA・CA19-9・CYFRA・proGRP・免疫グロブリン・sIL-2R・PSA/CA15-3 などは計測しておくべき代表的な腫瘍マーカーである．
- 造影 CT は原発巣を検索する際に必須の検査だが，骨転移は多発することが多く，骨強度評価の意味も含めて頸部から骨盤まで撮像するとよい．
- 骨病変からの生検は，採血・CT の結果が出た時点で必要があればすぐに実行できるように，生検方法や生検ルートをあらかじめ計画しておく．
- 当該科に診断や治療を依頼したあとも，骨折や麻痺のリスク管理や安静度設定は整形外科が継続して指示を出す．

骨転移の症状ががんの初発症状となることはしばしばあるため，整形外科初診時に原発が不確定の骨転移患者を診察し，対応に苦慮した経験がある整形外科医は少なくないのではないだろうか．ここでは，整形外科初診時に原発が不明の，骨転移疑い患者について，行うべき診察・検査について概説する．

1 整形外科初診時に原発不明骨転移の原発巣について

肺癌，多発性骨髄腫の順に多く，さらには腎癌，前立腺癌，肝細胞癌，悪性リンパ腫で7割以上を占めるため，これらを想定した原発巣検索を行うのがよい（表4-6）．いずれも，原発巣による症状が出現しにくく，骨転移が発生しやすい腫瘍である[1,2]．

2 病歴聴取

10年以上経過しフォローが終了している悪性腫瘍について，本人が完治したと思って申告しない場合がある．乳癌や腎癌など，10年以上経って骨転移で再発するものもあるため注意が必要である．乳房腫瘤の有無や，リンパ節腫大や甲状腺腫瘤がないかなどは診察しておく必要がある．患者本人が乳房腫瘤を自覚していても放置しているケースは時折経験する．また，甲状腺腫と診断されていたものが，骨転移の出現に

表 4-6　検査項目のまとめ（がん種別，頻度順）

肺癌	胸部単純 X 線，胸部 CT，CEA・CA19-9・CYFRA（扁平上皮癌）・proGRP（小細胞癌）
多発性骨髄腫	貧血 TP/Alb，Ca，腎機能障害，免疫グロブリンフリーライトチェーン →血清免疫電気泳動（M 蛋白），尿蛋白電気泳動（BJ 蛋白）
腎癌	腹部 CT，血尿
前立腺癌	PSA
肝細胞癌	腹部 CT，AFP，PIVKA II
悪性リンパ腫	表在リンパ節腫大，sIL-2R，LDH，体幹部造影 CT

より甲状腺癌の診断に変更されることがある．

3　採血・尿検査

　一般的な採血については，本章「D．採血検査」の項（p.84）を参照いただくとして，ここでは主にとるべき腫瘍マーカーについて説明する（表 4-6）．

　一般的なものとして，腺癌のマーカーである CEA，CA19-9 は必須である．そのほか，肺癌に加え，CYFRA（扁平上皮癌），proGRP（小細胞癌），多発性骨髄腫を想定して，IgG・IgA・IgM などの免疫グロブリンを追加する．多発性骨髄腫は，広範に骨病変が生じやすく，若年者の多発圧迫骨折や，四肢の punched out lesion をみた際には，これらに加えて，血清免疫電気泳動や，尿蛋白電気泳動などで，M 蛋白やベンス・ジョーンズ蛋白の存在を調べるが，さらにフリーライトチェーンの検査が診断に直結するため最も有用である．腎癌は腫瘍マーカーとよべるものはない．血尿の有無は調べておいたほうがよい．肝細胞癌は CT などで画像的判断が可能ではあるが，AFP・PIVKA II を確認する．悪性リンパ腫では sIL-2R が上昇することが多い．また，女性であれば CA15-3（乳癌）・CA125（卵巣癌），男性であれば PSA（前立腺癌）を測定する．特に前立腺癌では PSA 上昇のみで泌尿器科に相談すべきである．甲状腺癌はサイログロブリンが有用である．

　当院では，造影 CT の即日対応が可能であるため，採血で腎機能障害がないことを確認したら，上述の腫瘍マーカーの結果を待たずに頸部～骨盤造影 CT を撮像することが多い．腫瘍マーカーのみで原発を特定できるのはまれで，CT の結果との組み合わせで判断する．

4　造影 CT

　採血を行って腎機能障害がないことさえ確認できたら，なるべく早く頸部から骨盤の造影 CT を撮像する．腫瘤を形成するような原発腫瘍は CT で特定可能であるため，造影 CT と腫瘍マーカーの組み合わせで，原発巣の予想ができる，もしくは当該

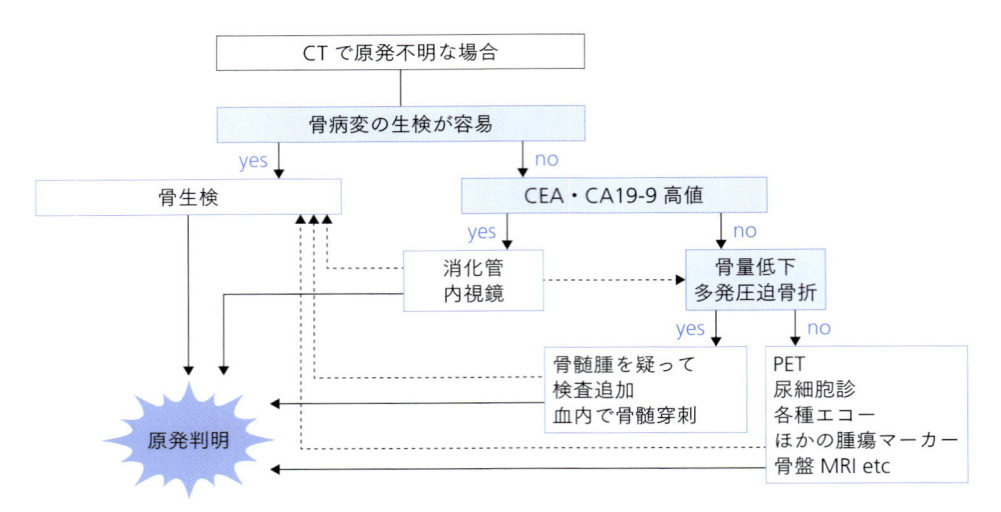

図4-14 CTで原発がわからないときの検査計画

科に相談することが多い．ただし，胃や大腸などの消化管腫瘍の場合，CTでは壁肥厚としてしか認識できないため，CTで原発がみつからないときにCEA・CA19-9の数値が高ければ上下部消化管内視鏡は検討すべき検査である．

頸部から骨盤までCTを撮像する理由としては，原発巣検索のみならず，骨転移の頻度が高い体幹・四肢近位の骨病変のスクリーニングをするためである．単発の骨転移は少ないため，整形外科を受診するきっかけとなった有症状の病変以外の部位も，骨折や麻痺のリスク評価をしておく．検査結果により当該科に転科する際も，安静度は整形外科が指示をすべきである．

5 生検の計画，そのほかの検査

ここまでの検査で，原発担当の当該診療科に引き渡しができればよいが，原発の予想がまったくできず，どの診療科に相談するべきかもわからない状況のときは，骨病変からの生検を行う．まずは低侵襲なCTガイド下針生検（コラム参照，p.106）が可能かどうか検討する．生検は，骨外腫瘤を形成している部位を選択し，複数ある場合はより安全に穿刺できる場所を選ぶ．針生検が部位的に困難，もしくは針生検で検体不良であった場合などは，切開生検を計画する．以上のような生検方法，生検ルートの計画は，採血やCT結果を待って計画するのではなく，初診時にあらかじめ考えておけば迅速に対応できる．生検する際は，感染を鑑別する必要性から，生検前の抗菌薬使用を避ける．生検でも原発臓器を特定できず，腺癌としか診断できないような場合があるため，生検で診断がつかない場合も想定して，その後の追加検査の計画を立てておく必要がある．

前述した消化管内視鏡もこの時点で検討する．

そのほかの画像検査としては，PETが有用である．すぐに予約がとれないことを考慮して，生検計画を立てる際に同時にオーダーをしておくのが望ましい．

　前述した整形外科初診時原発不明骨転移のうち，原発巣として頻度が高い，肺癌，多発性骨髄腫，腎癌，前立腺癌，肝細胞癌，悪性リンパ腫はおおむね採血とCTで診断できることが多いため，骨転移からの生検を要する場合は，甲状腺癌や乳癌，尿路上皮癌などを想定して，エコーや尿細胞診なども考慮する．

　簡便に検査ができて即日結果が得られる検査は少なく，1つひとつの検査結果を待ってから対応すると，診断が遅れがちとなるため，検査の組み立て方にも工夫が必要である（図4-14）．

6　骨病変から類推する原発巣

　前項での記載の通り，骨転移の画像は非常に多彩であるため，骨転移の画像から原発を類推することは容易ではないが，一般的に，食道癌や甲状腺癌，腎癌は溶骨型が多く，前立腺癌は造骨型が多いこと，四肢末梢骨転移は肺癌や腎癌に多いことなどは参考になる．多発性骨髄腫では，採血データの異常やベンス・ジョーンズ蛋白がみられない非分泌型の可能性があるため，比較的若年者で多発する圧迫骨折では，データの異常がなくても疑う必要がある．フリーライトチェーンが診断の一助となる．また，悪性リンパ腫は，腫瘍の大きさに比べて骨破壊が軽度なことが多いため，MRIで派手な病変でもCTでほとんど骨が壊れていない場合に疑うべきである[3-5]（図4-14）．

引用文献

1) 荒木信人：基本的診察項目，診断基準．がんの骨転移に対する予後予測方法の確立と集学的治療法の開発班（編）：骨転移治療ハンドブック，pp14-19，金原出版，2004
2) 高木辰哉：初診時原発不明癌骨転移の診断．関節外科 26：23-28，2007
3) 小泉　満：骨転移．THE BONE 18：583-586，2004
4) 江原　茂：骨転移の画像診断．THE BONE 17：181-184，2003
5) 星　学：悪性リンパ腫．がんの骨転移に対する予後予測方法の確立と集学的治療法の開発班（編）：骨転移治療ハンドブック，pp187-193，金原出版，2004

（澤田　良子）

コラム
CT ガイド下生検

❄❄❄❄❄

■ 手技の概要
① CT, MRI などの画像を検討し, 適応の判断と穿刺経路の検討を行う.
② 適切な体位にして CT を撮影し穿刺点の皮膚をマークする. 消毒, ドレーピングを行い, 穿刺経路を局所麻酔する.
③ CT 撮影を繰り返しながら生検針を病変まで進めて組織を採取する.
④ 最後に CT 撮影を行い合併症が生じていないかチェックする.

筆者の施設では検査時間, 術後の安静時間ともに 1 時間程度を目安にしている. 大半は入院で施行しているが, 低リスク例では外来での施行も可能である.

■ 適応や限界
- 穿刺にあたっては血管や神経, 実質臓器, 腸管を損傷しないような経路を計画する. 胸膜や腹膜の貫通も通常は避ける. 椎体の経椎弓根的にアプローチできない部位や, 骨盤の深部など穿刺困難な部位もあるが, 斜断面上で穿刺する, 生理食塩液を注入して障害物を避けるなどの手法により穿刺可能になることがある[1]（図 4-15）.
- 使用する針のサイズや生検回数にもよるが, 一般に小片しか採取できないので, 確定診断に至らないことがある. また感染が疑われていて

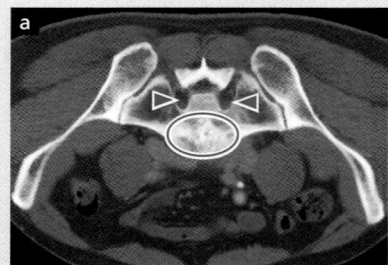

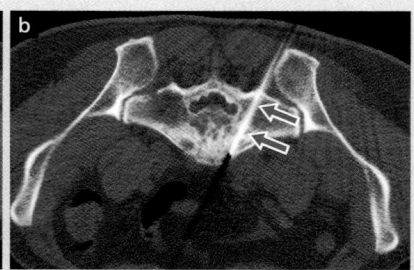

図 4-15 大腸癌からの仙骨転移（40 代, 男性）
a: CT で仙骨に転移性腫瘍が疑われた（○）が, 脊柱管や仙骨孔（▲）が妨げになり, 短い距離で穿刺するのが一見困難である.
b: CT 装置を 25°傾斜させて撮影, 穿刺することにより脊柱管・仙骨孔を避けて最短距離で穿刺できた. 骨生検針（→）.

も，すでに抗菌薬が投与されていると起炎菌の同定まで至らないことが多い．

■ **手技における注意点**
- 播種の可能性を考慮した穿刺経路設定をする．
- 骨硬化の強い病変に骨生検針を進めるのはしばしば困難であり，整形外科手術用のドリルなどを準備しておく．

引用文献
1) Espinosa LA, et al：CT-guided biopsy of bone：a radiologist's perspective. AJR Am J Roentgenol 190：W283-W289, 2008

（佐藤　次郎）

5

骨転移の治療
～おさえておきたい治療の方法～

A 薬物療法―①骨修飾薬

ここがポイント
- 骨転移に対する薬物療法は、ホルモン療法や化学療法などの抗腫瘍効果を期待する全身治療、破骨細胞による骨吸収を抑制する骨修飾薬、鎮痛薬・鎮痛補助薬に分けられる。
- 骨修飾薬は骨関連事象（SRE）発生を抑制する効果があり、骨転移がある場合には全例に投与すべきである。
- 骨修飾薬の主な副作用として低Ca血症があり、投与前後の血清Ca値のモニタリングが必要である。投与期間中は、ビタミンDやCa製剤の内服を継続する。
- 骨修飾薬の重大な副作用として顎骨壊死がある。全例で骨修飾薬の投与前に歯科検診を行い、投与前に抜歯などの予防的歯科処置を行っておく。

骨転移に対する薬物療法は、抗腫瘍効果を期待する全身療法（ホルモン療法や化学療法）、骨破壊を抑制する骨修飾薬、症状を緩和する鎮痛薬・鎮痛補助薬に分けられる。本項では、骨修飾薬について解説する。

1 骨転移における破骨細胞の役割

骨転移を生じると破骨細胞による骨破壊が生じ、骨折や麻痺の原因になる。骨転移を生じると、①がん細胞はPTH-rP（副甲状腺ホルモン関連蛋白）や、プロスタグランジン、IL-1、IL-6などの破骨細胞形成・活性化刺激因子を放出する。②骨芽細胞はPTH-rPにより活性化し、NF-κB活性化受容体リガンド（RANKL）を放出する。③骨芽細胞により放出されたRANKLや、がん細胞が放出した破骨細胞形成・活性化刺激因子により、破骨細胞前駆細胞が破骨細胞へと分化し、骨吸収が促進される。④骨基質から溶け出したCaや、IGF-1、TGF-β、EGF、BMPなどの増殖因子により、がん細胞がさらに増殖する。⑤①から④を繰り返し、さらに骨破壊が進行し、がん細胞が増殖する。このように、骨転移を生じると、がん細胞と骨芽細胞、破骨細胞の間で悪循環が生じる（図5-1）。

2 骨修飾薬

骨修飾薬（bone modifying agent：BMA）とは、破骨細胞を標的とし、腫瘍による骨破

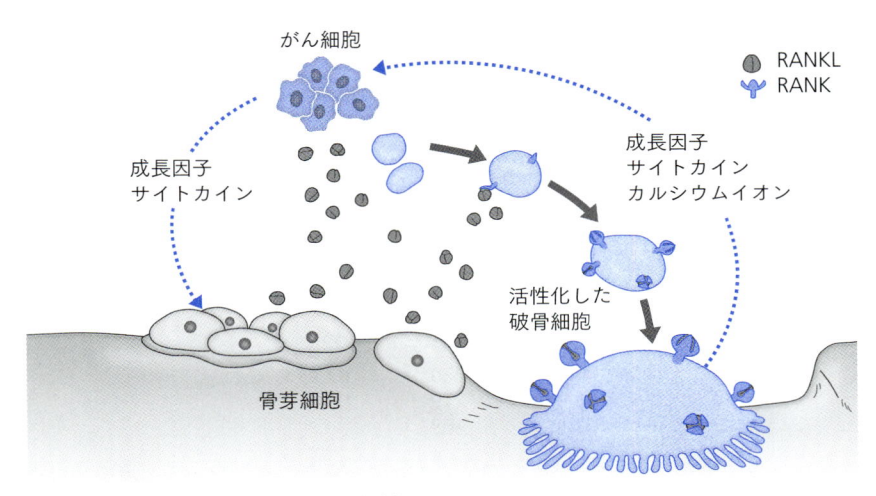

図 5-1　骨転移における破骨細胞の役割

壊を抑制する薬剤である．破骨細胞による骨吸収を抑制すると，前述の悪循環を断ち切ることができるため，骨修飾薬は骨転移による有害事象を抑える効果がある．

代表的な薬剤として，ビスホスホネートと抗 RANKL 抗体があるが，これらは骨粗鬆症の治療薬としても用いられている．骨修飾薬を用いると SRE（骨折・麻痺・放射線治療・手術・高 Ca 血症）の発生頻度が減少し，骨痛に対しても効果がある．骨転移がある患者に対しては全身状態が許せば使用するべき薬剤である．抗がん剤と同時投与を行うことも可能である．

a. ゾレドロン酸

ゾレドロン酸はビスホスホネートの 1 つであり，強力な破骨細胞抑制作用をもつ．3～4 週に 1 回 4 mg を 5％ブドウ糖注射液 100 mL に希釈し，15 分以上かけて点滴静脈内投与する．腎機能によって投与量を変更する必要があり，クレアチニンクリアランスが 60 mL/min 以下の場合には減量が必要である．3～4 週間サイクルでの投与を行うが，3 週サイクルで化学療法を行うときにも同時に使用可能であるというメリットがある．

ゾレドロン酸を用いると，プラセボと比較して，最初の SRE が発現するまでの期間や，SRE の発生頻度を有意に改善することが示されている（図 5-2a）[1-3]．

b. デノスマブ

デノスマブは抗 RANKL 抗体であり，破骨細胞の分化・機能を抑制し，骨吸収を抑制する．4 週間に 1 回 120 mg を皮下注射する．皮下注射であるので，外来でも簡便に投与可能である．デノスマブはゾレドロン酸と比較して，最初の SRE が発現するまでの期間を有意に延長することが示されている（図 5-2b）[4]．

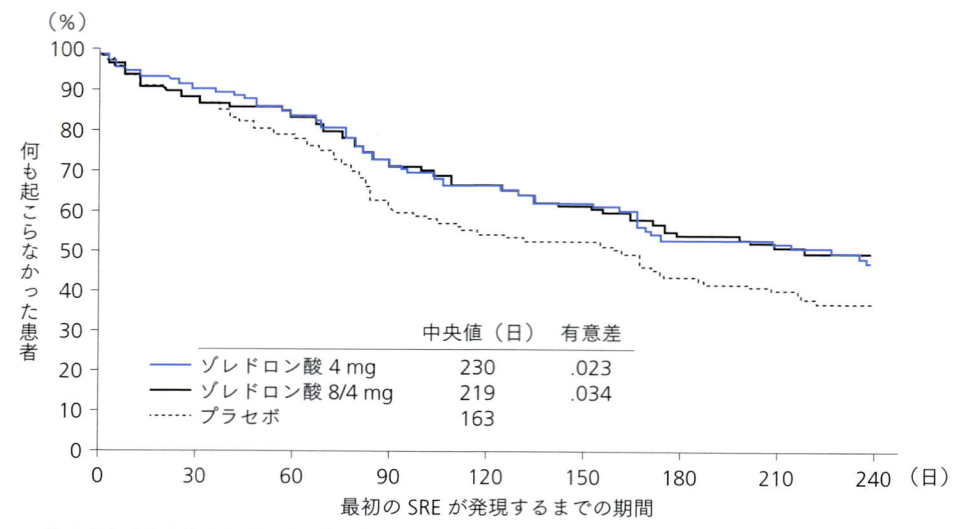

a：乳癌または前立腺癌以外の固形癌骨転移患者におけるプラセボを対照とした二重盲検比較試験において，最初の SRE が発現するまでの期間の中央値は，ゾレドロン酸 4 mg 群で 230 日を示し，プラセボ群の 163 日と比較して有意（p=0.023）に長く，ゾレドロン酸 4 mg は SRE の発現を延長させた．
〔Rosen LS, et al：Zoledronic acid versus placebo in the treatment of skeletal metastases in patients with lung cancer and other solid tumors：a phase III, double-blind, randomized trial- the zoledronic acid lung cancer and other solid tumors study group. J Clin Oncol 21：3150-3157, 2003 より〕

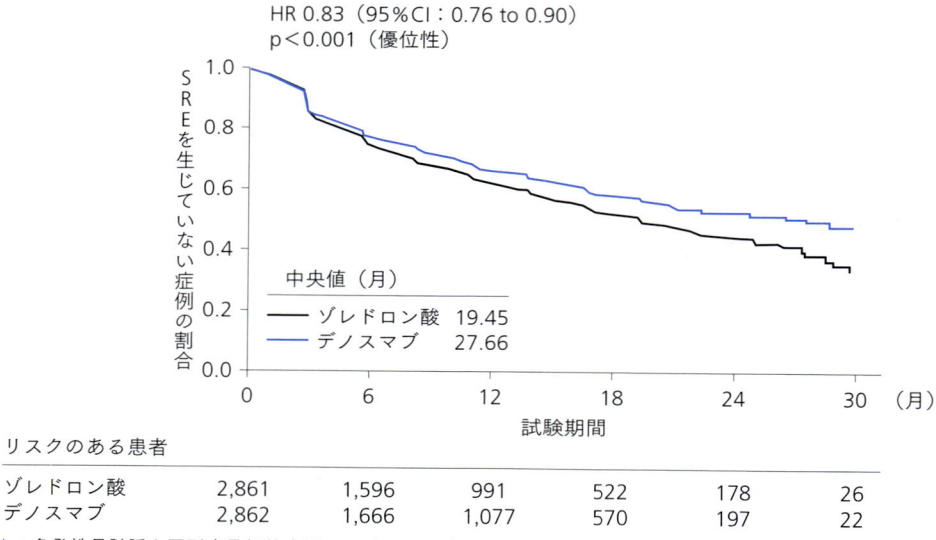

b：多発性骨髄腫と固形癌骨転移症例に，デノスマブ投与群はゾレドロン酸投与群と比べて，SRE 発生までの期間が延長した．
〔Lipton A, et al：Superiority of denosumab to zoledronic acid for prevention of skeletal-related events：A combined analysis of 3 pivotal, randomized, phase 3 trials. Euro J Cancer 48：3082-3092, 2012 より〕

図 5-2　骨修飾薬が SRE 発生に及ぼす効果

3　骨修飾薬の副作用

　ゾレドロン酸とデノスマブの両方に共通する重篤な副作用として顎骨壊死と低 Ca

血症，腎機能障害がある．しかし，骨折や麻痺を生じると著しく QOL が低下するので，ハイリスクの場合を除いて，投与すべきである．

a. 顎骨壊死

骨修飾薬投与に伴う顎骨壊死は，「現在，または過去に骨修飾薬の治療歴があり，顎骨への放射線治療歴や明らかな転移性病変がなく，口腔・顎・顔面領域に口腔内もしくは口腔外から骨に瘻孔を生ずるか，骨露出が 8 週間以上持続する状態」と定義される．具体的には，歯肉の痛み・腫れ・炎症，歯のぐらつき，抜歯後の治りが遅い，歯の根元の骨がむき出しになる，あごのしびれ・だるい感じが続く，などの症状が出現する．ゾレドロン酸の 1.3％，デノスマブの 1.8％に生じ[4]，投与期間が長いほどリスクが増加する．適切な口腔衛生管理が重要であり，全例で骨修飾薬の投与前に歯科検診を行い，投与前に抜歯などの予防的歯科処置を受けるよう勧めている．しかし，高 Ca 血症，切迫麻痺や切迫骨折などの症例で，歯科受診を行わずに，投与を優先する場合もある．

b. 低 Ca 血症

骨修飾薬を投与することにより，全身の正常な骨代謝回転も抑制され，骨から血中に放出される Ca の量が低下するため，低 Ca 血症を生じることがある．臨床症状としては，手足のふるえ，筋肉の脱力感，けいれん，しびれ（口唇のまわり，手，指など），不整脈などがある．

低 Ca 血症の頻度はゾレドロン酸 5.0％，デノスマブ 9.6％とデノスマブで生じやすい[4]．そのため，デノスマブを投与する際にはビタミン D と Ca 製剤の内服が推奨される．腎障害がある患者では活性型ビタミン D を投与するが，もともと Ca の吸収能が低いため，低 Ca 血症になりやすく注意が必要である．また，甲状腺癌で甲状腺切除を行った患者では副甲状腺機能が低下しているおそれがあり，デノスマブの投与は行わないほうがよい．当院では腎臓内分泌内科と整形外科共同で，デノスマブ投与時の血清 Ca 値スクリーニングプロトコールを作成し，ホームページ上で掲載している．原則として血清 Ca 値が正常または高値の患者にのみデノスマブを投与しており，初回は投与直前と投与後 1 週，2 回目以降は投与直前に血清 Ca 値を測定している（低 Ca 血症の治療は本章 L「2．低カルシウム（Ca）血症」参照，p.186）．

c. 腎機能障害

ゾレドロン酸は腎排泄される薬剤であり，前述のように，腎機能に応じた減量が必要になる．どちらの薬剤もクレアチニンクリアランス（Ccr）が 60 mL/min 以下であると急性腎不全の発生頻度が増加する．発生頻度は 10％程度[4]であるが，多くの場合可逆性かつ一過性である．デノスマブのほうが重篤な腎機能障害は少ない．

d. その他の副作用

投与後3日以内に急性期反応としてインフルエンザ様症状（発熱，骨痛，関節痛など）を生じることがある．ゾレドロン酸において頻度が高く20%程度の患者で生じるが[4]，一過性の症状であり非ステロイド性消炎鎮痛剤で対症療法を行えばよい．

デノスマブでは，蜂巣炎など入院を要する皮膚感染症を生じることがある．症状は皮膚の赤み・腫れ，皮膚の痛み，発熱などである．

そのほか，頻度は低いが長期投与により非定型大腿骨骨折を生じることも知られている．これは，全身の正常な骨代謝が阻害されるために生じる．

引用文献

1) Kohno N, et al : Zoledronic acid significantly reduces skeletal complications compared with placebo in Japanese women with bone metastases from breast cancer : a randomized, placebo-controlled trial. J Clin Oncol 23 : 3314-3321, 2005
2) Saad F, et al : A randomized, placebo-controlled trial of zoledronic acid in patients with hormone-refractory metastatic prostate carcinoma. J Natl Cancer Inst 94 : 1458-1468, 2002
3) Rosen LS, et al : Zoledronic acid versus placebo in the treatment of skeletal metastases in patients with lung cancer and other solid tumors : a phase III, double-blind, randomized trial- the zoledronic acid lung cancer and other solid tumors study group. J Clin Oncol 21 : 3150-3157, 2003
4) Lipton A, et al : Superiority of denosumab to zoledronic acid for prevention of skeletal-related events : A combined analysis of 3 pivotal, randomized, phase 3 trials. Euro J Cancer 48 : 3082-3092, 2012

（篠田　裕介）

B 薬物療法—②鎮痛薬と鎮痛補助薬

> **ここがポイント**
> - 骨転移に伴う疼痛には侵害受容性疼痛と神経障害性疼痛が混在していることがあり，さらに関連痛や廃用性疼痛の修飾を受けて複雑化し難治性となりやすい．
> - 骨転移の疼痛に対する治療戦略の原則は，ほかのがん疼痛と同様 WHO 方式である．ただし非オピオイド，オピオイド，鎮痛補助薬それぞれの使用にあたって注意すべき点は多い．
> - 骨転移の疼痛に対する治療で薬物療法が担える範囲は広くないため，理学療法や放射線治療までを含む集学的治療戦略が重要となる．

1 骨転移による疼痛の機序と特徴

a. 疼痛とは何か

　国際疼痛学会は疼痛について，「実質的または潜在的な組織障害に関連した，もしくはそのような障害があるかのように表現される，不快な感覚的感情的な経験」と明確に定義している[1]．痛みは主観的なものであり，痛みの診察ではまず訴えを信じることから始めなければならないが，そこでは神経伝導路から心理的要因に至るまで「何がその人を痛がらせているのか？」を考察することがきわめて重要になる．

　本項では，骨転移がもたらす疼痛の機序や治療戦略について議論する．

b. 侵害受容性疼痛と神経障害性疼痛

　身体的な要因に限れば，疼痛は侵害受容性疼痛と神経障害性疼痛に分かれる．骨痛を含む運動器の疼痛は，末梢の1次ニューロン終末に存在する侵害受容器から発生する侵害受容性疼痛のなかでも，伝達する神経線維の特徴（伝導速度が早いAδ線維が中心）から，内臓由来の疼痛（C線維が中心）よりも局在が明瞭な鋭い痛みとして感じられることが多い[2a]．

　一方，神経障害性疼痛とは神経自体の障害によって生じるものであるが，組織障害の波及や閾値の低下などで骨痛が物理的機能的に神経障害を引き起こすと，2つの機序が混在することもある．

c. 関連痛と廃用性疼痛

　これらは痛み症状を修飾する重要な要素である．末梢の1次ニューロンから入力を受ける脊髄レベルによって，同じレベルに遠心路核をもつ骨格筋や，そのレベルのデルマトームに一致した皮膚に関連痛を伴うことがある．特にがんの脊椎転移に伴うものは椎体症候群とよばれ，頚椎転移で後頭部〜肩甲背部，胸椎転移で腰背部〜腸骨・仙腸関節，仙椎転移で大腿後面にみられる痛みが特徴的である[2a]．

　また，進行がん患者では悪液質を伴っていることが多く，全身の筋肉量減少に加えて，がんの症状や化学療法による倦怠感，嘔気や食思低下など複合的な要因により臥床時間が長くなる．このようなサルコペニアと廃用が運動器の疼痛を生じやすくし，さらには疼痛部位を庇う動作や姿勢で新たな筋肉や関節痛を起こし得る．

　これらの疼痛の特徴として，本来の骨病変とは一見無関係な部位に生じること，筋筋膜性疼痛の要素が大きくオピオイド鎮痛薬があまり有効でないこと，動けないことでさらに痛くなる悪循環に陥りやすく難治性であることが挙げられる．

2　WHO除痛ラダー：非オピオイド鎮痛薬

　世界保健機関（World Health Organization：WHO）が提唱する「WHO方式がん疼痛治療法」[3]は「5原則」と「除痛ラダー」からなる（表5-1，図5-3）．強調すべき点の1つは，どの段階でも過不足なく鎮痛薬の定時投与を行い（By the Clock），できる限りEnd-of-Dose Failure（薬の切れ目の痛み）を予防するということである．

　WHO式除痛ラダーの第1段階では非オピオイド鎮痛薬を中心に使用するが，腎障害・上部消化管障害・出血のリスクがある場合などでは非ステロイド抗炎症薬（NSAIDs）を使いにくい．表5-2に各種NSAIDsにおけるシクロオキシゲナーゼ（Cyclooxygenase：COX）活性比（COX-1/COX-2）を示す．COX-1は臓器血流増加作用や血小板凝集作用，COX-2は炎症作用をもつ．COX-2選択性の高い阻害剤ほど，消化管障害や腎障害，血小板凝集低下を起こしにくい可能性がある．ただし添付文書情報によれば，国内の臨床試験ではセレコキシブとほかのNSAIDsの間で消化管粘膜障害の頻度に有意差は認めず，やはりほかのNSAIDs同様の注意が必要である．

　同時に，NSAIDsには心血管イベントや心不全のリスクがある．プロスタグランジンやトロンボキサンへの影響が関与するとされるこの合併症は，上記とは反対にCOX-2選択性の高いほど高リスクであるとする報告がある[4]．一方，米国FDA（Food and Drug Administration）はこのリスクに対する勧告を行っており，最新のものでは「NSAIDsの開始1週目からリスクはあるが，用量および投与期間依存的に高リスクとなる」，「特定のNSAIDsがほかのものに比してリスクに差があるとはいえない」，「心疾患の有無にかかわらずリスクはあるが，心疾患やその危険因子があれば，より高リスクとなる」などとしている[5]．

　一方，アセトアミノフェンはNSAIDsと同等に推奨されている[2b]．本薬剤はシクロオキシゲナーゼを阻害するNSAIDsとは異なる鎮痛機序をもつと考えられており，

表 5-1　WHO 方式がん疼痛治療法：5 原則とがん除痛ラダー

By Mouth：なるべく飲み薬を用いる
- 簡便で経済的，自己管理可能

By the Clock：時刻を決めて規則正しく用いる
- 切れ目なく効くように

By the Ladder：段階的な薬剤の選択と組み合わせ
- 痛みの強さに応じて薬を選ぶ

For the Individual：患者に合わせて個別的に処方する
- 効果を見ながら 1 人ひとりに合わせて

Attention for Detail：そのうえで細かい配慮を
- 開始後の効果と副作用を評価して

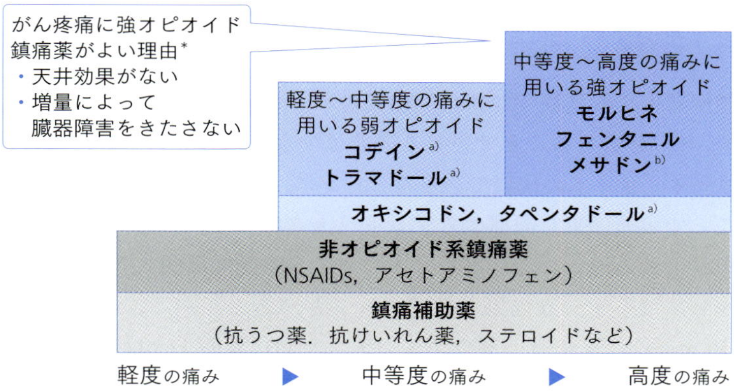

がん疼痛に強オピオイド鎮痛薬がよい理由*
- 天井効果がない
- 増量によって臓器障害をきたさない

中等度〜高度の痛みに用いる強オピオイド
モルヒネ
フェンタニル
メサドン[b]

軽度〜中等度の痛みに用いる弱オピオイド
コデイン[a]
トラマドール[a]

オキシコドン，タペンタドール[a]

非オピオイド系鎮痛薬
（NSAIDs，アセトアミノフェン）

鎮痛補助薬
（抗うつ薬，抗けいれん薬，ステロイドなど）

軽度の痛み　▶　中等度の痛み　▶　高度の痛み

図 5-3　WHO 方式がん疼痛治療法

* 国内で使用可能なオピオイド鎮痛薬において，以下のような例外を考慮する必要がある．

[a] トラマドール・タペンタドールは，モノアミン再取り込み阻害作用を併せもっているため添付文書上の最大量を順守する．コデインにも天井効果があり，200〜300 mg/日を超える場合は強オピオイドへ移行すべきとされる[8a]．

[b] メサドンは，半減期 T 0.5 が長い，致死的不整脈（QT 延長）のリスクがある，低用量でモルヒネと 1：1 の効力比が高用量では 1：20 と著増し過量投与のリスクが明らかに高いなど，増量は慎重に行わねばならない．なお，処方には E-Learning 受講が必要である．

表 5-2　NSAIDs の COX-2 選択性

一般名	商品名の例	試験数	COX-1*	COX-2*	COX-1/COX-2 比
セレコキシブ	セレコックス	4	82.0±36.0	6.8±5.4	12
エトドラク	ハイペン	4	>100	53±45	>1.9
メロキシカム	モービック	4	37.0±11.0	6.1±3.8	6.1
ジクロフェナク	ボルタレン	10	0.076±0.018	0.025±0.010	2.9
イブプロフェン	ブルフェン	8	81±21	80±52	0.15
インドメタシン	インテバン	9	0.009±0.001	0.310±0.200	0.029

* ヒト単球シクロオキシゲナーゼ（COX）に対する各 NSAIDs の IC_{50} 値（μM），n 回の試験における mean±SE．COX-1/COX-2 比が高いほど COX-2 活性が選択的に阻害されていることを表す．

腎障害や上部消化管障害などのリスクが比較的低い．ただ抗炎症作用はほとんどないため，骨転移に伴う疼痛に対してはNSAIDsよりも効果が劣る可能性がある．成人に対する通常量は 2,400 mg/日程度～最大 4,000 mg/日までとされているが，全身状態の悪い例や高齢者では，より少なめの開始量が望ましい．また肝障害を有する例や高用量投与時には，適応の判断や肝機能のモニタリングに慎重さが求められる．錠剤は大きい上に低力価（200, 300, 500 mg 錠）のため，内服が負担になる場合には原末や50%細粒のほうが使いやすい．坐剤（100 mg, 200 mg）や注射薬（1,000 mg バイアル）も処方可能である．

3　WHO 除痛ラダー：オピオイド鎮痛薬

　複数の無作為化比較試験[6,7]では，WHO ラダーの第 2 段階をスキップしいわゆる「強オピオイド」を始めることで生じる問題は少なく，よい効果が得られたとしている．しかし弱オピオイドの代表であるコデインは，肝臓において一部がモルヒネに代謝されることで鎮痛効果を発揮するプロドラッグであり，この「オピオイドの強弱」という分類は用量の違いに過ぎない．オピオイド感受性は個人差が大きく，5 mg/日の経口モルヒネでも十分な効果を発揮することがある[8a)]が，この量はリン酸コデイン換算で 30 mg/日，現在最小量のフェンタニル貼付薬の 1/5 以下という微量にあたる．高齢者・悪液質の進行した患者・すでに重要臓器不全を伴っているがん患者でオピオイドを開始する場合には特に，オピオイドが過量であった場合に回復が難しいことを考え，WHO ラダー第 2 段階程度の用量を尊重すべきである（5 原則における For the Individual）．リン酸コデイン 60～80 mg/日（力価）程度から開始する，少量の速放剤頓用（例：モルヒネシロップ 5 mg/回，オキシコドン散 2.5 mg/回，ともに力価）で反応をみる[9)]，徐放剤ならばオキシコドン 10 mg/日程度から開始するなどし，少なくともフェンタニル貼付薬や 1 日 1 回投与のモルヒネ徐放剤からは開始しないのが安全である．また，活性代謝産物が腎排泄性であるため，腎障害ではモルヒネを避けるか，減量して用いる必要がある[2c)]．

　骨転移に伴う疼痛に対して特定のオピオイドの優位性は証明されていないが，動物実験モデルにおいてモルヒネよりも低い ED_{50} を呈するオキシコドン[10)]は，実地臨床においてもほかより有効という印象をもたれている．ほかにも，オピオイド受容体作動性以外に付加的な作用をもつトラマドールやタペンタドール，さらにはオピオイド間での交差耐性がなく，NMDA 受容体拮抗作用も併せもつメサドンには期待がもてる．しかし図 5-3 に示すとおり，使用には十分な注意が必要である．

　嘔気と便秘は注意すべき代表的な副反応であり，これらの制御がオピオイドへの信頼を左右する．オピオイドの嘔気にはプロクロルペラジンが汎用されているが，同様に良好な制吐作用をもち，錐体外路症状のリスクが低く，1 日 1 回投与で済むオランザピンが使いやすい．2.5～5.0 mg/日程度で十分であることが多いが，糖尿病では禁忌である．また中枢性の制吐薬（抗精神病薬）を使っているにもかかわらず嘔気が改善

しない例では，オピオイドによる前庭器でのヒスタミン遊離の亢進を疑う．「体動時に吐き気がする」「ふらつきを伴う」などの情報から示唆され，ジフェンヒドラミン・ヒドロキシジンなどの抗ヒスタミン作用が奏効する．

「オピオイドを開始したら眠気がひどくなった」という訴えはよく聞かれる．もしも鎮痛効果が十分で眠気があるなら，減量を検討すべきである[2d]．しかし実際には夜になると入眠に薬を要していたり，せん妄のために日内リズムが乱れている，ということが少なくない．この場合にはむしろ，夜間の睡眠改善とせん妄の診断治療が重要である．その際にオピオイドがせん妄の原因と考えられるならば，オピオイド・ローテーション（ほかのオピオイドへの変更）を考えるべきであることが，多数の前後比較研究から示唆されている[11]．また，もしも眠気に耐性が生じずに苦痛であれば，オピオイド・ローテーション[12]やカフェイン製剤が有用である．

ほかにも，オピオイドの副反応として瘙痒やミオクローヌスが生じることがある．オピオイド受容体にはμ，κ，δのサブタイプが知られているが，オピオイド鎮痛薬はμ選択性が高い．動物実験でκ作動薬に鎮痒作用を認め[13]，オピオイド拮抗薬が胆汁うっ滞性の痒みに有効とされている[14]ことから，ヒスタミン遊離作用によらない瘙痒の原因としてμ選択的な活性化が考えられている．ミオクローヌスは活性代謝産物による神経毒性と考えられている[2]．これらの場合に有効な対処法は少なく，オピオイド・ローテーションを検討する．

4　鎮痛補助薬

前述の神経線維の違いから，骨痛に対しては内臓の痛みほどオピオイドが有効でない可能性がある．通常の鎮痛薬で不十分ながん疼痛に対して，鎮痛補助薬（図5-4）[15]がWHOラダーにおいても第1段階から選択肢に入っている．しかし一方でこれらの薬剤を含め，末梢性神経障害性疼痛においてNNT（Number Needed to Treat：何例中1例で鎮痛に成功したかという指標）<2となるような薬剤は存在しない．オピオイドでがん疼痛全体の70〜90％は数日以内に満足のいく程度まで緩和されるのに対し，神経障害性疼痛に有効とされる三環系抗うつ薬では，数週を要して有効率50〜75％である[16,17]．これらの事実からLussierとPortenoyは，鎮痛補助薬の位置づけについて「どのようながん疼痛に対しても，禁忌でない限りオピオイドより先に鎮痛補助薬を試すべきでない」と述べている[18]．

また，狭義の鎮痛補助薬ではないが，副腎皮質ステロイド薬はオピオイド抵抗性の骨転移痛の緩和に推奨されている[19]．機序の1つとして強力な抗炎症作用が考えられる．

5　鎮痛薬の使用時におけるゴール設定の重要性

骨転移の疼痛を含む運動器の痛みの特徴として，「安静時は痛くないが，荷重や体動で強い痛みが生じる」ことが多い．多くのがん疼痛と違って，安静時（持続痛）と荷

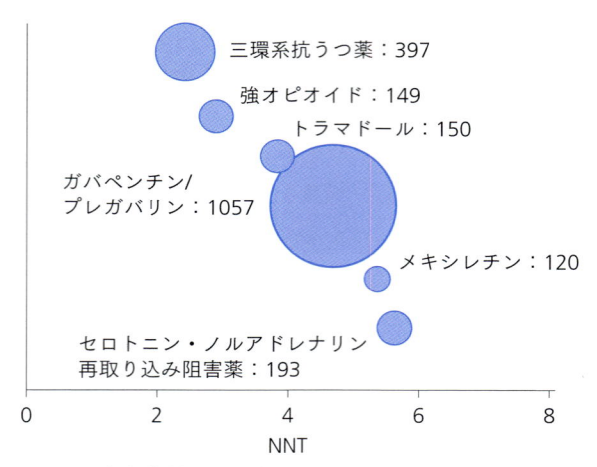

図 5-4　各種薬剤の NNT 値
NNT（Number Needed to Treat）：何例中 1 例で鎮痛に成功したか（低値ほど有効率が高い）．円の大きさと薬剤名の横の数値は，レビューで評価対象とされた症例数を表す．NNT は神経障害性疼痛に用いた場合の数値．
（Finnerup NB, et al：Algorithm for neuropathic pain treatment：an evidence based proposal. Pain 118：289-305, 2005 をもとに作成）

重・体動時（突出痛）で鎮痛薬の必要量が大きく異なり，オピオイドの用量調節を難しくする．対処例として，定時の基本量を少なめに，疼痛時のレスキュードーズを多めに設定すること，離床や身体を動かす予定がわかれば，その 30〜60 分ほど前に「事前レスキュー」を投与することが有効である．

　骨転移による痛みは薬物での十分な緩和が難しく，薬物療法が担える範囲は広くない．また，荷重や体動に伴う疼痛を緩和するのみならず，機能予後のために病的骨折や麻痺のリスクを十分に評価せねばならない．すなわち，理学療法や放射線治療をも含む集学的治療戦略が重要となる所以であり，患者の生活まで考慮しつつも実現可能なゴールを探す作業が，医療チームには求められる．

引用文献

1) Merskey H, et al（eds）：Classification of Chronic Pain 2nd ed. IASP Press, Seattle, 1994
2) 日本緩和医療学会緩和医療ガイドライン作成委員会（編）：がん疼痛の薬物療法に関するガイドライン 2010 年版．pp18-22（2a），128-136（2b），56-57（2c），196-203（2d），金原出版，2010
3) 世界保健機関（編），武田文和（訳）：がんの痛みからの解放—WHO 方式がん疼痛治療法 第 2 版．pp16-19，金原出版，1996
4) Grosser T, et al：Biological basis for the cardiovascular consequences of COX-2 inhibition：therapeutic challenges and opportunities. J Clin Invest 116：4-15, 2006
5) FDA Drug Safety Communication：FDA strengthens warning that non-aspirin nonsteroidal anti-inflammatory drugs（NSAIDs）can cause heart attacks or strokes. 2015
（http://www.fda.gov/Drugs/DrugSafety/ucm451800.htm）
6) Marinangeli F, et al：Use of strong opioids in advanced cancer pain：a randomized trial. J Pain Symptom Manage 27：409-416, 2004

7) Maltoni M, et al：A validation study of the WHO analgesic ladder：a two-step vs three-step strategy. Support Care Cancer 13：888-894, 2005
8) 日本緩和医療学会がん疼痛治療ガイドライン作成委員会（編）：がん疼痛治療ガイドライン．pp54-67, 真興交易医書出版部, 2000
9) National Comprehensive Cancer Network：NCCN Clinical Practice guidelines in oncology, adult cancer pain（Version1）
 (http://www.nccn.org/professionals/physician_gls/f_guidelines.asp)
10) Minami K, et al：Morphine, oxycodone, and fentanyl exhibit different analgesic profiles in mouse pain models. J Pharmacol Sci 111：60-72, 2009
11) Mercadante S, et al：Opioid switching：a systematic and critical review. Cancer Treat Rev 32：304-315, 2006
12) McNicol E, et al：Management of opioid side effects in cancer-related and chronic noncancer pain：a systematic review. J Pain 4：231-256, 2003
13) 生駒晃彦：オピオイドと肝疾患の痒み．日本医事新報 4398：142-143, 2008
14) Wolfhagen FH, et al：Oral naltrexone treatment for cholestatic pruritus：a double-blind, placebo-controlled study. Gastroenterology 113：1264-1269, 1997
15) Finnerup NB, et al：Algorithm for neuropathic pain treatment：an evidence based proposal. Pain 118：289-305, 2005
16) Max MB, et al：Amitriptyline relieves diabetic neuropathy pain in patients with normal or depressed mood. Neurology 37：589-596, 1987
17) Kishore-Kumar R, et al：Desipramine relieves postherpetic neuralgia. Clin Pharmacol Ther 47：305-312, 1990
18) Lussier D, et al：Adjuvant analgesics in pain management. *In*：Hanks G, et al（eds）：Oxford Textbook of Palliative Medicine（4th edition）, pp706-708, Oxford University Press, Oxford, 2010
19) Portenoy RK, et al：Cancer pain management：Adjuvant analgesics（coanalgesics）. 2015
 (http://www.uptodate.com/contents/cancer-pain-management-adjuvant-analgesics-coanalgesics)

〔金井　良晃，住谷　昌彦〕

C 骨転移の疼痛に対するペイン・クリニック的治療アプローチ

> **ここがポイント**
> - 骨転移に伴う痛みの病態は，骨破壊と骨不安定性による骨膜刺激症状，骨転移周囲の軟部組織の炎症から起こる侵害受容性疼痛（炎症性疼痛を含む）である．患者の痛みの訴えは，安静時の持続痛だけでなく，骨不安定性による骨膜刺激症状と考えられる体動時の強い痛みを訴えることが少なくない．また，骨髄内や骨膜の神経線維の障害による神経障害性疼痛が発症することもある．
> - 骨転移疼痛治療の基本は，オピオイド鎮痛薬を中心とした薬物療法と放射線療法である．オピオイド鎮痛薬の効果が不十分ないしは副作用のため忍容性が低い場合にペイン・クリニック的治療アプローチの適応を検討する．
> - ペイン・クリニック的治療アプローチには，神経機能を遮断する治療法，オピオイド鎮痛薬を神経組織に直接的に投与する治療法，神経刺激療法の3種類があり，その利点と欠点を十分に理解したうえで，適応を検討する．

1 骨転移の疼痛に対する基本戦略

　骨転移に伴う痛みの病態は，骨破壊と骨不安定性による骨膜刺激症状，骨転移周囲の軟部組織の炎症から起こる侵害受容性疼痛（炎症性疼痛を含む）である．患者の痛みの訴えは，安静時の持続痛だけでなく，骨不安定性による骨膜刺激症状と考えられる体動時の強い痛みを訴えることが少なくない．

　骨転移の疼痛に対する基本的な治療は薬物療法であり，WHO 3段階除痛ラダーに則り，選択的 COX-2 阻害薬の定期投与を基本とする抗炎症治療から開始し，痛みの強さに応じて弱オピオイド鎮痛薬，強オピオイド鎮痛薬へとステップアップしていく．オピオイド鎮痛薬は，一般的に侵害受容性疼痛に対しては鎮痛効果に天井効果が現れず用量依存性の鎮痛効果が期待でき，骨転移による疼痛に対しても有効である．しかし，安静時痛が十分に管理されていたとしても，体動時に惹起される強い痛みをオピオイド鎮痛薬で管理するためには比較的高用量のオピオイド鎮痛薬が必要であることが多く，体動時痛を十分に管理するためのオピオイド鎮痛薬を使用すると安静時には相対的に過量投与になり眠気，鎮静作用の副作用が出現することが少なくない．また，食事のためのギャッチアップなどのように体動する時間帯が事前にわかる場合には，体動の15〜30分前にオピオイド鎮痛薬の速放剤を頓用することで体動時痛を

管理することが試みられるが，このような場合にもトイレ歩行や寝返りなどの不定期な体動時の痛みの管理が十分に行えないことがある．

　さらに，骨皮質の破壊が顕著でなくても骨髄内にがんが浸潤している場合などには安静時にも比較的強い痛みを伴うことがあり，このような場合にはオピオイド鎮痛薬に抵抗性であることが散見される．消炎鎮痛薬やオピオイド鎮痛薬に抵抗性の骨転移疼痛の病態としては，骨髄内や骨膜表面の神経線維をがん組織が浸潤・破壊することによる神経障害性疼痛が考えられる[1]．神経障害性疼痛に対してはオピオイド鎮痛薬は一般的に比較的高用量が必要であり，また，鎮痛効果に天井効果が現れることがあり，プレガバリンなどの非オピオイド鎮痛薬の併用を考慮する．

　薬物療法以外には，放射線療法が骨転移疼痛に対する標準療法であり約80％の患者で鎮痛効果が期待できるだけでなく，照射後1～6か月後に病巣の再骨化も期待でき，骨不安定性も解消される可能性があり原因療法となり得る[2]．

　薬物療法の鎮痛効果と副作用に対する忍容性のバランスから十分に鎮痛効果が得られず，さらに放射線療法でも管理できない骨転移疼痛に対して神経ブロック療法を中心としたペイン・クリニック的治療アプローチが考慮されることになる．

2　骨転移の疼痛に対する神経ブロック療法の適応の考え方

　ペイン・クリニック的治療アプローチには，a）神経機能を遮断することによって鎮痛を得る方法，b）神経組織に直接的にオピオイド鎮痛薬を投与し鎮痛を得る方法，c）神経刺激により鎮痛を得る方法の3種類がある．

　一般的に，薬物療法に比してペイン・クリニック的治療アプローチは侵襲性が高く合併症のリスクもあるため，生命予後が3か月以上期待できる場合に適応とされることが多い．また，止血凝固能が保たれているなど，全身状態が比較的安定している場合に選択される．

a. 神経機能を遮断することによって鎮痛を得る方法

　神経機能を遮断する方法としては，神経組織に局所麻酔薬を投与する方法以外に，フェノールグリセリンやアルコールなどの神経破壊薬を投与する方法，神経組織を熱凝固する方法がある．これらは体動時の発作的な激痛に対しても非常に有効性が高いため，骨転移疼痛の管理方法として積極的に考慮する．ただし，いずれの方法でも，感覚遮断だけでなく運動麻痺を伴うことが大半であるため，鎮痛効果以外に合併症としての運動麻痺による患者のADL/QOLの低下によるデメリットも十分に考慮して適応を検討しなければならない．

　局所麻酔薬の投与では，硬膜外ブロックや腕神経叢ブロック以外に，末梢神経ブロックも考慮されるが，骨転移の疼痛管理のためには神経組織周囲にカテーテルを挿入し持続投与する必要があることが多い．カテーテル刺入部の感染の予防・管理が必須であり，感染予防のためにカテーテル挿入中は入浴できないなどのADL制限も加

わる．神経破壊薬や神経熱凝固による恒久的神経ブロック治療では，局所麻酔薬の持続投与（カテーテル挿入）による神経ブロック治療のデメリットを最小化することができるが，一方で，神経遮断作用が数か月〜年単位で継続し不可逆性であるため，その適応はより慎重でなければならない．神経遮断による運動麻痺が十分に許容される状況においても，神経遮断による感覚低下としびれ感を患者が不快に思うことは少なくないため，恒久的神経遮断の前には必ず局所麻酔薬投与によるテスト神経遮断を実施し，鎮痛効果だけでなく副作用（運動麻痺，感覚鈍麻・しびれ感など）を確認する．恒久的神経ブロックの適応として，生命予後が3か月以上期待できる場合とされる一方で，長期間の生命予後が期待できる場合に実施することの適否についての基準は議論されていない．ただし，恒久的神経ブロックでは，がん患者を対象とした明確な研究報告はないが，神経破壊による新たな神経障害性疼痛の発症の可能性があるため生命予後が年単位で期待できる場合には適応を慎重に検討するべきである．

1）局所麻酔薬による神経ブロック

硬膜外腔やくも膜下腔だけでなく，腕神経叢や末梢神経に対して局所麻酔薬を注入する．四肢や体幹の痛みに対して行われる．一般に単回の局所麻酔薬の投与では鎮痛効果の持続性が得られないため，カテーテル挿入による局所麻酔薬の持続投与が必要となる．カテーテルの挿入手技は超音波ガイド下に実施することによって血管穿刺などの合併症を減らせるようになっており，施設によって適応基準は異なるが血小板減少や凝固異常のある患者に対しても末梢神経ブロックが選択されることもある．

2）神経破壊薬による神経ブロック

くも膜下フェノールブロックは仙骨領域と胸・背部痛に対する脊髄神経根の神経破壊を行える．仙骨領域（サドルブロック）の神経破壊では仙骨や骨盤転移に対する会陰部痛に有効であるが，排尿排便の調節機能が損なわれ失禁することがあるので患者の希望を十分に確認する必要がある．実施にあたっては患者が坐位をとれることが条件となる．側臥位でくも膜下腔にフェノールグリセリンを限定的な範囲に投与することによって1本（〜3本）の脊髄神経根だけを選択的に破壊することも可能である．理論的には頚髄〜腰髄レベルのいずれにも実施可能であるが，頚髄はくも膜下腔が狭く脊髄神経根だけを破壊することが手技的に困難であることから，肋骨転移による胸郭の痛みに対して胸髄神経根を破壊することが一般的に行われている．このほか，三叉神経節にアルコールを注入し顔面領域の骨転移痛を管理したり，四肢の骨転移疼痛を末梢神経にアルコール注入し破壊することで管理することもあるが，このような末梢神経に対する神経破壊治療では次に述べる熱凝固術が選択されることが多い．

3）神経熱凝固術による神経ブロック

主に末梢神経に対する神経破壊は，神経に付加する温度と時間を任意に設定することによって神経破壊の程度を調節しやすいため，神経破壊薬の注入よりも熱凝固術が

選択される．薬剤注入と異なり，神経熱凝固術では直接末梢神経に穿刺する必要がある．末梢神経以外に対しては，頚髄の痛覚伝導路に穿刺針を刺入し熱凝固する経皮的コルドトミーがある．手技的に難しく侵襲性は比較的高いが，経皮的コルドトミーでは頚髄以下のいずれの部位の痛みに対しても適応可能である．ただし，痛覚伝導路は必ずしも一側性ではないため両側のコルドトミーが必要な場合もあることが報告されている．

　脊椎転移は全がん患者の10〜30％で発現し，脊椎の前方成分（椎体）に転移することが多い．脊椎の前方成分に不安定性が生じると，後方成分（主に椎間関節）の機械的負荷が高まる結果，後方成分由来の疼痛が2次的に生じることになる[3]．椎間関節による痛みは，傍脊椎部の圧迫による再現痛や局所の異常感覚（paresthesia），運動時の同部位局所の痛みによって診断され，椎間関節性腰痛として知られる．椎間関節局所に対する局所麻酔薬の投与によって鎮痛効果が得られ，その持続期間が短い場合には，脊髄神経根後枝内側枝の神経熱凝固術を実施することにより傍脊椎部の痛みが緩和されることがある．がん脊椎転移による椎間関節性腰痛については症例報告[4]しかないが，脊椎椎間関節性腰痛に対する神経熱凝固術の有用性は確立している[5]．

b．神経組織に直接的にオピオイド鎮痛薬を投与し鎮痛を得る方法

　比較的高用量のオピオイド鎮痛薬を使用する場合に，経口投与や経直腸投与，経皮（下）投与，経静脈投与以外に神経組織に直接的にオピオイド鎮痛薬を投与する方法が考慮されることがある．具体的には，硬膜外腔やくも膜各腔にカテーテルを挿入し，オピオイド鎮痛薬（主にモルヒネ）を持続注入する治療法である．モルヒネの場合，経口投与に比して硬膜外腔への投与は約1/3〜1/10，くも膜下腔への投与は約1/100〜1/300の薬量で同等の鎮痛効果が得られるとされる．このような神経組織への直接的オピオイド鎮痛薬投与が有効である場合には，医療経済上の利点が高いだけでなく，神経組織へのカテーテル挿入と投与ポートを皮下に埋め込むことにより入浴などのADL制限を少なくする方法も採られる．オピオイド鎮痛薬の経口投与や経直腸投与では腸管壁内神経叢の機能をオピオイド鎮痛薬が阻害することにより腸管蠕動機能が損なわれるが，神経組織に直接的にオピオイド鎮痛薬を投与する場合には腸管蠕動機能に対する直接的作用がないため嘔気，嘔吐，便秘が少ないとされる．局所麻酔薬を併用しなければ運動神経と感覚神経の遮断作用はないため，運動麻痺や感覚鈍麻が生じない．あるいは，局所麻酔薬の投与を併用することにより感覚神経遮断の効果とともに鎮痛作用が強化されることも期待できる．ただし，主に感染などの合併症のために神経組織へのオピオイド直接的投与を中断・中止する場合には，鎮痛効果が得られなくなるだけでなく，相当量のオピオイドをほかの経路からすみやかに投与できなければ非常に強い退薬徴候を発現する可能性があるため適切な支援体制を整備しておかなければならない．神経組織に対するオピオイド鎮痛薬の直接的投与について臨床経験が蓄積されているが，限られた患者群を対象として実施される臨床手技であるため十分なエビデンスが存在する訳ではなく，症例ごとに判断しなければならない．

そのほか，がん脊椎転移による脊髄損傷や脳転移によって痙性が強く発現する場合には，痛みの有無にかかわらずバクロフェンのくも膜下腔投与も選択される．埋込型持続注入ポンプ機器も承認市販されている．

c. 神経刺激により鎮痛を得る方法

神経刺激療法には硬膜外腔に電極を埋め込む脊髄刺激療法（spinal cord stimulation：SCS），大脳基底核や視床などに電極を埋め込む脳深部刺激療法（deep brain stimulation：DBS），大脳一次運動野に電極を埋め込む運動野刺激療法（motor cortex stimulation：MCS）の3種類がある．MCSは全身麻酔下で手術を実施することが多く，DBSは局所麻酔下で実施可能であるが開頭し脳実質に電極を挿入しなければならず侵襲度が高い．脊髄刺激療法は局所麻酔下で実施でき，比較的低侵襲である．いずれの神経刺激療法も全身状態が比較的よいことが条件になるが，電極留置とともに刺激装置（ジェネレーター）を皮下に埋め込むことで自宅でも患者自身によって利用できADL上の支障もない．

侵害受容性疼痛の病態を主とする骨転移疼痛に対する治療としては神経刺激療法の効果はきわめて限定的である．一方，がん関連の痛みに対する報告はないが，いずれの神経刺激療法も神経障害性疼痛疾患に対して有効性が示されており，骨転移に関連するオピオイド治療や神経ブロック療法などに抵抗性である場合には選択肢の1つとして考慮する価値がある．ただし，神経ブロック療法が劇的な鎮痛効果を示すことがある一方で，神経刺激療法は治療オプションの1つとして位置付ける姿勢が必要である．

引用文献

1) Halvorson KG, et al：Similarities and differences in tumor growth, skeletal remodeling and pain in an osteolytic and osteoblastic model of bone cancer. Clin J Pain 22：587-600, 2006
2) Maranzano E, et al：Effectiveness of radiation therapy without surgery in metastatic spinal cord compression：final results from a prospective trial. Int J Radiat Oncol Biol Phys 32：959-967, 1995
3) Jónsson B, et al：Pathoanatomical and radiographic findings in spinal breast cancer metastases. J Spinal Disord 8：26-38, 1995
4) Yoon JY, et al：Anterolateral percutaneous vertebroplasty at C2 for lung cancer metastasis and upper cervical facet joint block. Clin J Pain 24：641-646, 2008
5) Lord SM, et al：Percutaneous radio-frequency neurotomy for chronic cervical zygapophyseal-joint pain. N Engl J Med 335：1721-1726, 1996

（住谷　昌彦，穂積　淳）

D 骨転移に対する放射線療法

ここがポイント

- 有痛性骨転移における緩和照射にて 70% 程度の患者において疼痛緩和が得られる．長期予後が見込める患者に対しても 8 グレイ単回照射は標準治療として選択可能である．
- 脊髄圧迫症状を有する骨転移に対する除圧術＋術後照射はランダム化比較試験にて放射線単独治療と比較して良好な機能予後および生命予後が得られることが報告されている．
- 脊髄圧迫症状を呈している患者に対して放射線単独療法を施行する場合には可及的早期に放射線療法を開始することが望まれる．
- 長管骨の溶骨性骨転移で，骨皮質が高度に破壊され骨折の危険が高い場合には，予防的固定術を行ったうえで 30 グレイ/10 回程度の線量分割で術後照射を行うことが推奨される．
- 骨転移に対する緩和照射の治療効果は，疼痛や QOL などの患者利益をより直接的に反映する指標を用いて評価するべきであり，骨の再石灰化や腫瘍の縮小などの画像所見での評価は推奨されない．
- 体幹部定位照射（SBRT）と強度変調放射線療法（IMRT）を組み合わせた照射技法を用いて，脊椎転移に対して脊髄耐容線量を超えた高線量を照射する脊椎 SBRT が開発されつつあるが，現在では試験治療の位置づけである．

1 骨転移に対する放射線療法の適応・意義

　放射線療法に期待される役割は症状の緩和，QOL の維持・向上である．骨転移により生じ得る症状は疼痛，骨折，麻痺などの局所症状と高カルシウム血症などの全身症状があるが，放射線療法に求められるのは局所症状への対応である．少数の例外を除いて骨転移を有する時点で全身疾患であり，放射線療法を施行することによる生存期間延長効果は期待しづらい．近年ではオリゴメタスタシスとよばれる 1 個ないし数個の遠隔転移のみを有する病態に対し局所制御を得ることによる生存期間延長効果が脳転移や肺転移を中心に報告されているが[1]，骨のオリゴメタスタシスに対し局所制御を目的として高線量を照射することの生存期間への貢献は現時点では不明である．

a. 疼痛緩和を目的とした放射線療法

　有痛性骨転移に対して放射線療法を施行することにより，短い治療期間と軽微な有

害事象で高率に疼痛の改善や消失が期待できる[2,3]。

1）線量分割

骨折や脊髄圧迫を伴わない疼痛に対しては，8 グレイの単回照射にて 30 グレイ/10 回や 20 グレイ/5 回などの分割照射と同等の疼痛緩和効果が期待できる[2]。疼痛再燃までの期間，放射線療法後の脊髄圧迫，放射線療法後の骨折，放射線療法後の QOL 評価，急性期あるいは晩期の有害事象に関しても，単回照射と分割照射で同等である[2,4-6]。これらから，単回照射は予後不良例のみならず，予後良好例においても標準治療の 1 つとして位置づけられている[3,7,8]。また，10 回を超える分割回数を用いて治療することは原則的に推奨されない[9]。

2）疼痛緩和成績

メタアナリシスによると，評価可能患者における疼痛緩和割合は 59〜73％，疼痛消失割合は 23〜34％である[2,10,11]。がん種にかかわらず高い疼痛緩和割合が得られるが，乳癌，前立腺癌と比較して肺癌などそのほかのがん種ではやや疼痛緩和割合が低いことも報告されている[4]。放射線療法開始から疼痛緩和効果が出現するまでの期間は 3〜4 週間（中央値），疼痛緩和効果の持続期間は 5〜6 か月（中央値）である[4,5]。

3）再照射

外照射を施行した部位に疼痛緩和が得られなかった場合や疼痛がいったん緩和したあとに再燃した場合には，再照射の有効性が知られている。再照射の線量分割に関しても 8 グレイ単回照射と分割照射（20 グレイ/5〜8 回）のランダム化比較試験（SC 20 試験）が実施され，8 グレイ単回照射の非劣性が示された[12]。メタアナリシスにて再照射による疼痛緩和割合は 58％である[13]。再照射の疼痛緩和効果は初回照射時の疼痛緩和効果とは相関しない[14]。

4）分割照射が好ましいサブグループ

1）線量分割に述べたとおり 8 グレイ単回照射は長期予後が期待できる患者に対しても標準治療として選択可能である[3,7,8]。ただし，脊髄圧迫をきたしている患者や骨折・切迫骨折をきたしている患者は単回照射の非劣性を示した過去のランダム化比較試験で除外されている場合が多く[4-6,15-17]，分割照射を用いるのが望ましい。また，神経障害性疼痛に対しては単回照射の分割照射に対する非劣性が示されておらず，現状では分割照射が望ましい[18]。また，巨大骨外腫瘍を有する患者では分割照射を推す意見もあり[19]，特に脊髄に腫瘍が近接している場合には注意が必要である（図 5-5）。2）疼痛緩和成績に述べたように前立腺癌および乳癌と比較して肺癌などそのほかのがん種では疼痛緩和割合が低いことが報告されているが，単回照射と分割照射で疼痛緩和割合は同等である。

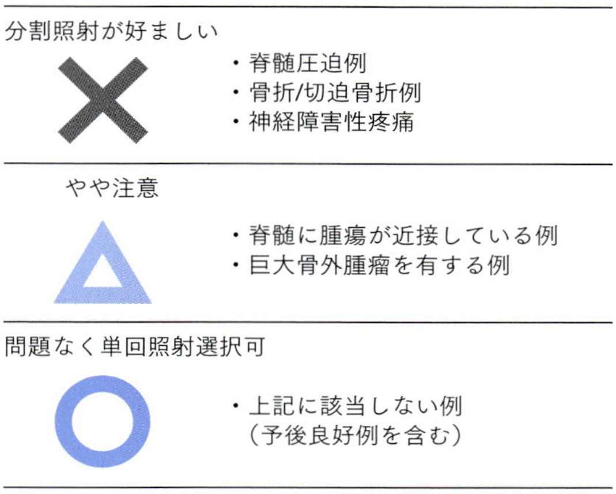

分割照射が好ましい

✕
・脊髄圧迫例
・骨折/切迫骨折例
・神経障害性疼痛

やや注意

△
・脊髄に腫瘍が近接している例
・巨大骨外腫瘤を有する例

問題なく単回照射選択可

○
・上記に該当しない例
（予後良好例を含む）

図 5-5　筆者が考える 8 グレイ単回照射の適応選択基準

表 5-3　脊髄圧迫に対する放射線単独療法と除圧術＋術後照射のランダム化比較試験の成績（期待予後 3 か月以上の患者が対象）

	放射線単独療法（n＝51）	除圧術＋術後照射（n＝50）	p 値
歩行可能割合（治療終了時）	57％	84％	0.001
歩行可能期間（中央値）	13 日	122 日	0.003
生存期間（中央値）	100 日	126 日	0.033

（Patchell RA, et al：Direct decompressive surgical resection in the treatment of spinal cord compression caused by metastatic cancer: a randomised trial. Lancet 366：643-648, 2005 より）

b. 脊髄圧迫症状（麻痺）の予防・改善を目的とした放射線療法

1）手術 対 放射線療法

　Patchell らは生命予後 3 か月以上が見込める 1 部位での脊髄圧迫症例 101 名を対象に放射線単独療法群と除圧術＋術後照射群とのランダム化比較試験を行い，試験が途中で中止になるほどの大差をもって除圧術＋術後照射群で機能予後および生命予後に有意に良好な結果が得られた（表 5-3）[20]．期待予後や手術侵襲を考慮すると除圧術＋術後照射と放射線療法単独のどちらを選択するかは悩ましい問題であるが，除圧術の優越性を示唆する高いレベルのエビデンスが存在することを常に念頭において治療法を決定するべきである．除圧術の適応外と判断された患者に対しては放射線療法が適応となる．

2）放射線療法の開始時期

　脊髄圧迫症状を呈している患者に対して放射線単独で治療する場合には，可及的早期に放射線療法を開始することが望まれる．英国国立医療技術評価機構（National Institute for Health and Clinical Excellence：NICE）のガイドラインでは脊髄圧迫症状を疑った場合は 24 時間以内に MRI を施行し，MRI で診断後 24 時間以内に放射線療法を開始するように推奨している[21]．

3）線量分割

放射線単独療法の場合，8 グレイ単回，20 グレイ/5 回，30 グレイ/10 回，40 グレイ/20 回など様々な線量が用いられてきたが，報告されている機能予後はどの線量でも同程度である[22]．ただし 8 グレイ単回や 20 グレイ/5 回などの 1 週間以内に治療を終了する短期レジメンでは，2 週間かけて照射する長期レジメンと比較して照射野内再発が多く，6 か月程度以上の生命予後が見込まれる症例では 30 グレイ/10 回などの長期レジメンを用いることが推奨される[23]．生命予後が 6 か月未満と予測される症例では 8 グレイ単回照射を選択してもよい[24]．

除圧術後の術後照射において最適な線量に関してのコンセンサスはないが，30 グレイ/10 回が用いられることが多い．

4）脊髄圧迫の予防を目的とした放射線療法

MRI などの画像上では脊髄圧迫をきたしているが，脊髄圧迫症状が出現していない非顕在化脊髄圧迫症例に対しては，放射線療法による優れた機能予後が報告されており，脊髄圧迫症状出現の予防を目的とした放射線療法の適応がある[25]．ただし，いまだ脊髄圧迫をきたしていない症例に対して脊髄圧迫を予防する目的で放射線療法を施行することの有効性は証明されていない．

c. 骨折の予防を目的とした放射線療法

1）適応選択

長管骨の溶骨性骨転移で，骨皮質が 3 cm 以上あるいは 50％以上破壊されている場合には，骨折の危険が高いため，予防的固定術を行ったうえで 30 グレイ/10 回程度の線量分割で術後照射を行うことが推奨される[26]．

比較試験による証明はされていないが，全身状態などから手術適応のない高リスク症例に対する骨折予防目的の放射線療法は意義があると考えられる．

2）骨の再石灰化

放射線療法により溶骨性骨転移が高率に再石灰化することが知られている．Koswigらによるランダム比較試験によれば，放射線治療後 6 か月時点で骨の再石灰化を認めた症例は 8 グレイ単回群（52 人）で 25％，30 グレイ/10 回群（55 人）で 58％あり，30 グレイ/10 回群にて 8 グレイ単回群よりも有意に良好な石灰化を示した[16]．ただし，この研究では放射線療法後の骨折割合は調査されていない．

これまで行われた 8 グレイ単回と 30 グレイ/10 回のランダム化比較試験のうち放射線療法後の骨折割合を報告したものが 3 つ存在する．Kaasa らの試験では放射線治療後の骨折割合は 8 グレイ単回群（186 人）で 4％，30 グレイ/10 回群（190 人）で 11％であり，30 グレイ/10 回群でむしろ高い骨折発生割合を認めた[6]．そのほかの試験では両群の骨折割合に有意差を認めていない[15,17]．また，メタアナリシスでも単回照射と分割照射で放射線療法後の骨折割合に有意差を認めていない[2]．

これらの知見からは，再石灰化を得ることが必ずしも骨の強化を意味しているとはいえない．骨の再石灰化を得ることが骨折割合の低下などQOLの向上に貢献するかどうかは現時点では不明である．

2 骨転移に対する放射線療法における有害事象

骨転移に対する放射線療法では30グレイ/10回を超えるような高線量を用いることは一般的には推奨されず[9]，照射部位に応じて粘膜炎，皮膚炎，悪心・嘔吐，下痢，骨髄抑制などの有害事象が起こり得るが概して軽微である．放射線療法後の骨折に関しては第3章「D．放射線療法による骨脆弱性」（p.53）を参照のこと．

a. 単回照射と分割照射での有害事象比較

古典的な放射線生物学的知識では1回線量を増加すると有害事象発生のリスクが増すとされるが，8グレイ単回照射の有害事象は30グレイ/10回などの分割照射と比較して同等以下である．

過去の多施設共同ランダム化比較試験の結果からは，8グレイ単回照射は分割照射と比較して急性期有害事象の発生は同程度かやや少ない．米国で前立腺癌および乳癌の有痛性骨転移を対象に行われたRTOG 9714試験（患者数898人）では，8グレイの単回照射群と比較して30グレイ/10回の分割照射群でGrade 2～4の急性期有害事象が有意に多く認められた（10% vs 17%，$p=0.02$）[15]．

重篤な晩期有害事象の発生はまれである．前述のRTOG 9714試験では8グレイ単回照射群，30グレイ/10回の分割照射群ともにGrade 2～4の晩期有害事象の発生割合は4%であった[15]．

b. 疼痛のフレア現象

1) フレア現象とは？

有痛性骨転移に対し外照射あるいはストロンチウム-89（^{89}Sr）などを用いた内照射を開始してから数日以内に一過性の疼痛増悪を認めることがあり，フレア現象とよぶ．フレア現象では短期的（10日以内程度）に照射開始前のベースラインまで疼痛が回復し，これをもって原病による疼痛増悪と区別する．

2) フレア現象の発生割合

外照射に起因するフレア現象の発生頻度に関して，カナダで多施設共同前向き観察研究が実施された．8グレイ単回照射を施行した70人におけるフレア現象の発生割合は39%，分割照射（20グレイ/5回が多い）を施行した41人においては41%であった[27]．疾患別では乳癌の患者でフレア現象が多く認められた（乳癌52%，前立腺癌25%，肺癌23%：$p=0.02$）．フレア現象の発生と放射線療法後の疼痛緩和には相関は認められなかった．

3）フレア現象に対する対策

フレア現象が起こる機序として照射された骨周囲に浮腫が生じることが推測されており，ステロイドの予防投与によりフレア現象の発生を予防する試みがなされている．Hirdらは有痛性骨転移に対し8グレイ単回照射を施行した41人に対し，照射日から4日間デキサメタゾン8 mgを投与する第II相試験を行い，フレア現象の発生は22％であった[28]．現在デキサメタゾン予防投与の有効性を検証するランダム化比較試験が進行中である（図5-6）[29]．

c. 脊椎転移に対する再照射に伴う放射線脊髄炎のリスク

有痛性骨転移に対する放射線療法の疼痛緩和効果は永続するものではなく，中央値5〜6か月で疼痛は再燃する[4,5]．このため実臨床では同一部位への再照射も高頻度に行われており，全身療法の進歩により骨転移患者の予後が延長するに従い，再照射の重要性は高くなっている．しかし，再照射の安全性に関してはいまだ評価は不十分であり，特に脊椎への再照射では放射線脊髄炎の発生が懸念される．

1）SC 20試験

骨転移再照射に関する初の多施設共同ランダム化比較試験であるSC 20試験が北米で行われた[12]．SC 20試験は登録患者数が850人という大規模試験であり，再照射の線量分割を8グレイ単回照射あるいは分割照射（照射部位が脊椎・骨盤で初回照射が分割照射の場合は20グレイ/8回，そのほかの場合は20グレイ/5回）にランダム化比較し，8グレイ単回照射の分割照射に対する非劣性が示された．SC 20試験では重篤な有害事象はGrade 4の心合併症を1人で認めたのみであり，放射線脊髄炎の発生は認めていない．このSC 20試験の適格基準になっている初回照射の処方線量は脊椎の場合は6〜8グレイ単回，18グレイ/4回，20グレイ/5回であり，日本で圧倒的に多く用いられている30グレイ/10回は不適格であるので，注意が必要である．つまり，SC 20試

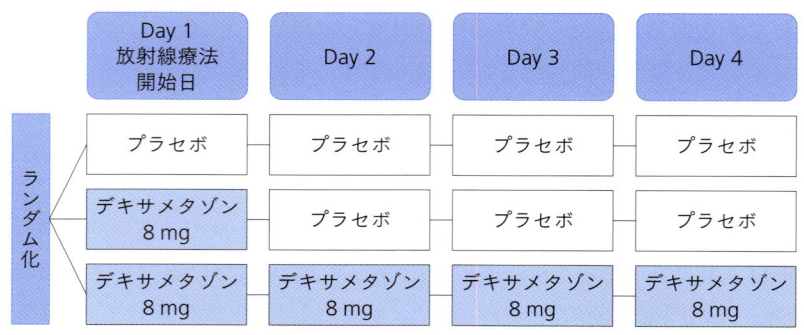

図5-6 疼痛のフレア現象に対するデキサメタゾン予防投与の有効性検証試験のシェーマ

(Westhoff PG, et al : Dexamethasone for the prevention of a pain flare after palliative radiotherapy for painful bone metastases : a multicenter double-blind placebo-controlled randomized trial. BMC Cancer 14 : 347, 2014 より一部改変)

験により再照射の安全性が示された現在においても 30 グレイ/10 回後の脊椎再照射に関する安全性はいまだ不明のままである．

2）体幹部定位照射（SBRT）を用いた再照射

ひとたび放射線脊髄炎をきたせば回復は困難であり，対策は放射線脊髄炎をきたさないことに尽きる．2013 年に出版された米国放射線学会のエキスパートオピニオンでは 30 グレイ/10 回後 6 か月時点での脊椎再照射において放射線脊髄炎のリスクを低減するために通常照射よりも脊椎体幹部定位照射〔stereotactic body radiation therapy：SBRT（後述）〕での再照射を推奨している[30]．ただし，現時点では脊椎 SBRT は試験治療の位置づけであり，可能な限り臨床試験に参加したうえで脊椎 SBRT を行うように推奨している．また，現時点で本邦では保険適用外である．

3　骨転移に対する放射線療法後の評価方法

骨転移に対して放射線療法を施行する主たる目的は疼痛緩和，脊髄圧迫症状の予防・改善，骨折予防であり，放射線療法後の評価も疼痛などの症状や，脊髄圧迫・骨折の発生の有無，QOL など患者利益をより直接的に反映する指標で評価するべきである．

p.130，2）骨の再石灰化で述べたように放射線療法後に骨の再石灰化を得ることが骨の強化の代用指標となるかどうかは不明である．骨の再石灰化や腫瘍の縮小などの画像所見が患者利益と相関するかは不明であり，画像での評価は原則的には推奨されない．

a．疼痛の評価

疼痛の強さと鎮痛薬の使用量を併せて評価する[31,32]．過去 3 日間の最悪値での 0〜10 の Numerical Rating Scale（NRS）を用いて疼痛の強さの指標とする．鎮痛薬の使用量はオピオイド鎮痛薬の 1 日使用量を経口モルヒネ等価量に換算して評価する．International Bone Metastases Consensus Working Party の効果判定基準を表 5-4 に示す[32]．疼痛部位は人体のシェーマ上に患者に描いてもらうのが望ましい（図 5-7）．

b．QOL の評価

臨床試験などでは Patient Reported Outcome（PRO）である QOL 評価票を用いることが推奨されている．骨転移患者用に開発された EORTC QLQ-BM22（European Organization for Research and Treatment of Cancer QOL Group Bone Metastases Module）[33,34] や，緩和治療を受ける患者共通の評価尺度である EORTC QLQ-C15-PAL[35] などの QOL 評価票を用いることが推奨される．

表 5-4 疼痛緩和の効果判定基準

用語	定義
Complete response	鎮痛薬の増加なしに治療部位の疼痛スコアが 0 となった場合
Partial response	鎮痛薬の増加なしに治療部位の疼痛スコアが 2 以上低下した場合，あるいは疼痛の増悪なしに 25％ 以上の鎮痛薬の減量が得られた場合
Pain progression	鎮痛薬の減量なしに治療部位の疼痛スコアが 2 以上増加した場合，あるいは疼痛スコアの低下なしに鎮痛薬を 25％ 以上増量した場合
Indeterminate response	Complete response, Partial response, Pain progression のいずれにも該当しないもの

過去 3 日間の最悪値での 0-10 Numerical Rating Scale（NRS）を指標とする．
鎮痛薬の使用量はオピオイド鎮痛薬の 1 日使用量を経口モルヒネ等価量に換算して評価する．
（Chow E, et al：Update of the international consensus on palliative radiotherapy endpoints for future clinical trials in bone metastases. Int J Radiat Oncol Biol Phys 82：1730-1737, 2012 より）

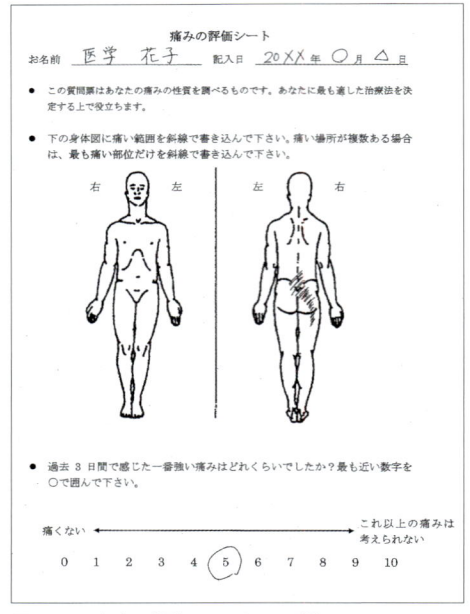

図 5-7 疼痛の評価シートの 1 例
患者自身に疼痛部位と疼痛スコアを記載してもらうと便利である．

4 脊椎 SBRT

　比較的小さな腫瘍に対して多方向からピンポイントに大線量を照射する照射技法を体幹部定位照射（stereotactic body radiation therapy：SBRT）とよぶ．また，最新のコンピュータ技術を用いて照射野内の強度を変化（変調）させ，周囲正常組織の線量を低減しつつ腫瘍全体に高線量を照射する照射技法を強度変調放射線治療（intensity modulated radiation therapy：IMRT）とよぶ．SBRT と IMRT を組み合わせて脊椎転移に対して脊髄耐容線量を超えた高線量を照射する脊椎 SBRT とよばれる治療法が開発されつつ

ある（図5-8)[36]．ただし p.133，2）体幹部定位照射（SBRT）を用いた再照射で述べたように現時点では脊椎 SBRT は試験治療の位置づけであり，本邦では保険適用外である．

a．対応装置

脊椎 SBRT はサイバーナイフ（Accuray 社製）や Vero4DRT（三菱重工製）などの高精度治療専用装置で行われることも多いが，IMRT 機能と，治療寝台上で腫瘍位置情報を取得し腫瘍に正確に照射する画像誘導放射線療法（image-guided radiation therapy：IGRT）機能が備わっていれば汎用型リニアックでも実施可能である．

b．適応・利点

現時点では脊椎 SBRT の適応に関して定まった見解はない．後述する RTOG 0631 試験では脊椎転移に対する初回照射例全般を対象としているが，脊椎 SBRT に期待される主な役割は，①既照射例に対して脊髄線量を低減しつつ安全に再照射を施行する，②腎癌などの放射線抵抗性腫瘍に対して脊髄圧迫・骨折の発生頻度を低減させる，③オリゴメタスタシスに対して生存期間延長を得る，などである．

c．RTOG 0631 試験

有痛性脊椎転移に対する脊椎 SBRT の有効性を検証する多施設共同ランダム化比較試験である RTOG 0631 試験が現在進行中である[37]．RTOG 0631 の背景となる臨床仮説は「体幹部定位照射により，従来の照射よりも即効性かつ持続性の疼痛緩和が得られる」というものであり，1〜3個の脊髄圧迫のない有痛性脊椎転移初回照射例を対象に，まず脊椎 SBRT 単群での第Ⅱ相試験を行ったあとに，8グレイ単回の通常照射を標準治療，16〜18グレイの脊椎 SBRT を試験治療として2：1のランダム

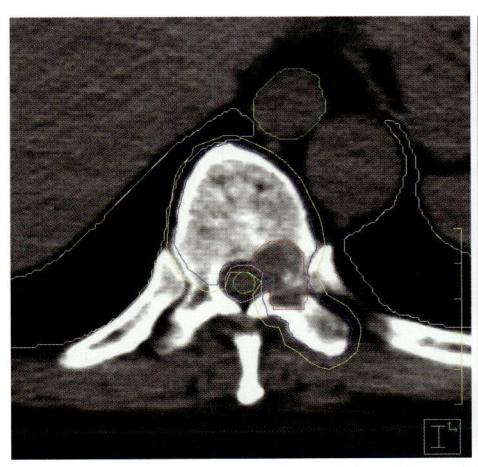

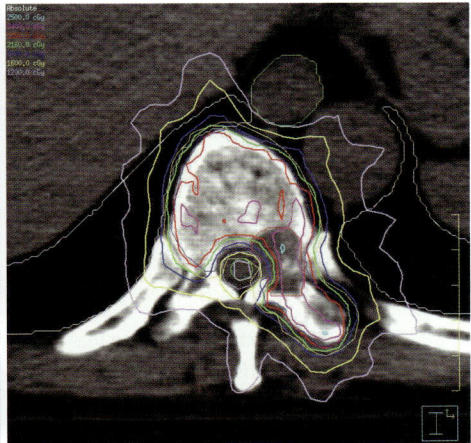

図 5-8　SBRT の治療計画例（標的輪郭と線量分布）

化比較が行われている．すでに第II相部分は終了して第III相部分に進んでおり，結果が待たれる．

5　おわりに

骨転移に対する放射線療法の適応・意義，有害事象，評価方法，試験治療である脊椎SBRTに関して概説した．線量分割選択や脊椎SBRTの適応に関してはエビデンスや診療ガイドラインと実臨床の乖離が大きいことも指摘されているが，正しい知識で適切な適応判断をすることに本項が貢献できれば幸いである．

引用文献

1) Hellman S, et al：Oligometastases. J Clin Oncol 13：8-10, 1995
2) Chow E, et al：Update on the systematic review of palliative radiotherapy trials for bone metastases. Clin Oncol（R Coll Radiol）24：112-124, 2012
3) Lutz S, et al：Palliative radiotherapy for bone metastases：an ASTRO evidence-based guideline. Int J Radiat Oncol Biol Phys 79：965-976, 2011
4) Steenland E, et al：The effect of a single fraction compared to multiple fractions on painful bone metastases：a global analysis of the Dutch Bone Metastasis Study. Radiother Oncol 52：101-109, 1999
5) 8 Gy single fraction radiotherapy for the treatment of metastatic skeletal pain：randomised comparison with a multifraction schedule over 12 months of patient follow-up. Bone Pain Trial Working Party. Radiother Oncol 52：111-121, 1999
6) Kaasa S, et al：Prospective randomised multicenter trial on single fraction radiotherapy（8 Gy×1）versus multiple fractions（3 Gy×10）in the treatment of painful bone metastases. Radiother Oncol 79：278-284, 2006
7) 日本臨床腫瘍学会（編）：骨転移診療ガイドライン．南江堂，2015
8) 日本放射線腫瘍学会（編）：放射線治療計画ガイドライン2012年版．金原出版，2012
9) Hahn C, et al：Choosing wisely：the American Society for Radiation Oncology's top 5 list. Pract Radiat Oncol 4：349-355, 2014
10) Wu JS, et al：Meta-analysis of dose-fractionation radiotherapy trials for the palliation of painful bone metastases. Int J Radiat Oncol Biol Phys 55：594-605, 2003
11) Sze WM, et al：Palliation of metastatic bone pain：single fraction versus multifraction radiotherapy-a systematic review of randomised trials. Clin Oncol（R Coll Radiol）15：345-352, 2003
12) Chow E, et al：Single versus multiple fractions of repeat radiation for painful bone metastases：a randomised, controlled, non-inferiority trial. Lancet Oncol 15：164-171, 2014
13) Huisman M, et al：Effectiveness of reirradiation for painful bone metastases：a systematic review and meta-analysis. Int J Radiat Oncol Biol Phys 84：8-14, 2012
14) van der Linden YM, et al：Single fraction radiotherapy is efficacious：a further analysis of the Dutch Bone Metastasis Study controlling for the influence of retreatment. Int J Radiat Oncol Biol Phys 59：528-537, 2004
15) Hartsell WF, et al：Randomized trial of short- versus long-course radiotherapy for palliation of painful bone metastases. J Natl Cancer Inst 97：798-804, 2005
16) Koswig S, et al：Remineralization and pain relief in bone metastases after after different radiotherapy fractions（10 times 3 Gy vs. 1 time 8 Gy）. A prospective study. Strahlenther Onkol 175：500-508, 1999 [in German]
17) Price P, et al：Prospective randomised trial of single and multifraction radiotherapy schedules in the treatment of painful bony metastases. Radiother Oncol 6：247-255, 1986
18) Roos DE, et al：Randomized trial of 8 Gy in 1 versus 20 Gy in 5 fractions of radiotherapy for neuropathic pain due to bone metastases（Trans-Tasman Radiation Oncology Group, TROG 96.05）. Radiother Oncol 75：54-63, 2005

19) Wu JS, et al：Radiotherapy fractionation for the palliation of uncomplicated painful bone metastases-an evidence-based practice guideline. BMC Cancer 4：71, 2004
20) Patchell RA, et al：Direct decompressive surgical resection in the treatment of spinal cord compression caused by metastatic cancer：a randomised trial. Lancet 366：643-648, 2005
21) The National Institute for Health and Clinical Excellence Clinical Guideline75：Metastatic spinal cord compression in adults：diagnosis and management. 2008
（http://www.nice.org.uk/guidance/cg75/）
22) Agarawal JP, et al：The role of external beam radiotherapy in the management of bone metastases. Clin Oncol（R Coll Radiol）18：747-760, 2006
23) Rades D, et al：Final results of a prospective study comparing the local control of short-course and long-course radiotherapy for metastatic spinal cord compression. Int J Radiat Oncol Biol Phys 79：524-530, 2011
24) Maranzano E, et al：8 Gy single-dose radiotherapy is effective in metastatic spinal cord compression：results of a phase III randomized multicentre Italian trial. Radiother Oncol 93：174-179, 2009
25) Loblaw DA, et al：Systematic review of the diagnosis and management of malignant extradural spinal cord compression：the Cancer Care Ontario Practice Guidelines Initiative's Neuro-Oncology Disease Site Group. J Clin Oncol 23：2028-2037, 2005
26) Townsend PW, et al：Impact of postoperative radiation therapy and other perioperative factors on outcome after orthopedic stabilization of impending or pathologic fractures due to metastatic disease. J Clin Oncol 12：2345-2350, 1994
27) Hird A, et al：Determining the incidence of pain flare following palliative radiotherapy for symptomatic bone metastases：results from three canadian cancer centers. Int J Radiat Oncol Biol Phys 75：193-197, 2009
28) Hird A, et al：Dexamethasone for the prophylaxis of radiation-induced pain flare after palliative radiotherapy for symptomatic bone metastases：a phase II study. Clin Oncol（R Coll Radiol）21：329-335, 2009
29) Westhoff PG, et al：Dexamethasone for the prevention of a pain flare after palliative radiotherapy for painful bone metastases：a multicenter double-blind placebo-controlled randomized trial. BMC Cancer 14：347, 2014
30) Lo SS, et al：ACR Appropriateness Criteria® spinal bone metastases. J Palliat Med 16：9-19, 2013
31) Chow E, et al：International consensus on palliative radiotherapy endpoints for future clinical trials in bone metastases. Radiother Oncol 64：275-280, 2002
32) Chow E, et al：Update of the international consensus on palliative radiotherapy endpoints for future clinical trials in bone metastases. Int J Radiat Oncol Biol Phys 82：1730-1737, 2012
33) Chow E, et al：The European Organisation for Research and Treatment of Cancer Quality of Life Questionnaire for patients with bone metastases：the EORTC QLQ-BM22. Eur J Cancer 45：1146-1152, 2009
34) 佐藤威文, 他：骨転移がん患者に対するEORTC QOL調査モジュール EORTC QLQ-BM22—日本語版の開発. 癌と化学療法 37：1507-1512, 2010
35) Groenvold M, et al：The development of the EORTC QLQ-C15-PAL：a shortened questionnaire for cancer patients in palliative care. Eur J Cancer 42：55-64, 2006
36) Chawla S, et al：Stereotactic body radiation for the spine：a review. Am J Clin Oncol 36：630-636, 2013
37) Ryu S, et al：RTOG 0631 phase 2/3 study of image guided stereotactic radiosurgery for localized（1-3）spine metastases：phase 2 results. Pract Radiat Oncol 4：76-81, 2014

〔中村　直樹〕

コラム
単回照射が普及しない原因

✻✻✻✻✻

　本項で述べたごとく，すでに脊髄圧迫を有している場合や神経障害性疼痛を呈している場合を除いて，比較的長期の予後が見込まれる患者に対しても8グレイ単回照射を選択可能とされている．しかし，筆者らが日本の放射線治療医を対象に施行したアンケート調査では圧倒的多数の放射線治療医が脊椎転移に対し30グレイ/10回を選択し，8グレイ単回照射を選択した放射線治療医は全体の6％に留まった．分割照射を選択するメリットとして「疼痛増悪までの期間」を挙げる放射線治療医が85％にのぼった（図5-9）[1]．

　しかし，過去の複数のランダム化比較試験の結果からは疼痛増悪までの期間は単回照射と分割照射で同等である[2,3]．単回照射後では再照射が高頻度に施行されていることが知られているが[4]，初回照射による疼痛緩和の有無と再照射の施行には相関を認めず，また単回照射後では分割照射と比較して再照射時点での疼痛スコアが低いことも報告されており[5]，再照射の施行割合の差は選択バイアスに起因するものであることが示唆されている．

　エビデンスやガイドラインと乖離して単回照射の普及が進まないこと

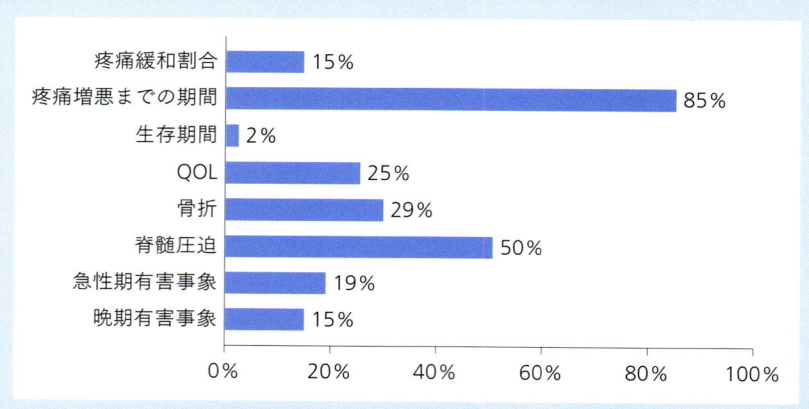

項目	割合
疼痛緩和割合	15%
疼痛増悪までの期間	85%
生存期間	2%
QOL	25%
骨折	29%
脊髄圧迫	50%
急性期有害事象	19%
晩期有害事象	15%

図5-9　日本の放射線治療医が単回照射よりも分割照射を用いるほうが優れていると考える臨床的因子（回答者数48人，複数回答可）
〔Nakamura N, et al：Patterns of practice in palliative radiotherapy for painful bone metastases：a survey in Japan. Int J Radiat Oncol Biol Phys 83：e117-e120, 2012 より一部改変〕

は世界的な傾向であり[6]，診療報酬の算定制度や放射線療法装置の混雑状況などの因子が線量分割選択に影響することも示唆されている[7]．

引用文献

1) Nakamura N, et al：Patterns of practice in palliative radiotherapy for painful bone metastases：a survey in Japan. Int J Radiat Oncol Biol Phys 83：e117-e120, 2012
2) Steenland E, et al：The effect of a single fraction compared to multiple fractions on painful bone metastases：a global analysis of the Dutch Bone Metastasis Study. Radiother Oncol 52：101-109, 1999
3) 8 Gy single fraction radiotherapy for the treatment of metastatic skeletal pain：randomised comparison with a multifraction schedule over 12 months of patient follow-up. Bone Pain Trial Working Party. Radiother Oncol 52：111-121, 1999
4) Chow E, et al：Update on the systematic review of palliative radiotherapy trials for bone metastases. Clin Oncol（R Coll Radiol）24：112-124, 2012
5) van der Linden YM, et al：Single fraction radiotherapy is efficacious：a further analysis of the Dutch Bone Metastasis Study controlling for the influence of retreatment. Int J Radiat Oncol Biol Phys 59：528-537, 2004
6) Fairchild A, et al：International patterns of practice in palliative radiotherapy for painful bone metastases：evidence-based practice? Int J Radiat Oncol Biol Phys 75：1501-1510, 2009
7) Lievens Y, et al：Palliative radiotherapy practice within Western European countries：impact of the radiotherapy financing system? Radiother Oncol 56：289-295, 2000

〔中村　直樹〕

E 骨転移に対する内照射

> **ここがポイント**
> - 外照射と異なり，繰り返し実施できる．
> - 複数の骨転移を一度に治療することができる．
> - Sr-89 は疼痛があり，骨シンチグラフィで集積があり，骨髄機能が良好なら比較的広く適応がある．
> - 終末期ではなく，骨転移を認めた時点で適応があれば検討してよい．
> - 放射性物質の管理の点で注意が必要である．

1 内照射とは

　外照射が体の外から放射線のビームを照射するのに対し，内照射は放射性物質を薬剤として投与する．その放射性物質が体内で崩壊し，放出する放射線ががん細胞にあたって治療効果が期待できる，というものである．放射性物質が何の元素であるか，どんな分子であるかによって，体内でどこに分布するかが変わる．がんに集積する元素の同位体を用いればがんに集中して放射線のエネルギーを入れることができる．骨転移に対して使用される放射性同位元素として，高分化型甲状腺癌に対する I-131（ヨウ素131）や多発骨転移に対する Sr-89（ストロンチウム89），今後の認可が期待される Ra-223（ラジウム223）などがある．

2 内照射の利点と欠点

　骨転移に対する内照射の利点として，繰り返し実施可能という点がある．外照射ではビームの経路にある臓器も照射されるため，例えば脊椎への照射では脊髄の吸収線量が蓄積すると脊髄神経障害をきたしうるので再照射において外照射できる線量はかなり制限される．一方で，内照射では基本的に放射性物質が腫瘍に，あるいは腫瘍に隣接して集積し，腫瘍に選択的に集中して照射されるため，正常臓器へのダメージが少なく，状況が許せば繰り返し照射が可能である．

　内照射の欠点としては，患者以外の人の被曝（特に内部被曝）に対する懸念がある．内部被曝を減らすため，患者と患者の家族への教育が重要となる．また，患者が認知症である場合などで，周囲への被曝低減が困難なことから治療を実施できない場合が

ある．

　腫瘍に選択的に結合する抗体に放射性物質を結合させて投与する免疫放射線療法もあるが，放射性物質の規制の厳しい本邦では研究目的であっても骨転移に用いられるものはないので，本項では割愛する．

3　内照射で用いる主な放射性物質

a．ストロンチウム 89（Sr-89）

1）放射性物質の特徴

　Sr-89（ストロンチウム 89）は β 線という電子のビームのみを放出する放射性物質である．半減期は 50.6 日，放出される β 線の最大エネルギーは 1.49 MeV で，水中での飛程は最大で 0.7〜0.8 mm 程度である．放出される β 線は連続スペクトルなので，最大飛程以下の距離で周囲に放射線を出す．Sr^{2+} の 2 価の陽イオンとして存在し，元素周期表で同じ第 2 族元素である Ca^{2+} と似た性質を示し，体内では Ca^{2+} チャネルなどにより輸送され，骨に集積すると考えられている．経静脈的に投与し，取り込まれなかったものは尿とともに体外へ排泄されるため，患者の尿の取り扱いに注意する．

　ちなみにウランの核分裂生成物の Sr-90（ストロンチウム 90）は半減期 29 年の別物である．東日本大震災後に有名になったため，時々混同して投与後に長期間放射能を帯びるのではないか，と不安を強めている患者や家族がいるため，説明が大切である．

2）適応選択と有害事象

　Sr-89 の適応は以下の 6 点である．

①骨転移による疼痛があること（原発臓器を問わない）
②外来患者であること
③骨シンチグラフィで治療対象としたい骨転移部位への集積があり，いわゆる super bone scan ではないこと
④骨髄機能の低下がないこと（白血球 $\geq$ 2,000 個/mm^3，好中球 $\geq$ 1,000 個/mm^3，血小板 $\geq$ 50,000 個/mm^3，Hb $\geq$ 8.1 g/dL）
⑤重大な腎不全がないこと（CCr または eGFR で 30 mL/min 以上）
⑥予後が 3 か月以上を見込めること

　治療効果は疼痛緩和で，おおむね 50〜60% の疼痛緩和効果が期待できるとされている[1]．適応は骨転移による疼痛がある場合のみで，腫瘍制御効果はないとされている．脊椎転移からの脊髄圧迫があるような場合には外照射が優先されるが，外照射後の疼痛再燃などの場合に再度外照射を行うと放射線性脊髄損傷のリスクがあり，そのような場合には Sr-89 はよい適応といえる．去勢抵抗性前立腺癌などで骨転移を主体とする状況では腫瘍マーカーの低下を認める場合もあるが，効能に腫瘍制御効果は含まれず，疼痛がない状態では保険上，適用はない．通常投与量は 2 MBq（メガベクレ

ル)/kg で，腎排泄のため，腎機能低下を認める場合では減量を含めて検討してよいと考えられるが，特に減量基準はない．

　Sr-89 は β 崩壊しかしないため，X 線や γ 線を出さない．通常のシンチグラフィでは集積部位を見ることはできないため，あらかじめ Sr-89（商品名：メタストロン®）投与前に，骨シンチグラフィで集積を確認できた骨転移に対して保険適用が認められている．メタストロン® の認可当初は効果が減弱する懸念からカルシウム製剤の併用は禁忌とされていたが，その後併用注意となった．骨転移に対してデノスマブ（商品名：ランマーク®）を使用中でカルシウム製剤の補充（商品名：デノタス® など）を併用していても，現在はそのまま Sr-89 投与が可能である．

　Sr-89 の半減期は 7 週間ほどあるため，骨に沈着したストロンチウムからの β 線で骨髄が照射され，投与から 8～12 週間後に骨髄抑制が最大になる．このため，安全な投与には骨髄機能が十分に保たれていることが望ましく，投与前に白血球 3,000 個/mm^3 以上，かつ好中球 1,500 個/mm^3 以上，血小板 75,000 個/mm^3 以上，Hb 9.0 g/dL 以上であることが推奨される．化学療法などに比べると骨髄抑制が最大に効くまでの期間が長く，Sr-89 の効果が持続するため，骨髄抑制により一度輸血依存になってしまうと，依存期間が長期間に及ぶこともある．そのため白血球 2,000 個/mm^3 以下，好中球 1,000 個/mm^3 以下，血小板 50,000 個/mm^3 以下，血色素 8.0 g/dL 以下では禁忌となっている．また，骨シンチグラフィで全身の骨に強く集積を認め腎臓が描出されなくなる super bone scan，あるいは beautiful bone scan とよばれるような状態では，全身の骨への集積からより強い骨髄抑制が引き起こされることから，やはり Sr-89 投与は禁忌となる．

　Sr-89 の投与を検討するような多発骨転移の状況になるまでの長期の担がん状態で，慢性炎症からの貧血で Sr-89 が適応から外れることがある．悪性腫瘍に伴う慢性炎症が引き起こす貧血についてはエリスロポエチン製剤では生存期間を改善せず，現状は打つ手はない．Sr-89 の治療効果はあくまで疼痛緩和であり，リスクがあるのであれば Sr-89 を用いて無理をするより，医療用麻薬による疼痛緩和や 8 グレイ単回の緩和照射などで対応するほうがよい．

　薬価は 2015 年執筆時点で 328,911 円で，外来投与のみ保険請求できる．

3）化学療法とメタストロン® の併用について

　Sr-89 と化学療法は併用可能だが，骨髄抑制が重複する懸念がある．初回投与時は単独投与として，重大な骨髄抑制が出現しないことを確認してからの併用とするほうが無難である．しかし Sr-89 投与後の骨髄抑制が 8～12 週間後にピークとなることから，化学療法とのスケジュール調整が難しい．また化学療法による骨髄抑制予防に，新たに登場した長期間効果が持続する G-CSF 製剤を投与した場合，骨髄で G-CSF で動員されたより放射線に感受性のある顆粒球の前駆細胞が，Sr-89 の放射線によって薙ぎ払われ，その後の治療で骨髄抑制からの回復が低下することも懸念される．今後のエビデンスの蓄積に期待するしかない．

4）排泄経路と被曝対策

Sr-89 は主に尿とともに排泄される．β崩壊しかしないため，通常のゴム手袋などで十分な遮蔽が得られるので，家族や医療者の被曝対策としては，肌に直接付着したり，体内に摂取したりすることを避けることが必要となる．投与後1週間程度は，男性患者も便座に座って排尿し尿を飛び散らさないように指導する．排尿後は2回便器洗浄し，おむつ使用中であれば処理時に手袋を使い，個別にビニール袋に包み，洗濯物も家族とは別に洗う．尿道カテーテル留置中の場合も同様である．不要不急の尿検査も避ける．特に多く排泄されるのは投与後2日間ほどで，1週間経過したら普通の対応に戻して構わない．

5）投与後管理と効果判定

治療効果判定は疼痛緩和が得られたかどうかで判断する．有効であれば，3か月以上間隔を空ければ連続投与可能である．投与から4～8週間後に疼痛緩和が得られなければ無効と判断してよい．もしも8週間経過して疼痛緩和が得られなくとも，Sr-89制動放射線シンチグラフィという特殊な撮影が可能であれば，転移部位へのストロンチウムの集積の様子を見て，2回目のSr-89投与を試みることもできるが，今のところそのようなシンチグラフィはごく限られた施設でしか実施できない．

b. ラジウム 223（Ra-223）

1）放射性物質の特徴

Ra-223（ラジウム223）は半減期11.4日で，α崩壊をしてα線という陽子2個，中性子2個で構成されるヘリウム原子核と同じ粒子のビームを飛ばす．ラジウム自体はカルシウムやストロンチウムと同様に2族元素で，2価の陽イオンで安定する．よってSr-89と同様に，骨転移への治療に期待がもてる．Ra-223はアクチニウム系列という崩壊系列に属するもので，一度崩壊すると比較的短時間に次々と合計4回のα崩壊を繰り返し，Pb（鉛）で安定する．

α線は大きく重い粒子のビームで，電子のβ線に比べてばらまくエネルギーが高く（高LET），β線では効果が落ちてしまいがちな，血流が悪く酸素濃度の低い組織中でも高い効果を期待できる．粒子が大きいため，すぐにほかの原子と衝突を繰り返しエネルギーを失って止まるので，β線よりもさらに正常臓器へのダメージ軽減が期待できる．一方でα線源は測定が難しいので，放射性物質の管理（適切な処方放射能量であるか，環境中に基準を超えてばらまかれてしまっていないか，などの確認）がほかの同位体より難しい．

2）適応選択とエビデンス

海外ではすでに使用されているが，本邦でも2016年3月に「ゾーフィゴ®」の商品名で製造販売が承認された．去勢抵抗性前立腺癌（CRPC）の骨転移に対する治療薬として今後臨床使用が開始される見込みである．

FDA承認と本邦での申請の根拠となった第Ⅲ相臨床試験であるALSYMPCA（ALpharadin in SYMptomatic Prostate CAncer）試験では，去勢抵抗性前立腺癌の患者で骨シンチグラフィ多発骨転移を認め，通常CRPCに対して行われるドセタキセルによる化学療法が無効だった（投与できない）症例を対象に，二重盲検でランダム化のうえで50 kBq（キロベクレル）/kgの処方放射能量で4週ごとに6回の投与を実施した．事前に定められていた314名の死亡を認めた時点で中間解析が実施され，生存期間においてRa-223群14か月に対してプラセボ群11.2か月（ハザード比0.70，95%信頼区間0.55～0.88，両側95%検定）で$p=0.002$と統計的有意に有効性が示された[2]．

本邦での薬価は未定だが，海外では6回投与で7万ドル近くかかっており，日本人は体格が小さいぶん少し安くなると思われるものの，それでも1回100万円ほどの高額な治療になる見込みである．

3）投与後管理

Ra-223の副作用として，プラセボと比較して5%以上の骨髄抑制を認めた（骨転移の進行による骨髄抑制があるので，プラセボでも自然経過による血球減少などが起こる）．そのほかに下痢と嘔吐がわずかに増加した．

投与後の管理について，隔離は不要である．放射線管理基準が厳しい本邦でもSr-89同様に外来投与で，自宅で数日気をつけてもらえば十分と考えられているが，2016年6月時点では未確定である．

こちらも使用が始まると，キュリー夫妻が発見したラジウム226（半減期1,600年）と混同する患者・家族もいると思われるので，適切な説明を行うべきである．

c. ヨウ素131（I-131）

1）放射性物質の特徴

I-131は約95%がβ崩壊してβ線を放出する．半減期は8.0日，放出されるβ線の最大エネルギーは606 KeVで，水中での飛程は最大で0.3 mm程度である．ヨウ化カリウムカプセルとして経口投与すると，ヨウ素は甲状腺ホルモンの材料として甲状腺細胞に選択的に取り込まれる．放射性ヨウ素内用療法として甲状腺癌甲状腺全摘後の術後補助療法や，バセドウ病の治療に用いられる．高分化型甲状腺癌でも多くの場合でヨウ素の取り込み能を残しているため，これを利用して高分化型甲状腺癌の転移巣制御にも利用される．転移症例に対しては3.7 GBq（ギガベクレル）＝100 mCi（ミリキュリー）程度を投与するが，それだけのI-131を体内に取り込むと大量のγ線を出すので，法定基準以下になるまでは遮蔽された放射線管理区域内での隔離を要する．排泄は主に尿と便だが，唾液や汗，さらに隔離中は呼気にも注意が必要である．排泄と減衰を合わせた実効半減期は6時間程度で，約3日の隔離で退出可能になる．退出可能となっても体液や尿は放射線を帯びるが，投与後4週間で血液はバックグラウンドレベルまで下がるので，観血的処置を4週以上空ける必要はない．

2）適応選択と有害事象

　甲状腺高分化癌はきわめて予後良好であるため，脊椎転移からの脊髄圧迫で下肢麻痺となってから数年以上生存することもある．放射性ヨウ素内用療法は半年ほど空ければ繰り返し実施できることと，効果として腫瘍の増大を抑制することを期待する治療で腫瘍の縮小は得られない場合も多いので，骨転移を認めた時点で放射性ヨウ素内用療法を検討する．骨転移を契機に発見されることも多く，脊髄圧迫が切迫していない限りは外照射を温存し，放射性ヨウ素内用療法を優先する．

　未分化癌，髄様癌以外の甲状腺癌（乳頭癌，濾胞癌，低分化癌）の骨転移症例で，甲状腺全摘後で，隔離に耐えるだけの自立したADLがあれば適応はある．禁忌は認知症，粗大な脳転移，頚部巨大腫瘍，脊髄への直接圧排などである．

　脳転移や脊髄に接する転移に放射性ヨウ素内用療法を実施すると，後述のTSH（甲状腺刺激ホルモン）負荷やI-131集積により腫瘍が腫大・腫脹し周囲の脳・脊髄への圧迫が一時的に増強するため，脳浮腫や脊髄の神経障害を引き起こすリスクがある．頚部に巨大腫瘍がある場合も，同様にI-131投与後に腫脹した腫瘍が気道閉塞を起こすことがある．

　管理区域の運用状況によっては尿道カテーテル留置中で，自己管理不十分などから放射性物質による汚染への懸念が強い場合も実施できない場合がある．

　そのほかの一般的な有害事象としては悪心，食欲低下，唾液分泌低下，味覚障害がある．I-131は唾液・胃液などに分泌されて腸で再吸収される腸肝循環をするため，放射線による胃腸炎や唾液腺障害，味蕾の障害などを引き起こす．味蕾のターンオーバーは約60日なので，治療後2〜3か月味覚障害が続く場合もある．繰り返し実施すると多発骨転移症例では骨髄抑制，びまん性肺転移症例では肺線維症に至ることもあるとされている．

　投与にかかる医療費は隔離のための病棟入院費用が特殊に高いので，入院期間にもよるが40〜60万円ほどになる．

3）投与前後管理と効果判定

　甲状腺癌の転移症例では一般に甲状腺全摘後，T_4製剤（商品名：チラーヂン®）を多めに補充することでTSH抑制をし，腫瘍の増大を抑える（甲状腺部分切除症例を中心にTSH抑制は必要ないという報告もあるが，甲状腺全摘症例に一般化できるとはとらえられていない）．しかしI-131投与時はヨウ素取り込み促進のため，4週間前から甲状腺ホルモンの補充を中止し，甲状腺ホルモンの枯渇によって下垂体からのTSH分泌を促進させる．また，細胞は安定同位体のI-127とI-131を区別しないため，放射線を出さないヨウ素を枯渇させる必要がある．そのためにヨウ素制限食を2〜4週間実施する．I-127を含む医薬品としてイソジンやCT検査などで使用するヨード造影剤の使用を中止する．特にヨード造影剤投与後4〜6か月は放射性ヨウ素内用療法ができない．そのほかの医薬品について，アミオダロン®，アミノレバン®EN配合散は可能であれば中止が望ましいが必要なら継続している．

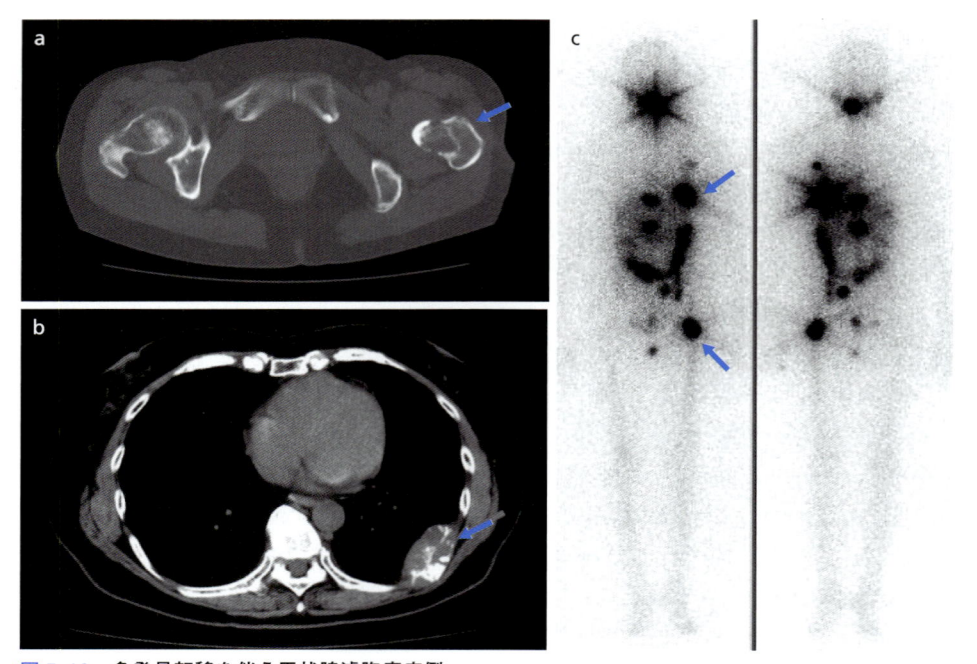

図 5-10　多発骨転移を伴う甲状腺濾胞癌症例
CT（a：大腿骨頸部，b：左肋骨）で認められる転移に合致してシンチグラフィ（c）で集積がみられる．

　そのうえで I-131 を経口投与し，投与から 72〜100 時間後に全身ヨウ素シンチグラフィを撮影して I-131 の集積部位を確認する．図 5-10 に示すのは多発骨転移を伴う甲状腺濾胞癌症例で，CT で認める左肋骨と大腿骨頸部の転移に合致してシンチグラフィで集積を認め，治療効果が期待できる．このような症例では，半年〜1 年間隔で繰り返し I-131 投与を実施する．

　シンチグラフィでこのような集積を認めない場合や，シンチグラフィで集積を認めるにもかかわらず進行性に腫瘍が増大していく場合には，放射性ヨウ素内用療法は無効であると判断し，EGFR に対する分子標的薬（商品名：ネクサバール®，レンビマ®）などの化学療法に切り替える．高額な分子標的薬の保険適用は放射性ヨウ素内用療法に不応性であることが条件であるので，不応性か反応性かの判断は症例ごとに科を超えて議論する場合もある．

引用文献

1) Pons F, et al：Strontium-89 for palliation of pain from bone metastases in patients with prostate and breast cancer. Eur J Nucl Med 24：1210-1214, 1997
2) Parker C, et al：Alpha emitter radium-223 and survival in metastatic prostate cancer. N Engl J Med 369：213-223, 2013

（野元　昭弘）

F 長管骨骨転移の治療

ここがポイント

- 骨転移について整形外科医の早期介入は，病的骨折や麻痺の予防につながり診療の質を底上げできる．
- 長管骨骨転移の切迫骨折のリスクを，画像と臨床所見から正確に判断することが重要である．
- 長管骨骨転移の手術療法は，予測される生命予後によって術式を選択する．

　近年のがん患者の増加に伴い，骨転移の発生数も増加の一途を辿っている．がん患者の5〜75％に骨転移が発生し，特に乳癌・肺癌・前立腺癌・甲状腺癌に多い．骨転移はがん患者に耐え難い疼痛を与えるだけでなく，病的骨折や麻痺によってADLやQOLを低下させる．本項では，長管骨への骨転移のマネジメントについて述べる．

　骨転移の治療は従来，原発巣の担当科が中心となって行ってきた．しかし，長管骨の病的骨折や脊椎転移による麻痺を生じてから整形外科医が介入しても，十分なADLの回復につながらないことが多い．特に長管骨の骨転移の場合は，数や大きさに因らず生命予後に直接与える影響が少ないことから，どうしても後回しにされがちである．本当に骨転移の治療は後回しでよいのだろうか．

　骨転移を生じている時点で，がんとしてはステージ4の進行期であるから，治療の主体は化学療法である．ところが，長管骨が病的骨折を起こすことによって患者の全身状態（performance status：PS）が低下すると，化学療法の適応から外れてしまうことがある．また，自力での移動が困難になった患者の気力は低下し，苦痛を伴う化学療法に対して消極的になってしまう側面もある．したがって，長管骨の骨転移について整形外科医が早期介入することは，病的骨折や麻痺を予防して患者の治療の選択肢を増やし診療の質を底上げすることができる，という考えが近年広まりつつある．全国の基幹病院において，整形外科医が中心となって骨転移キャンサーボードが次々と立ち上げられているのはその象徴である．

　一部のslow growingながん種を除けば骨転移患者の生命予後は決して長いわけではない[1,2]．病的骨折や麻痺の予防と治療が骨転移の治療目標であり，そのためにも整形外科医の早期介入は必要である．

1 長管骨骨転移の診断

　長管骨の骨転移は無症状でみつかることも少なくない．症状の多くは疼痛であるが，病的骨折を起こして初めて発見されることもある．骨転移の発生率が高い，乳癌・肺癌・前立腺癌・甲状腺癌・腎癌では担当科におけるスクリーニングの重要性を認識することが肝要である．スクリーニングには，骨シンチグラフィが標準的である．

　担がん患者の四肢に疼痛が出現した場合，あるいは骨シンチグラフィで異常集積がみられた場合には，単純X線，CT，MRIなどの画像検査を駆使して病変を検出する．病歴から既知のがんの骨転移が疑わしい場合は，骨生検は行わずに骨転移と診断することが多い．骨生検を実施するのは，病歴から原発巣が不明である場合，臨床的に骨原発腫瘍（肉腫）の可能性がある場合，複数のがんの既往がありいずれの転移かで治療方法が変わる場合，などに限定される．

　また骨転移患者において緊急対応が必要な症状としては，高カルシウム（Ca）血症と切迫骨折がある．脊椎転移では切迫麻痺も重要であるがこれは別項（本章「G. 脊椎転移の治療」，p.157）にゆずる．

　切迫骨折とは，病的骨折を起こす一歩手前の状態をいう．疼痛がある場合と無症状の場合とがあり，疼痛があれば病的骨折が迫っていると考えてよい．

　長管骨はひとたび病的骨折を起こしてしまうと，薬物療法や放射線療法での除痛，ADL改善は部分的にしか期待できず，患者のQOLや原発巣担当科の治療戦略を大きく損ねてしまうことになりかねない．したがって，切迫骨折のリスク評価がきわめて重要である．整形外科以外の主科では「痛みがないから大丈夫」と放置される懸念があるため，骨転移が判明した場合には疼痛の症状の有無にかかわらず整形外科医が介入するようなシステムが望ましい．

　長管骨の病的骨折の予測診断基準には，古くからMirelsのスコアリングが用いられてきた（表5-5）[3]．またHarringtonの定義も有名であり多く用いられる（表5-6）[4]．Mirelsのスコアリングで9点以上，あるいはHarringtonの定義を満たす病変は，臨床的に切迫骨折とみなす．臨床現場では，この臨床的切迫骨折の判断を整形外科医が行い，患者の全身状態と生命予後とを主治医が情報提供し，そこで初めて実際の治療方針が決定されることになる．原発巣担当科の主治医の意見は大変貴重である．また簡易的な生命予後予測には新片桐スコアが参考になる（第4章「B. 骨転移診療の基本戦略」表4-4参照，p.74）[5]．

　なお近年は，Mirelsのスコアリングと実際の骨折発生率とは齟齬が生じるという報告がみられる．LindenはMirelsのスコアリングで9点以上であった症例での病的骨折発生率は14%にとどまったとしたうえで，長管骨病変では全周の50%以上，もしくは長軸方向3cm以上の骨皮質破壊がリスク因子であるとしている[6]．また近年ではCTを用いた骨強度定量解析の報告が相次いでおり[7]，NazarianはMirelsのスコアリングは特異性が低いことを指摘したうえで，CT定量解析を用いて100%の感度と90%の特異性を得られたとしている[8]．しかし，これは時代的背景として，ビスホス

表 5-5　Mirels のスコアリングシステム

		スコア
部位	上肢 転子部以外の下肢 大腿骨転子部	1 2 3
疼痛	軽度（Mild） 中等度（Moderate） 重度（Functional）	1 2 3
骨転移タイプ	骨形成 混合 骨溶解	1 2 3
横径に対する病変の割合	<1/3 1/3〜2/3 >2/3	1 2 3

8 点がボーダーライン，9 点以上を切迫骨折とみなして手術療法を考慮する．

〔Mirels H：Metastatic disease in long bones：a proposed scoring system for diagnosing impending pathologic fractures. Clin Orthop Relat Res 249：256-264,1989 より〕

表 5-6　Harrington の切迫骨折の定義

①大腿骨転子部病変の径が 2.5 cm 以上
②骨皮質の全周に対して 50％以上の破壊
③放射線療法後も疼痛が持続
④大腿骨小転子の裂離骨折

〔Harrington KD：Impending pathologic fractures from metastatic malignancy：evaluation and management. Instr Course Lect 35：357-381, 1986 より〕

ホネートやデノスマブなどの骨修飾薬が広く用いられるようになったこと，分子標的薬の開発による全身治療の進歩が著しいことなどを鑑みると，昔のリスク評価用スコアリングの特異性が低下してくることはいわば当然の帰着である．医療の進歩に応じた内容の見直しが望ましいものの，臨床的に一定の判断基準を設けるという意味では，Mirels, Harrington の定義はまだまだ簡便で有用なツールである．

2　長管骨骨転移の治療方法の選択

長管骨の骨転移に対して，どのようなアプローチを行うのかは判断が難しいことも多い．骨転移の部位，患者の全身状態，予測される生命予後，原発がんの性質などを総合的に判断して決めなくてはならない．

疼痛がなく，画像上切迫骨折の心配が当面ないものは，慎重な経過観察を行う．定期的な画像検査を行い，疼痛が出現したり明らかな増大傾向がみられたりする場合には放射線療法を考慮する．その間に骨修飾薬の使用，乳癌や前立腺癌に対するホルモン療法，甲状腺癌に対するヨード療法といった非手術療法が推奨される．

生命予後が 3 か月以上見込まれるという点が，切迫骨折に対する骨折予防手術の

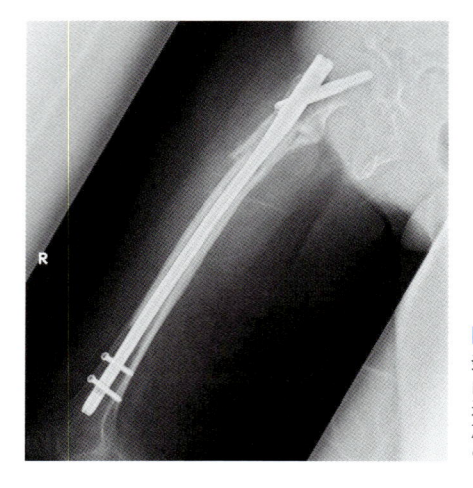

図5-11 大腿骨放射線照射後4年経過した大腿骨に発生した大腿骨転子下病的骨折（50歳，女性）
内固定術を実施したが，骨癒合は遷延している．大腿骨遠位1/3にみられる骨皮質の色調が変わっている部位が，放射線照射範囲の境界線である．放射線が当たった部分の骨代謝が不良であることを示している．

適応の大まかな線引きとなる．前述の新片桐スコアを用いて大まかな予測を行ったうえで，患者本人の意志を尊重し，原発巣担当科の主治医とよく相談することが大事である（第4章「B．骨転移診療の基本戦略」参照，p.71）．

また下肢骨の場合は，元来歩行が困難なADLの患者であっても，強固な内固定以外での疼痛管理が困難であることから，介護が容易となることを期待して手術適応を広げるべきである．大腿骨の場合は生命予後が2か月程度でも内固定を検討する．

a. 放射線療法

疼痛はあるが画像上切迫骨折のリスクが低い病変は，放射線療法が第1選択となる．骨転移に対する放射線療法の疼痛緩和有効率は約80％と高い[9]．しかし下肢骨，特に大腿骨転子部では放射線療法後の骨脆弱性による病的骨折（図5-11）が懸念されるため[10]，長期予後が見込まれる症例では放射線科医との綿密な相談が必要である．

b. 骨修飾薬の投与

骨関連事象（SRE）の予防のために，骨修飾薬の投与が望ましい．ビスホスホネート製剤による骨吸収抑制，デノスマブによる破骨細胞機能抑制のいずれかが広く行われている．現在のところ，乳癌，肺癌，前立腺癌，多発性骨髄腫においては骨転移の予防と治療，症状緩和に高い効果が証明されている[11,12]．そのほかのがん種においても有効性の報告がなされ始めており，血液疾患を含めたすべての骨転移に対して投与を検討すべきである（本章「A．薬物療法―①骨修飾薬」参照，p.110）．

c. 手術療法

すでに病的骨折を起こしている場合，また画像上切迫骨折と判断した場合，手術療法を考慮する．

手術の方法には大きく分けて，転移巣を切除して局所制御を期待する根治的手術

と，腫瘍の残存を許容して局所の固定と除痛を図りあくまでADLを保つことを目的とする姑息的手術の2通りがある．病的骨折を起こしていると，骨折部の出血とともに腫瘍が播種しているので，根治的手術が困難となる場合がある．また骨折前よりも機能がよくなることは期待できないので[2,13]，疼痛緩和と可及的な機能保持に重点をおく必要がある．局所の根治的切除術は必ずしも全身的根治を目指すものではない．

1）根治的切除手術（図5-12〜14）

可能であればまず根治的手術を検討するが，適応となる条件がなかなか難しい．
- 半年以上の生命予後が見込めること
- 乳癌，前立腺癌，腎癌，分子標的薬が有効な肺癌，などのslow growingながん種であること
- 原発巣の制御がついていること
- 腫瘍学的に広範切除（もしくは辺縁切除）と再建が可能な部位であること

以上の条件を満たしていれば根治的手術を考慮する．特に単発骨転移の場合は，現在の局所さえ根治できれば体内に明らかな病巣がない状態にもちこめるので，腎癌や乳癌で長期の予後が期待できることが証明されており，病的骨折を起こす前に積極的に根治的手術を考えるのがよい．一方，全身的根治が得られずとも今後のADL維持に大きく貢献できる場合にも局所の根治的切除手術は考慮し得る．

病変が骨皮質を破壊して骨外へ進展していなければ，皮質骨と骨膜がバリアになるので骨膜ごと骨を切除するだけで済み，手術は容易である．悪性腫瘍の病巣に切り込まないため，姑息的手術よりもかえって出血が少なく低侵襲で済む場合が多い．再建には腫瘍用の人工関節を用いることが多いが，体外照射骨，同種骨移植，液体窒素処

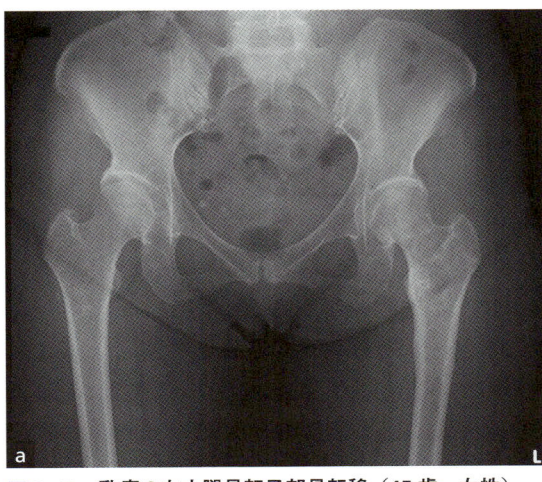

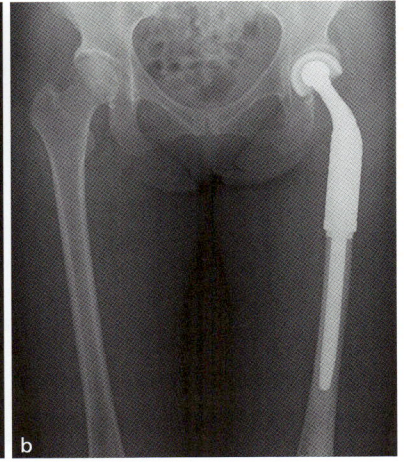

図5-12　乳癌の左大腿骨転子部骨転移（45歳，女性）
a：疼痛が強かった．病変は骨内にとどまっており，根治切除術の適応となった．
b：病変部の切除を行い，腫瘍用人工骨頭で置換した．術後40か月経過も問題なく独歩ができている．

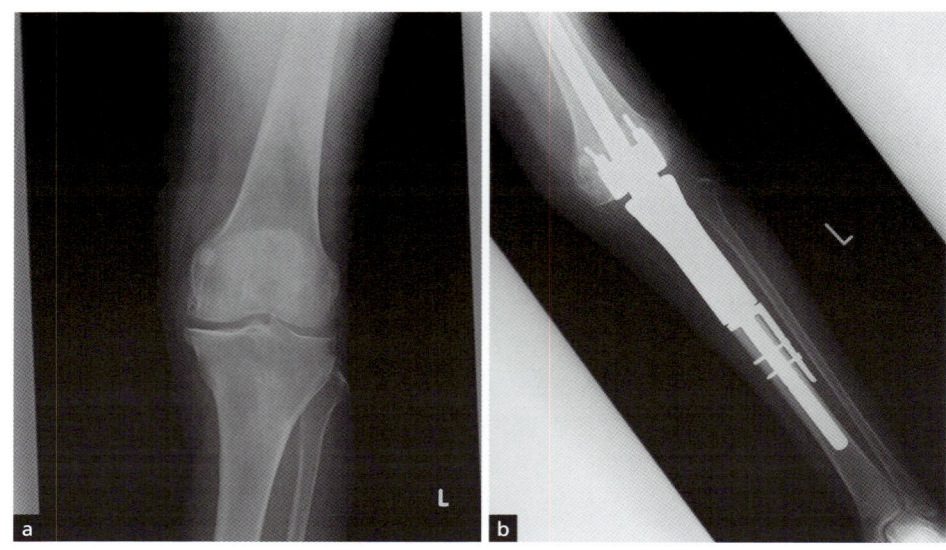

図 5-13　子宮頸癌の脛骨近位端骨転移（73歳，女性）
a：疼痛が強く歩行困難であったが，骨破壊と骨外病変の形成は軽度であった．原発巣は制御されており，単発転移であったため，根治切除術を選択した．
b：脛骨近位置換型の腫瘍用人工膝関節で置換を実施した．術後72か月の経過で，T字杖での歩行は自立しており，本人の満足度は高い．

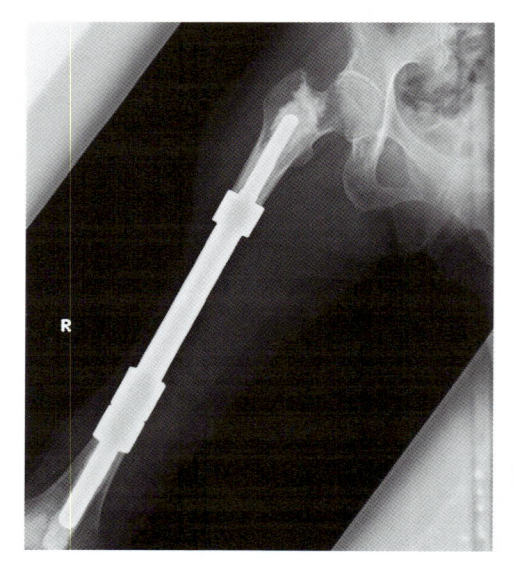

図 5-14　人工骨幹を用いた関節機能温存法
大腿骨骨幹部の病変では，2週間程度でオーダーメイド作製できる人工骨幹を用いて関節機能を温存する方法がある．

理骨，温熱処理骨などを用いる方法もある．
　骨外病変を形成している場合は，腫瘍学的に安全な切除縁を考慮して切除を計画する．周囲の軟部組織を合併切除することになるためやや侵襲が大きくなるが，手術中に腫瘍に切り込まないためやはり出血は少なくて済む場合が多い．ただし骨転移病変は周囲の栄養血管を発達させるため，解剖学的に予想外のところに太い血管が走行していることがあり，手術の際に周囲の血管の処理には注意を要する．

広範切除が完遂できた場合には放射線療法は不要である．辺縁切除もしくは腫瘍内切除なり再発のリスクが高いと考えられる場合には，もともとのがん種の放射線感受性に関係なく，術後に全術野の放射線療法を行う．腫瘍の残存があると，人工関節やスペーサーと骨の接合部で骨破壊を生じて短期間で弛みが出てきてしまうためである．

また広範切除時の再建には基本的に骨セメントを用いなくてもよいが，

- もともと骨粗鬆症がある，もしくはホルモン療法などで骨粗鬆症のリスクが高い
- 放射線既照射部位である

以上のいずれかの場合は骨セメントを用いた固定がよい．実際には骨セメントを用いる症例のほうが多い．骨セメントを使用する際には血圧低下に注意を要する．

2）姑息的切除手術（図 5-15）

すでに病的骨折を生じており，骨片の転位や血腫の広がりが大きく広範切除が困難な場合にはどうしても一部が腫瘍内切除となるが，その場合には転移巣をできるだけ一塊として切除して再建する方法が推奨される．

手術方法は根治的切除手術に準じ，術後に全術野への放射線照射を追加する．また骨セメントを用いて固定する．

3）姑息的掻爬手術（図 5-16）

予測される生命予後が比較的短く（おおむね 3〜6 か月程度），局所根治には重きをおかずに ADL 維持を主目的とする場合には，腫瘍内切除によって腫瘍細胞が残存することを許容する姑息的切除手術を行う．腫瘍掻爬となるため，脊椎や骨盤では適応となることが多いが，四肢長管骨で適応となる症例はあまり多くない．大腿骨転子部など広範切除すると大がかりな再建になってしまい歩行能力の損失が大きい場合，あるいは上肢で適切な人工再建材料がない場合などが適応となる．

腫瘍内を掻爬し，骨セメントやスペーサーを充塡し，必要に応じて髄内釘やプレートで内固定を行う．可能な限り術後放射線療法を追加するが，それでも局所制御率は根治的切除手術に比べると大きく劣る．また腎癌や肝癌など血流の豊富ながん種の転移の場合は，掻爬すると驚くほど出血することがあるため術前に血管塞栓術を併用することを心がけるべきであるが（本章「K．骨転移に対する塞栓術」参照，p.181），根治的手術と比べて決して侵襲が少ないということはない．特に肝癌患者など凝固系を含めて全身状態がよくない症例では安易に掻爬を選択せずに適応を慎重に検討すべきである．

4）内固定手術（図 5-17）

致命的な臓器転移があったり，進行の早いがん種であるなど生命予後がおおむね 3 か月以内と見込まれる症例では，残り少ない時間の除痛と ADL 維持を目的とした姑息的固定手術を行う．腫瘍は切除せずに髄内釘やプレートでの内固定を行う．

また例外的に，長い生命予後が見込まれる場合であっても放射線感受性の高い多発性骨髄腫や悪性リンパ腫の場合は，腫瘍は切除せず内固定と術後放射線療法の併用を

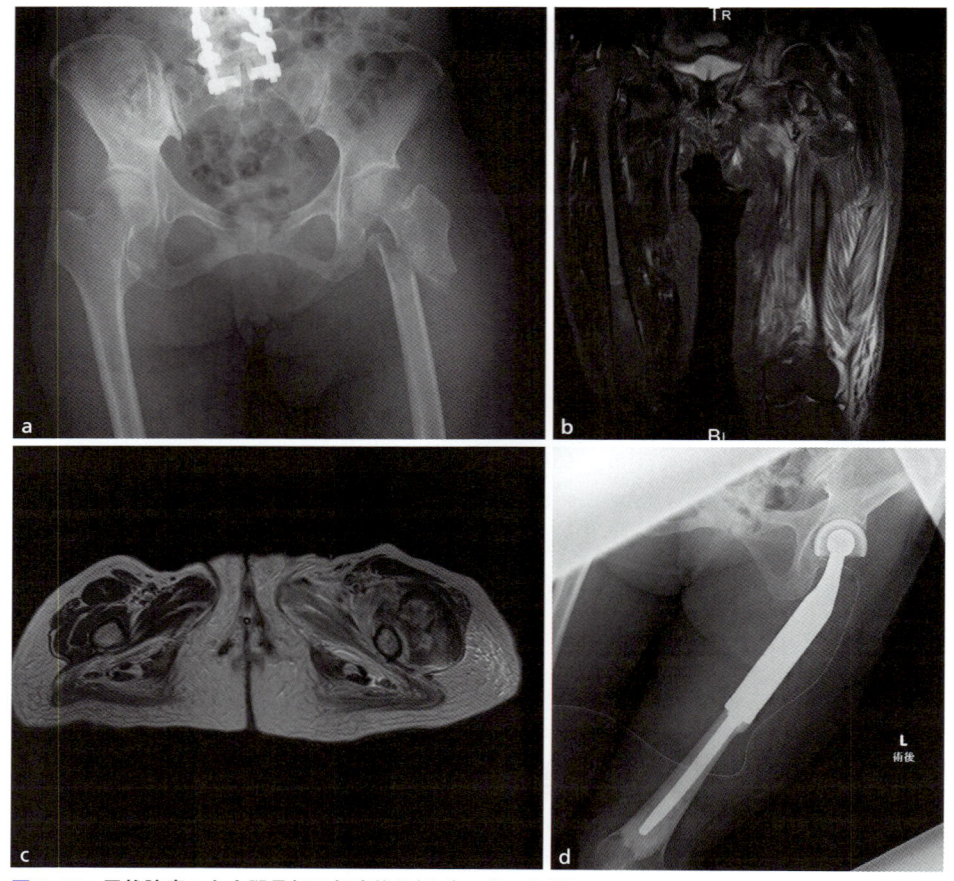

図 5-15　甲状腺癌の左大腿骨転子部病的骨折（63 歳，女性）
a：以前に腰椎転移に対しても手術を行っている．生命予後が 1 年以上見込めるという判断で，腫瘍内切除を許容する可及的切除術の適応となった．
b：骨折部周辺に血腫が拡がっており，厳密な意味での広範切除は不可能であった．
c：そのため，術後の歩行機能を勘案して，外側広筋は血腫で汚染されているが温存する方針とした．骨セメントによる固定を行い，術後放射線照射の追加を前提として手術を計画した．
d：術後早期に車椅子移乗が可能となった．

行うことで，根治的手術よりもよい ADL が獲得できる．

術後放射線照射は議論の余地があるが，病的骨折例や病巣を貫いて固定した髄内釘使用例など播種が予想されるものは，播種の予防や術後早期の螺子の弛みを予防するために照射を検討する．

5）創外固定

全身状態が不良で内固定ができない場合は，経皮的に創外固定を行うこともあるが，当然ながら局所制御も生命予後も成績不良である．管理や感染の問題があるため，外固定や牽引で代用できないかをよく検討すべきである．

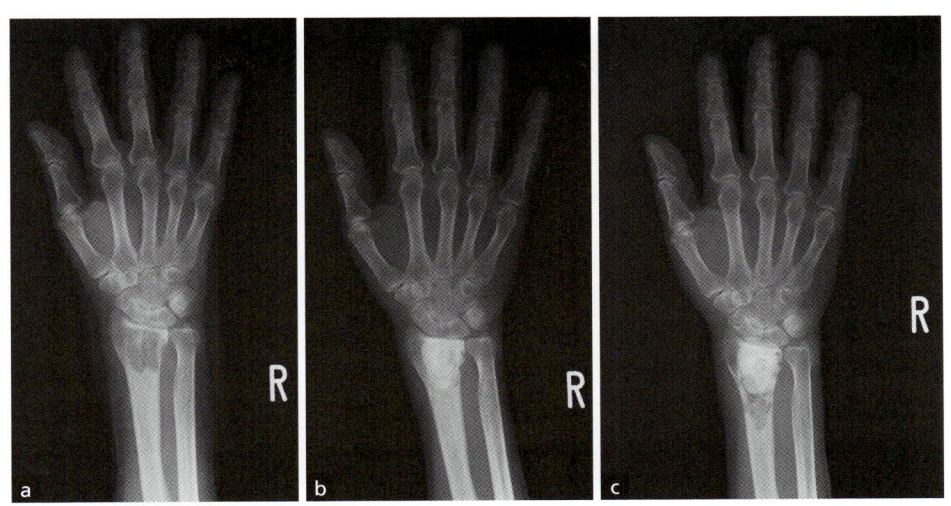

図 5-16　腎細胞癌の橈骨遠位端骨転移（61 歳，男性）
a：疼痛が強く，手術希望であった．
b：多発内臓転移があり長期予後は見込めないとの主治医意見があったため，腫瘍掻爬と骨セメント充填による姑息的手術を選択した．術後放射線照射を追加した．
c：術後 22 か月経過時 X 線像．患者は健在であったが，可及的掻爬を行った部分に局所再発がみられることとなった．姑息的掻爬手術は，長期生存患者には不向きであったことを示す一例である．

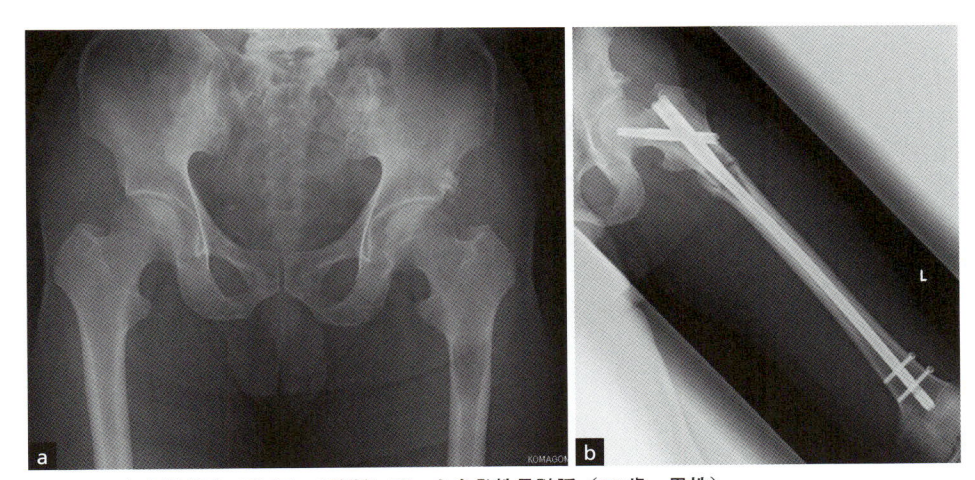

図 5-17　左大腿部痛で発症して診断に至った多発性骨髄腫（63 歳，男性）
a：骨病変は左大腿骨のみでなく両恥坐骨をはじめ全身に多発していた．
b：切迫骨折であった左大腿骨転子部の病変に対して，in situ での髄内釘固定を実施して歩行可能としたあとに，放射線療法と化学療法を開始した．

d．装具療法（第 7 章「D．骨転移に対する装具療法」参照，p.240）

　長管骨骨転移に対する装具療法の有用性を示す研究は現在のところ見当たらないが，通常の長管骨骨折への有用性と同様に考え，装具の利用は検討すべきである．特に手術との併用，病的骨折時の応急処置，切迫骨折に対する疼痛緩和と骨折予防といった状況での簡易な装具の作製と利用は，整形外科医が早期介入して検討したほうがよい．上腕骨骨転移および脛骨骨転移に対する機能的装具がよく用いられる．

引用文献

1) 日本臨床腫瘍学会（編）：骨転移診療ガイドライン．南江堂，2015
2) Talbot M, et al：Function and health status in surgically treated bone metastases. Clin Orthop Relat Res 438：215-220, 2005
3) Mirels H：Metastatic disease in long bones：a proposed scoring system for diagnosing impending pathologic fractures. Clin Orthop Relat Res 249：256-264, 1989
4) Harrington KD：Impending pathologic fractures from metastatic malignancy：evaluation and management. Instr Course Lect 35：357-381, 1986
5) Katagiri H, et al：New prognostic factors and scoring system for patients with skeletal metastasis. Cancer Med 3：1359-1367, 2014
6) Van der Linden YM, et al：Comparative analysis of risk factors for pathological fracture with femoral metastases. J Bone Joint Surg Br 86：566-573, 2004
7) Damron TA, et al：Critical evaluation of Mirel's rating system for impending pathologic fractures. Clin Orthop Relat Res 415 Suppl：S201-S207, 2003
8) Nazarian A, et al：Treatment planning and fracture prediction in patients with skeletal metastasis with CT-based rigidity analysis. Clin Cancer Res 21：2514-2519, 2015
9) Chow E, et al：Update on the systematic review of palliative radiotherapy trials for bone metastases. Clin Oncol（R Coll Radiol）24：112-124, 2012
10) Hatano H, et al：Pathological fracture of the femur ten years after successful radiation therapy for metastatic breast cancer. Breast Cancer 11：313-317, 2004
11) Henry DH, et al：Randomized, double-blind study of denosumab versus zoledronic acid in the treatment of bone metastases in patients with advanced cancer（excluding breast and prostate cancer）or multiple myeloma. J Clin Oncol 29：1125-1132, 2011
12) Fizazi K, et al：Denosumab versus zoledronic acid for treatment of bone metastases in men with castration-resistant prostate cancer：a randomised, double-blind study. Lancet 377：813-822, 2011
13) 畠野宏史，他：四肢骨転移による病的骨折の治療．日整会誌 81：325-329, 2007

（大隈　知威）

コラム

姑息的治療とは？

"姑息"と"姑息的"の意味の違いをご存じだろうか？

"姑息"とは広辞苑によると，"一時の間に合わせ，その場のがれ"を意味する一般的な日本語とされており，英語では，"stopgap"，"makeshift"と訳される．しかしこの言葉は得てして"卑怯な"という意味をもつと誤解されている．

"姑息的治療"というと，"その場しのぎの間に合わせの治療"という消極的な意味でとらえている医療者が多いのではないだろうか？ところが"姑息的"とは，実は日常生活で使われる"姑息"とは異なる医学用語である．"姑息的治療"の定義は，"根治を目的とせず，症状の軽減や苦痛の緩和などを目的として行われる治療"であり，むしろ積極的な意味をもつ．ちなみに，"姑息的"を英語で訳すと，"palliative（緩和的）"になるのである．

（篠田裕介）

G 脊椎転移の治療

ここがポイント

- 脊椎転移の症状には，痛み，脊椎骨折，脊髄圧迫がある．
- 治療の目的は，痛みや麻痺を改善し，全身状態（PS）を改善することである．
- 痛みには，腫瘍による局所の痛み，神経の痛み，脊椎の不安定性による痛みがある．
- 手術の目的は，脊髄に対する圧迫を解除し，脊椎を安定化させることである．後方除圧固定術が選択されることが多い．

　脊椎転移（図 5-18）は，骨転移のなかで頻度が最も高い．脊椎転移は，胸椎，腰椎に好発し，がん患者の 30〜50％にみられる．脊髄圧迫をきたす例は，5〜14％とされている．脊椎転移の症状には，痛み，脊椎骨折，脊髄圧迫がある．脊椎転移の治療の主眼は，痛みや麻痺を改善し，全身状態（performance status：PS）（第 4 章「B．骨転移診療の基本戦略」表 4-3 参照，p.71）を改善することである．脊椎転移の治療には放射線療法が行われることが多かったが，2005 年に，手術と放射線療法の併用が，放射線療法単独に比べ歩行能力の改善に優れているとするランダム化比較試験の結果が報告された[1]．この報告以降，手術による除圧固定と放射線療法を併用する方法が一般化し現在に至っている．手術による合併症を低減するため，近年，手術の低侵襲化が試み

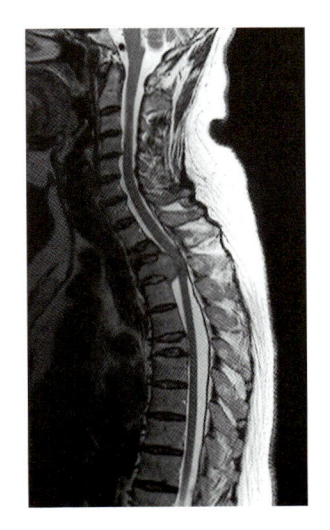

図 5-18　胸椎転移（MRI T2 強調像）

られている．また，抗 RANKL 抗体やビスホスホネートなどの骨修飾薬（bone modifying agents：BMA）の登場，腫瘍にのみ高線量を照射することが可能な体幹部定位放射線療法の応用など，脊椎転移の治療体系は様変わりしつつある．

1 脊椎転移と痛み

a. 脊椎転移による痛みの分類

脊椎転移では痛みが最も頻度が高い症状であり，脊椎転移の 80％にみられるという報告もある[2]．痛み，特に背部痛は，比較的初期からみられる症状である．安静により軽減しない痛み，非ステロイド性抗炎症薬（NSAIDs）による鎮痛効果が乏しい痛みは注意すべき症状である．がんの既往がある場合に，持続する頸部痛や背部痛がみられる場合には，脊椎転移を念頭に検索を行う必要がある．

脊椎転移による痛みは，その機序によって 3 つに分類される（表 5-7）．

1）腫瘍による局所の痛み

腫瘍により惹起される局所の炎症，骨膜の伸展，硬膜外静脈叢の怒張によって局所の痛みが生じる．放射線療法が有効である．

2）神経の痛み

痛みのある症例の約半数では，腫瘍によって神経が圧迫されることで痛みが生じる．放射線療法や手術による除圧が有効である．また神経障害性疼痛に有効なプレガバリンが使用されることもある．

3）脊椎の破壊・不安定性による痛み

腫瘍が脊椎を破壊し，支持性が損なわれると，不安定性による痛みが生じる（図 5-19）．不安定性による痛みの特徴は，upright position で増悪し，臥床により軽減することである．手術により脊椎を安定化させることが有効である．

実際には，上記の 3 つの痛みが混在している．個々の患者の痛みの要素を診分け，原因に応じた治療法を選択することが重要である．

2 脊椎転移と脊髄圧迫

脊椎転移は，まず血行性に椎弓根から椎体後方に生じることが多い．転移巣は，徐々に増大し，脊柱管内へ進展する（図 5-20）．脊柱管内の腫瘍は，硬膜管とそこから分岐する神経根を圧迫する．腫瘍が直接硬膜内に進展することはまれである．脊髄が圧迫されることで，四肢や体幹のしびれ，筋力低下，痙性が出現する．こうした脊髄障害は，脊椎転移例の 35～65％にみられる[3-4]．いったん麻痺が生じた場合には，数時間から数日の経過で進行することが多い．不全麻痺例であっても，28％が 24 時

表 5-7　痛みの原因に応じた治療法の選択

- 腫瘍の痛み→放射線
- 神経の圧迫→放射線・除圧
- 脊椎の破壊による痛み→固定

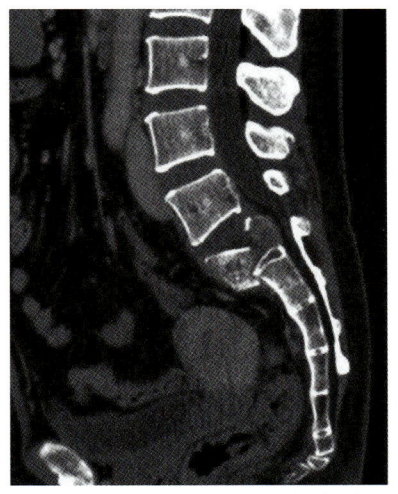

図 5-19　腫瘍による脊椎の破壊（乳癌仙骨転移）

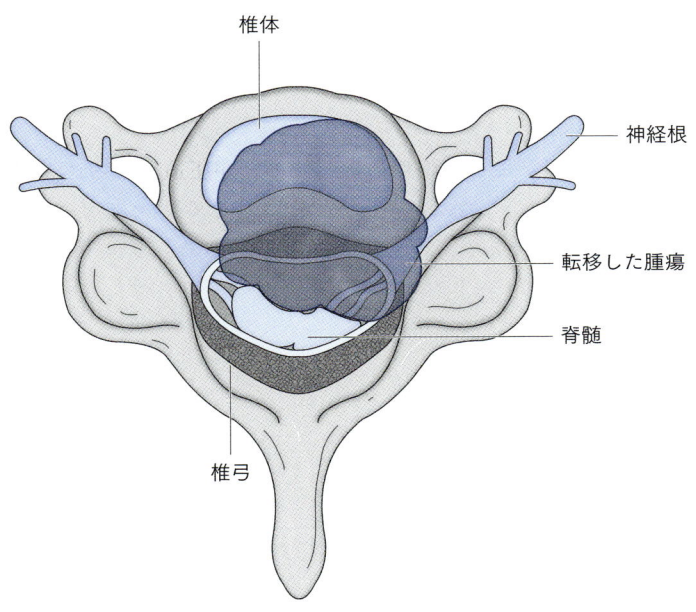

図 5-20　転移性脊椎腫瘍の進展

間以内に完全麻痺になるという報告がある[5]．およその目安として，麻痺の回復のためには，麻痺の発症から 48 時間以内の治療が必要とされている．迅速な評価・治療が重要である．

3 脊椎転移の治療

脊椎転移の治療は，多くの場合 PS の改善を目標として行われる．がんそのものの根治を目指すことはまれである．治療のベネフィットとリスクを勘案し，患者に最も利益となる治療法を選択することが重要である．治療に際しては，その目的・達成すべきゴールを明確にすることが大切である．

治療の目的として以下が挙げられる．
- 痛みの緩和
- 麻痺の回避
- 脊椎の安定化・支持性の獲得
- がんの局所コントロール〔脊椎全摘術など（図 5-21，22）〕

a. 緊急治療

脊髄圧迫による麻痺や病的骨折をきたした場合には緊急対応を要する．
入院後直ちに以下を行う．
- 安静（深部静脈血栓症の予防を行う）
- ステロイド投与
- 採血（血清カルシウム値も測定する）
- 画像評価（MRI が望ましいが，CT で代用する場合もある）

先述のように，手術や放射線療法などの介入の適応について早期に判断することが重要である．緊急時に関係する部局の担当者が，直ちに情報を共有できる体制を整備しておくことが望ましい．当院では，多職種が連携できるよう脊髄損傷ボードが設置されており，麻痺の患者が入院した際には，メーリングリストによってアラートメールが送信されるようになっている．

装具や外固定には，メカニカルストレスを軽減できるという利点がある．脊椎の不安定性による症状を伴う場合には，選択肢となる．しかしながら装具・外固定は，患者の自立を損なう点，痛みの緩和が不十分である点が問題である．手術による治療を行うまでの期間に限っての使用が適切と思われる．

b. 脊椎転移に対する手術治療

1）目的

脊髄・神経に対する圧迫を解除し，脊椎を安定化させることが目的である．後方除圧固定術が選択されることが多い．

2）適応

麻痺の進行がみられる場合や痛みのために体が起こせない場合には，手術を検討すべきである．しかし転移性脊椎腫瘍の手術による合併症のリスクは高く，近年の報告でも 22〜34% とされている[6]．特に創部感染や深部静脈血栓症の頻度が高い．した

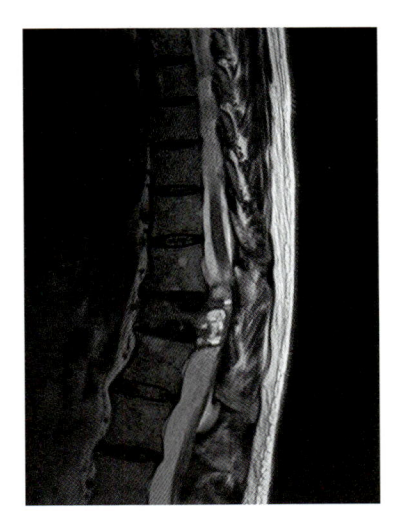

図 5-21　脊椎全摘術　術前 MRI T2 強調像（甲状腺癌）

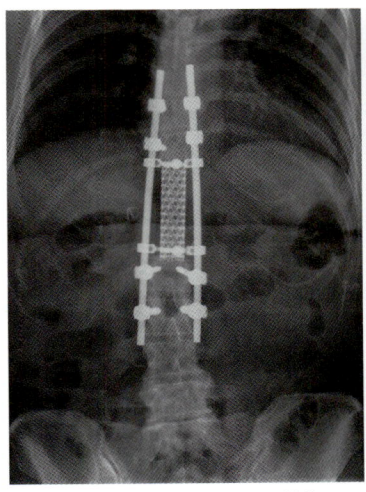

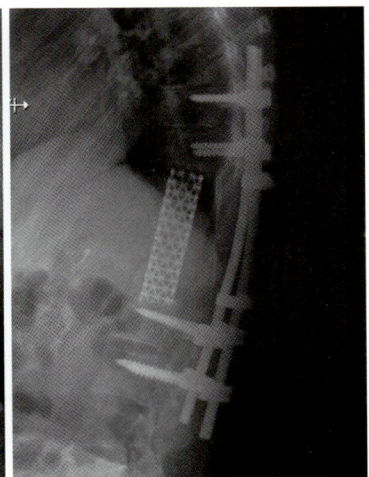

図 5-22　脊椎全摘術　術後 X 線像

がって，手術のベネフィットとリスクを十分勘案して適応を決める必要がある．予後は手術適応の判断に重要な因子である．予後の推定には，新片桐スコア[7]，徳橋スコア[8] などが用いられる（第4章「B．骨転移診療の基本戦略」表 4-4，5 参照，p.74，75）．手術の適応は，患者の希望も含め，複数の要素を勘案して判断する．特に，リスクが大きい手術については，患者本人の意向を尊重しつつ関係する複数の診療科で十分に討議することが重要である．

c．SINS スコア──脊椎不安定性の評価

　脊椎固定術の適応を判断するために，脊椎の不安定性を客観的に評価する必要がある．Spine Oncology Study Group によって開発された SINS スコア（Spinal Instability

表 5-8　SINS スコア

パラメータ	点数
部位	
移行部（C0-C2, C7-T2, T11-L1, L5-S1）	3
可動性がある部位（C3-C7, L2-L4）	2
可動性が乏しい部位（T3-T10）	1
可動性がない部位（S2-S5）	0
痛み	
持続的	3
時折みられる	1
なし	0
骨病変の性状	
溶骨性	2
混合性	1
造骨性	0
X線上の脊椎アライメント	
亜脱臼/すべり	4
脊椎変形あり（側弯，後弯）	2
正常	0
椎体の圧潰	
＞50％	3
＜50％	2
圧潰はないが転移が椎体の50％を超える	1
なし	0
後側方への進展	
両側	3
片側	1
なし	0

Score 0-6：安定，Score 7-12：軽度の不安定性，Score 13-18：不安定.

Neoplastic Score)[9] が，脊椎の不安定性の新しい評価法として，広まりつつある（表 5-8）.

d．手術の実際

　脊椎転移のある患者の PS は不良なことが少なくない．術前の限られた時間で，栄養状態や ADL についても評価を行う．

　脊椎転移の手術では，しばしば著明な出血をみることがある．特に腎癌は注意が必

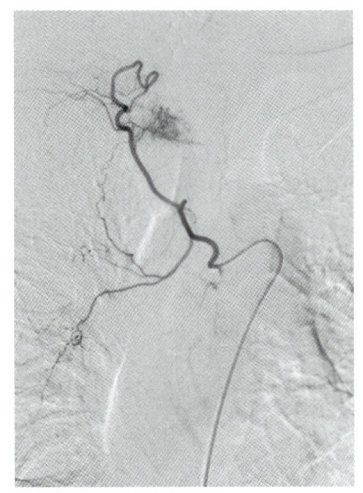

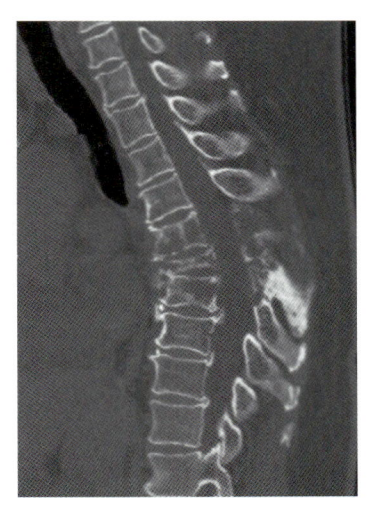

図 5-23　術前の塞栓術　　　　図 5-24　乳癌胸椎転移

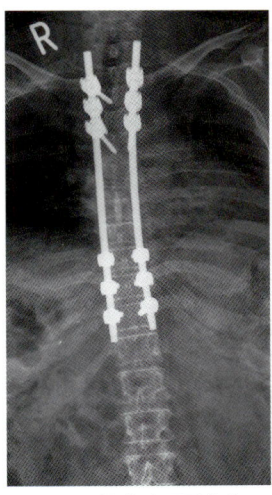

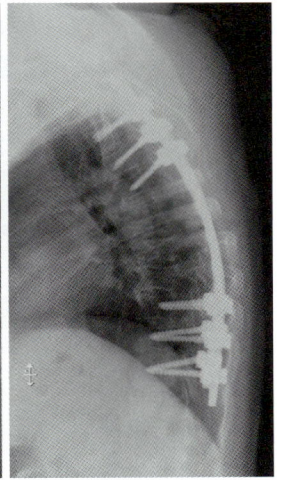

図 5-25　後方除圧固定後

要である．術中出血の低減のために，塞栓術が有用である（図 5-23）．ただし頚椎では安全性の問題から施行が困難なことがある．塞栓術は可能な限り直前に行う．術前日ではなく，手術当日に行うほうが有用とする報告がある[10]．出血に備えて輸血を準備する．

　手術は，後方からのスクリューによる脊椎固定と椎弓切除による除圧が選択されることが多い（図 5-24, 25）．手術時間の短縮のため，最小限の固定範囲とする．軟部の展開，特にすでに放射線照射した部位は創治療が遷延する可能性があるため展開は最小限にとどめる．硬膜損傷を避けるよう，十分に注意する．

　脊椎転移の手術は，脊椎外科に通暁したチームが行うべきである．経験のある脊椎外科医がいない場合は，緊急手術は避けたほうがよい．

G　脊椎転移の治療

術後の放射線療法は，術後2週を目安に開始する．経皮的スクリューによる固定術では，術後1週でも照射も可能とする意見もある．

e. 脊椎転移に対する低侵襲治療

脊椎転移に対する低侵襲治療は，これまでの治療に比べて合併症を低減できる可能性があり，注目されている．また術後の回復が早いため，補助療法を早期に開始できるという利点がある．これらの治療技術は相互に組み合わせることが可能である．

1) 体幹部定位照射（SBRT）（本章D「4. 脊椎SBRT」参照，p.134）

体幹部定位放射線療法（stereotactic radiosurgery：SRS）とは，体幹部の限局した小腫瘍に対して，局所制御の向上と周囲臓器の有害事象の低減を目的に，多方向から照射する方法である．この方法を脊椎転移に対して応用し，脊髄に対する線量を低減しつつ，転移巣に高線量を照射する方法が海外から報告されている．これまでの報告では，1年後の局所コントロールは，組織型によらず90％以上で得られており，脊髄への有害事象はみられていない[11]．日本では脊椎転移には保険適用とされていないが，今後有用な方法として広まるものと思われる．脊髄との間に数mmのマージンが必要となるため，あらかじめ硬膜管周囲の腫瘍を部分的に切除し，術後にSRSを行う"separation surgery"も報告されている[12-13]．

2) 最小侵襲脊椎安定術（minimally invasive spinal stabilization）（図5-26, 27）

脊椎をスクリューなどのインストゥルメンテーションによって固定することで，支持性の獲得，痛み・麻痺の改善などが期待できる．現在は，2cm程度の小皮切をおくことで，椎体にスクリューを挿入できる経皮的椎弓根スクリュー（percutaneous pedicle screw：PPS）システムが広く用いられる．切開が少ないため出血が少ないという利点がある．また術後しばしば問題となる創部感染についても，発生率を低くするものと期待されている．正確なスクリュー挿入には，透視やナビゲーションの支援が必要となり，術者には高い技術が求められる．

3) 椎体形成術

脊椎転移に対し，後方から椎弓根を経由して骨セメント（polymethyl methacrylate bone cement）を注入する方法である．ランダム化試験で痛みを伴う椎体骨折において有用性が示されている[14]．椎体に直接骨セメントを注入するvertebroplastyと，一度圧潰した椎体内でバルーンを膨らませ，椎体内に空隙を作ったのちに骨セメントを注入するkyphoplastyとがある．椎体形成術の除痛の機序として，骨セメントによって椎体が補強され不安定性が減ることと，椎体内の疼痛受容体がセメントの熱反応で破壊されることが挙げられている．主な合併症は骨セメントの漏出である．有症状の骨セメント漏出は，治療例の10％にのぼるとされている．脊柱管内や静脈内への漏出は脊髄損傷や肺梗塞といった重篤な合併症につながるおそれがある．

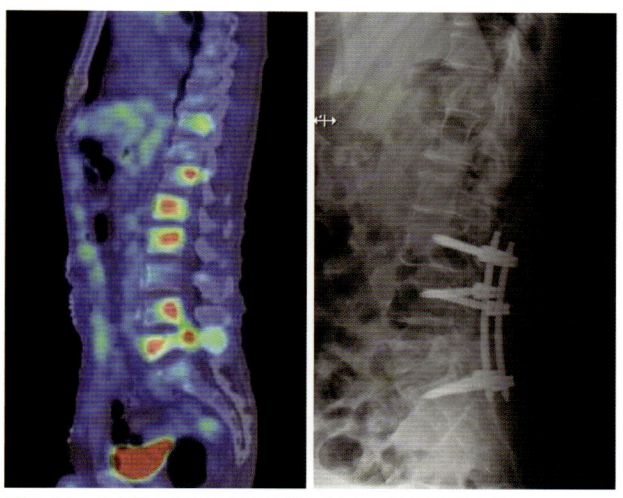

図 5-26　腎細胞癌多発脊椎転移に対する低侵襲固定術

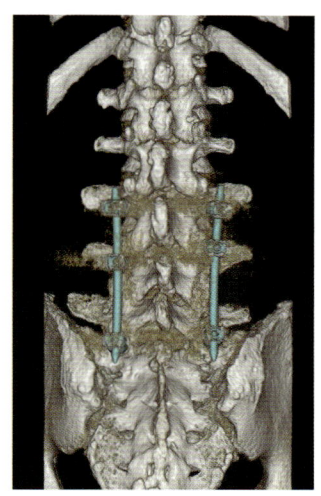

図 5-27　図 5-26 の術後 3 DCT

4　組織型によって異なる治療方針
　　　―手術以外の治療が有効なことも―

　がんの骨転移は，その組織型によって放射線感受性や薬剤に対する感受性が大きく異なる．放射線感受性が高いリンパ腫や多発性骨髄腫などでは，高度の脊髄圧迫があっても放射線療法単独で治療可能なことが多い．また未治療の乳癌や前立腺癌については，麻痺が切迫した状態であってもホルモン剤が著効する場合があり，手術を避けることが可能である．このように，組織型によっては手術以外の治療が第 1 選択になる．

引用文献

1) Patchell RA, et al：Direct decompressive surgical resection in the treatment of spinal cord compression caused by metastatic cancer：a randomised trial. Lancet 366：643-648, 2005
2) Helweg-Larsen S, et al：Symptoms and signs in metastatic spinal cord compression：a study of progression from first symptom until diagnosis in 153 patients. Eur J Cancer 30A：396-398, 1994
3) Witham TF, et al：Surgery insight：current management of epidural spinal cord compression from metastatic spine disease. Nat Clin Pract Neurol 2：87-94, 2006
4) Hayat MJ, et al：Cancer statistics, trends, and multiple primary cancer analyses from the Surveillance, Epidemiology, and End Results（SEER）Program. Oncologist 12：20-37, 2007
5) Kaloostian PE, et al：Current paradigms for metastatic spinal disease：an evidence-based review. Ann Surg Oncol 21：248-262, 2014
6) Lau D, et al：Independent predictors of complication following surgery for spinal metastasis. Eur Spine J 22：1402-1407, 2013
7) Katagiri H, et al：New prognostic factors and scoring system for patients with skeletal metastasis. Cancer Med 3：1359-1367, 2014
8) Tokuhashi Y, et al：A revised scoring system for preoperative evaluation of metastatic spine tumor prognosis. Spine（Phila Pa 1976）30：2186-2191, 2005
9) Fisher CG, et al：A novel classification system for spinal instability in neoplastic disease：an evidence-based approach and expert consensus from the Spine Oncology Study Group. Spine（Phila Pa 1976）35：E1221-E1229, 2010
10) Kato S, et al：Optimal schedule of preoperative embolization for spinal metastasis surgery. Spine（Phila Pa 1976）38：1964-1969, 2013
11) Bate BG, et al：Stereotactic radiosurgery for spinal metastases with or without separation surgery. J Neurosurg Spine 22：409-415, 2015
12) Moulding HD, et al：Local disease control after decompressive surgery and adjuvant high-dose single-fraction radiosurgery for spine metastases. J Neurosurg Spine 13：87-93, 2010
13) Laufer I, et al：Local disease control for spinal metastases following "separation surgery" and adjuvant hypofractionated or high-dose single-fraction stereotactic radiosurgery：outcome analysis in 186 patients. J Neurosurg Spine 18：207-214, 2013
14) Berenson J, et al：Balloon kyphoplasty versus non-surgical fracture management for treatment of painful vertebral body compression fractures in patients with cancer：a multicentre, randomised controlled trial. Lancet Oncol 12：225-235, 2011

（筑田　博隆）

H 転移性脊椎腫瘍による脊髄損傷の管理

ここがポイント

- 転移性脊椎腫瘍による脊髄圧迫で麻痺が切迫している場合，ステロイドの投与が有効であるとの報告がされているが，高用量の場合，合併症の発生頻度が増加する．
- 脊髄損傷に伴う合併症としては，肺炎，尿路感染，褥瘡，深部静脈血栓症，肺塞栓などが挙げられるが，肺塞栓は致命的な経過を辿ることもあり，注意を要する．
- 切迫麻痺を起こしつつある患者の安静度は絶対安静が基本であるが，安全な範囲の体動，必要な外固定についてはまとまった報告がなく，意見が分かれるところである．
- 最終的には手術，放射線照射，あるいはがん種それぞれの特異的な治療が必要となるが，それぞれの予測されうる生命予後の期間により，そのゴールはさまざまに異なる．

1 骨転移による脊髄損傷の薬物治療

　腫瘍が脊椎骨に転移した場合，脊柱管内への病変の進展により脊髄圧迫が生じ，脊髄損傷に至る．通常腫瘍の進展はある程度の期間で進行するため，外傷のように麻痺が急性発症しない場合も少なくない．しかし，脊椎骨が病的骨折を起こした場合などは，外傷性脊髄損傷に似た急性な経過を辿って麻痺が進行することもありうる．

　これらの状況に対して，最終的には手術や放射線療法，あるいは化学療法などのがん種そのものに対する治療や，脊髄への圧迫を除去し脊椎の安定性を取り戻す治療が必要となる．ただし，原発巣不明のまま脊椎転移からがんが発見された場合や，さまざまな理由によりすぐに治療に移れない場合には，決定的な治療の開始が遅れることもある．

　治療開始までの時間を稼ぐ目的や，進行する麻痺のコントロールをつける目的で，ステロイドが使用されることがある[1]．これまでいくつかの有効性に対する報告がされているが，治療開始をデキサメタゾンで1日16 mgから投与開始する方法が知られている[2]．1日16 mgの投与から開始し，疾病そのものへの決定的な治療を開始するまで継続する．ただし，長期間にわたる場合は，漫然と投与することなく2日間隔程度で半減させていくテーパリングを行い投与を終了させる．さらに高用量（1日96 mg）の投与も以前は行われていたが，消化管潰瘍，精神障害，致死的な感染症などの合併症が増加するため，現在では行われていない．

> **ステロイドの投与方法**
> ①デキサメタゾン 8 mg 1 日 2 回点滴静注より開始→3 日ごとに半減（4 mg 2 回
> 　→2 mg 2 回→1 mg 2 回→終了）
> ②デキサメタゾン 4 mg 1 日 2 回→手術などの決定的な治療が行われるまで継続

2　脊髄損傷に伴う合併症

　脊髄損傷に伴う合併症としては感染，褥瘡，胃潰瘍，静脈血栓症などが存在するが，いずれも原因としては麻痺が大きな割合を占める．これらの合併症を回避するためには，転移性脊椎腫瘍に対して可能な限り早急に治療を開始し，高度な麻痺が完成することを回避しなくてはならない．

　特に静脈血栓症については，肺塞栓に至った場合致死的経過を辿りうる．もともと担がん患者は静脈塞栓症の発症リスクが4～7倍高いという報告や，静脈血栓症ががん患者の死亡理由の第2位となっているという報告もある[3]．さらに脊髄損傷による下肢麻痺はその危険性を健常人と比較すると500倍程度上昇させる．双方の原因が重なって，転移性脊椎腫瘍による脊髄損傷患者の静脈血栓症発症のリスクはきわめて高いと考えてよい．整形外科領域において手術後の静脈塞栓症の危険性は広く周知されており，予防やその診断についても一定の処置が行われていることが通常である．同様に転移性脊椎腫瘍の脊髄損傷患者は発症した直後より血栓のリスクが高いことを念頭におき，術前の状況から診断や予防については一定の処置を行うことが望ましい．

　感染症は代表的なものとしては肺炎，尿路感染，褥瘡部の感染などが一般的であるが，いずれも脊髄損傷による安静度の制限が原因のかなりの部分を占めている．早期手術による麻痺の回避は重要であるが，麻痺の改善がなくとも最低限坐位がとれるような何らかの介入は，これらの合併症の発生に対してある程度の効果を望めるだろう．

3　脊髄損傷患者の安静度

　転移性脊椎腫瘍の患者が脊髄損傷に至る原因は椎骨が腫瘍により破壊されること，すなわち椎骨の力学的強度が損なわれていることにある．したがって，安静にすることが望ましい．患者が切迫麻痺になりつつある場合，その安静度は基本的には「絶対安静」である．具体的には，ベッド上安静，ギャッチアップも30°程度に制限し，体位交換についても麻痺が高度で自力では難しい場合は，介助下に行う．転移性脊椎腫瘍に対する最終的な治療（手術など）が行われ，脊椎の安定性が取り戻された場合には，それに応じて安静制限を解除していく．先述したように，長期間の安静は合併症の発生頻度を上昇させるため，可及的すみやかにギャッチアップ，離床を進めていく形が理想となる．

　ただし，種々の理由で手術などの最終的な脊椎の安定性を取り戻すような治療を行

うことができない場合もがん患者では珍しくない．治療が行えない理由の大部分は侵襲的な治療に耐えられない全身状態であるため，外固定などを用いた姑息的な対応をとらざるを得ない場合もある．外固定の例としては，頚椎固定具（ソフトネック，フィラデルフィアカラー，ハローベスト），体幹装具（軟性コルセット，硬性コルセット，体幹ギプス）などが存在する（図 5-28）．

しかしながら，外固定の脊椎に対する拘束力は一部を除いて決して高いものではない（表 5-9）[4]．病状に応じた適切な外固定が何であるのかについて，一定の見解はいまだなく，個々の施設，症例に応じて治療者が臨機応変に判断しているのが現状である．一般的に拘束力の高いものであればあるほど，患者のコンプライアンスは逆に悪くなり，装着中の不快感も増すため，一概に強固な外固定を用いれば目的が達成される，という形にもならない．また，強固な外固定を行えば疼痛の減弱や将来の病的骨折の予防，脊髄損傷の予防につながりうるかということへのしっかりとした根拠も存在せず，今後の研究課題となっている．

臨床の現場においては，手術などによる内固定が行えない場合，外照射治療による対応を行ったあとに，症状増悪のリスクを説明したうえで外固定を装着して慎重に安

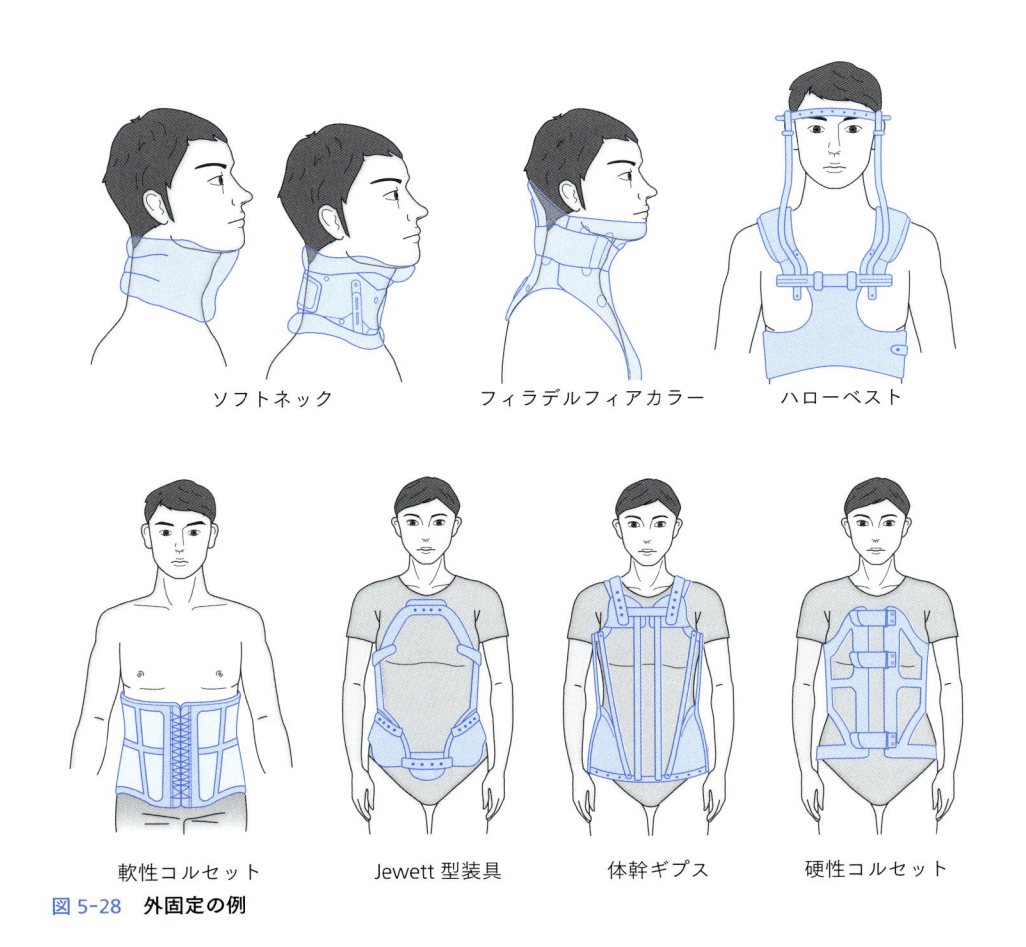

ソフトネック　　フィラデルフィアカラー　　ハローベスト

軟性コルセット　　Jewett 型装具　　体幹ギプス　　硬性コルセット

図 5-28　外固定の例

H　転移性脊椎腫瘍による脊髄損傷の管理

表5-9 フィラデルフィアカラーの固定力

	各方向への可動域（度）		制限度（%）
	無固定	固定	
伸展	71	23	32.4
屈曲	48	12	25.0
側屈（左）	40	21	52.5
側屈（右）	40	22	55.0
回旋（左）	68	23	33.8
回旋（右）	68	20	29.4

(Tescher AN, et al : Range-of-motion restriction and craniofacial tissue-interface pressure from four cervical collars. J Trauma 63 : 1120-1126, 2007 より)

静を解除していくことが多い．

4 脊髄損傷患者のゴール設定

　転移性脊椎腫瘍による脊髄損傷患者の最終的な治療目標は大きく分けて，①脊椎の安定性を取り戻すこと，②圧迫されている神経を除圧して機能悪化を防止し，残存機能の回復をもたらすこと，③転移部の局所コントロールを良好にし，再発，再悪化などの防止をすること，の3つが挙げられる．しかしながら，すべての患者で上記3つのゴールを達成することは非常に難しい．

　外傷性脊髄損傷患者の機能予後については本邦からも比較的まとまった報告がなされており，受傷直後の機能評価よりその後の機能予後がある程度推定可能である（歩行不能な患者のうち，4割程度は歩行可能となる）．また，生命予後についても平均余命は一般より5%程度短いのみ，というデータが出されている．神経そのものの回復を待つ時間が十分あること，かつ機能訓練を継続して長期間続けられることなどから，外傷性脊髄損傷患者の機能予後，生命予後はある程度予測可能であり，それに伴ったゴール設定が可能となっている．

　しかしながら，脊髄損傷の原因が転移性脊椎腫瘍であった場合，原病による生命予後が規定される因子が含まれるようになり，予測自体がかなり困難である．

　転移性骨腫瘍患者の生命予後を予測するスコアリングシステムはいくつか存在するが，がん治療が分子標的薬の登場などで急速に変遷していく現代において，どこまで正確に予測できるかについては再評価を行うべきという意見もある[5]．

a. 生命予後が短期間のみしか期待できない場合

　手術加療を行っても神経機能回復，ADLが改善する前に患者が死亡する結果となり，結果として利益をもたらすことができない場合がある．その場合，放射線外照射，外固定などで可及的に病勢をコントロールしつつ，残存機能に応じて社会的サ

ポートを行い，緩和医療などで対応する形となる．

b．ある程度以上（3〜6か月以上）生命予後が期待できる場合

　脊椎部の病変について積極的な治療を行うことが多い．上記3つのゴールを達成することを目標に，放射線療法，化学療法，手術療法を複合させて治療を行う．術前歩行可能であった患者についてはそのまま歩行能力を保ち続けることが目標となる．歩行不能であった場合にも，Frankel分類でCである場合には，かなりの確率で再び歩行能力が獲得できる可能性があるため，リハビリテーションなどの最終的なゴールは歩行能力獲得であることを念頭において機能訓練を行うべきである．術前の能力がFrankel分類でBである場合には，歩行能力の獲得が困難なケースが多いため，車椅子移乗や排泄動作などの日常生活に必要な動作を機能訓練で目指す形となる．自宅退院は介護保険サービスなどの社会的サポートを導入した形で目指すこととなる．Frankel分類でAの場合，かつ発症してある程度の時間が経過している（2, 3日以上）場合，局所の積極的なコントロールを行っても神経機能やADLに改善がみられる可能性はきわめて低い．この場合，予後が短い患者と同様の緩和的な対応となる．

引用文献

1) Sørensen S, et al：Effect of high-dose dexamethasone in carcinomatous metastatic spinal cord compression treated with radiotherapy：a randomised trial. Eur J Cancer 30A：22-27, 1994
2) Graham PH, et al：A pilot randomised comparison of dexamethasone 96 mg vs 16 mg per day for malignant spinal-cord compression treated by radiotherapy：TROG 01.05 Superdex study. Clin Oncol（R Coll Radiol）18：70-76, 2006
3) Connors JM：Prophylaxis against venous thromboembolism in ambulatory patients with cancer. N Engl J Med 370：2515-2519, 2014
4) Tescher AN, et al：Range-of-motion restriction and craniofacial tissue-interface pressure from four cervical collars. J Trauma 63：1120-1126, 2007
5) Park S, et al：How accurately can tokuhashi score system predict survival in the current practice for spinal metastases？：prospective analysis of 145 consecutive patients between 2007 and 2013. J Spinal Disord Tech 28：E219-E224, 2015

〈杉田　守礼〉

I 脊髄損傷患者の排尿管理

> **ここがポイント**
> - 急性期は尿道カテーテルを無菌的に留置し，初期評価として，病歴聴取と神経学的診察を行う．
> - 脊髄損傷回復期以降は下部尿路機能評価を行ったうえで，排尿管理方法を検討する．大きく分けて自排尿，清潔間欠導尿，留置カテーテルの3つの方法があるが，神経障害の程度や，腫瘍の増大に伴う神経障害の増悪の有無，生命予後，ADLなど個々の患者の状態も考慮して選択する．
> - 症候性尿路感染症は複雑性尿路感染症として治療する．尿道カテーテルが留置されている場合は，尿培養採取・抗菌薬開始前にカテーテルを交換する．

1 急性期の排尿管理

脊髄損傷の受傷直後は，完全麻痺であれば尿閉は必発であり，不完全麻痺であっても尿閉が発生する可能性があるため，まずは尿道留置カテーテルを留置する．その際，カテーテルは尿バッグまで一体型のものを愛護的かつ無菌的に挿入する．また，初期評価として，病歴聴取〔受傷前の排尿状態や，下部尿路機能障害・尿路感染症・神経疾患の既往，尿路の併存疾患（尿路結石など）の有無など〕と神経学的診察を行う．ASIAの評価に沿って行う全身の神経学的診察に加え，直腸診を行い肛門のトーヌス，肛門反射（肛門に入れた示指で肛門粘膜を刺激すると肛門括約筋が収縮する），球海綿体筋反射（男性では亀頭部，女性ではクリトリスを刺激すると肛門括約筋が収縮する）といった下部尿路機能障害と関連の深い仙髄領域の神経学的所見も評価しておくべきである．この際，同時に男性では前立腺の触診も行っておくことが望ましい．

2 急性期以降の管理とバルン抜去のタイミング

「脊髄損傷における排尿障害の診療ガイドライン」では，図5-29のように脊髄損傷における排尿障害の診療アルゴリズムを定めている[1]．しかし，このガイドラインは主に基礎疾患のない外傷性脊髄損傷患者を念頭において作成されたものであるため，転移性骨腫瘍による脊髄損傷に特化したものではない．そのため，実際にはこの診療アルゴリズムを参考に，個々の患者の神経障害の程度や，腫瘍の増大に伴う神経

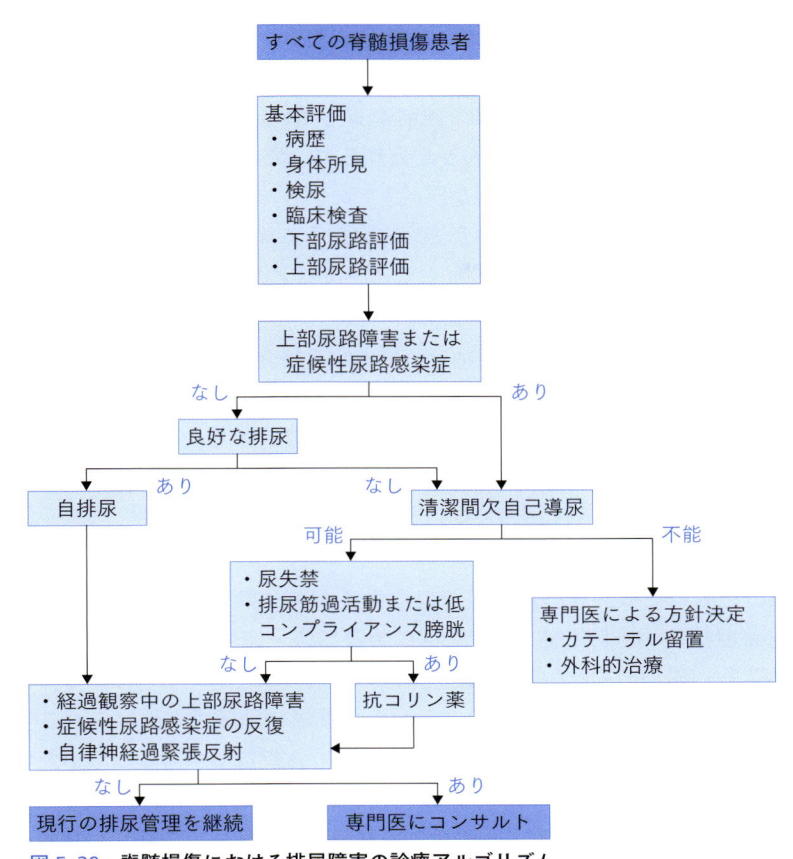

図 5-29 脊髄損傷における排尿障害の診療アルゴリズム
〔日本排尿機能学会, 日本脊髄障害医学会（編）: 脊髄損傷における排尿障害の診療ガイドライン. 2011 より改変〕

障害の増悪の有無，年齢，生命予後，ADL，家族の介護力などの実情を考慮したうえで，排尿管理方法を判断する必要がある．

　仙髄領域の神経学的異常所見が軽度である場合は，脊髄損傷に対する治療が一段落した時点で，留置カテーテルを抜去して，良好な排尿が可能かどうかを確認する．良好な排尿とは，上部尿路障害（水腎症や腎機能低下，腎盂腎炎）がなく，症候性尿路感染症を繰り返さない状態で，かつ膀胱を低圧に保ったまま蓄尿・排尿が可能で，排尿後残尿が少量（100 mL 未満）の状態を指す．これらの条件を満たさない（水腎症の出現や，症候性尿路感染症の反復，多量の残尿など）場合は，泌尿器科医にコンサルトする．

　また，仙髄領域の神経学的異常所見が重度の場合，後述するカテーテルの合併症の観点からは早期に留置カテーテルを抜去し，間欠導尿に移行することが望ましいとされている．しかし，脊髄ショック期（受傷から1〜3か月頃まで）は下部尿路機能障害の性質や重症度は変化する可能性があり，現実的にはこの時期は尿道カテーテル留置を継続することも許容されうる．ただし，その際，留置カテーテルはカテーテルが閉塞する前（2〜4週ごと）に定期的に交換を行い，尿道の血流障害を避けるため細径（男性

では 12〜14 F，女性では 14〜16 F 程度）のものを使用する．

脊髄損傷回復期に入ったら，診療アルゴリズム（図 5-29）に従って下部尿路機能の評価を行い，その後の排尿管理方法を検討する[2]．排尿管理方法は，自排尿，清潔間欠導尿，留置カテーテルの 3 つに大きく分けられ，先に挙げた良好な排尿が可能であれば自排尿が許可される．長期的な尿道カテーテルの留置は，尿路性器感染症，膀胱結石，尿道損傷，瘻孔形成などの合併症を発症する危険が高いため一般的には推奨されていないが，現実的には全身状態や生命予後などの個々の患者の実情に即して，適応を判断するのがよい．

長期的な予後が見込まれて自立生活を目標とする場合は，上記の合併症の観点から長期間の尿道カテーテル留置は望ましくないため，良好な排尿が行えない場合も，上肢の機能が保たれている場合は清潔間欠導尿を指導する．

3 症候性尿路感染症に対する対処法

脊髄損傷患者は症候性尿路感染症を起こすリスクが高く，脊髄損傷症例の発熱の 45％は尿路感染症が原因とされる[3]．特に頚髄損傷・完全脊損・尿道留置カテーテル・間欠導尿・腹圧排尿などは，尿路感染症の危険因子と考えられている．

間欠導尿や留置カテーテル症例では普段から膿尿や細菌尿が認められることが多く，「細菌尿と膿尿」という一般的な尿路感染症の診断基準が当てはめがたいことが診断上の問題点となる．そのため，特に先に挙げた危険因子を有する患者においては，尿培養で有意な細菌尿に加え，膿尿と尿路感染症を示唆する症状を認め，ほかに明らかな感染源が認められない場合には，症候性尿路感染症として治療を開始するのが現実的と考えられている．

症候性尿路感染症は，複雑性尿路感染症として治療にあたる．尿培養の採取は原則として抗菌薬投与前に行い，留置カテーテルは尿培養採取と抗菌薬開始前に交換するべきである．広域スペクトラム薬剤による経験的抗菌薬投与を開始し，起因菌と薬剤感受性判明後は抗菌スペクトラムの狭い抗菌薬に変更し，合計 7〜14 日間は投与することが望ましい．

一方，無症候性の膿尿・細菌尿に関しては，治療は推奨されておらず，また，尿路感染症予防のための予防的抗菌薬の使用も推奨されていない．これらの抗菌薬使用は，薬剤耐性菌を増加させる危険もあるため，安易な抗菌薬投与は慎むべきである．

引用文献

1) 日本排尿機能学会，日本脊髄障害医学会（編）：脊髄損傷における排尿障害の診療ガイドライン．2011
2) Winters JC, et al : Urodynamic studies in adults : AUA/SUFU guideline. J Urol 188 : 2464-2472, 2012
3) Siroky MB : Pathogenesis of bacteriuria and infection in the spinal cord injured patient. Am J Med 113 : 67S-79S, 2002

（亀井　潤，井川　靖彦）

J 骨盤転移の治療

> **ここがポイント**
> - 骨盤転移に対する手術治療は出血や組織欠損などの侵襲が大きいため，合併症の危険が高く，完全な切除が可能である症例も限られていることから適応は限られている．
> - 放射線療法は腫瘍の局所制御のみでなく，疼痛緩和に対して有効性が高いため，骨盤骨転移で疼痛をきたした場合は標準的治療となる．
> - 局所腫瘍のコントロールと除痛を目的とした放射線イメージ下やCTガイド下での小侵襲的手技によるIVR治療法の進歩は著しい．

1 骨盤転移の特徴

　骨盤は脊椎と並んで，骨転移の好発部位である．しかし，骨盤単純X線像では腹部ガス像と重なることから，溶骨病変を見出すことが困難なこともあり，骨破壊が進み疼痛が出現しなければ，転移に気がつかないことも多く注意を要する．単純X線像のみでなく，骨シンチグラフィ，PET，CT，MRIなどにより局在を正確に把握して治療方針を立てる必要がある（図5-30）．

　骨盤荷重部は体重負荷が強いため痛みや病的骨折をきたしやすく，QOLが障害されやすい部位である[1]．病的骨折のリスク評価や，手術適応・術式決定には，骨転移巣の局在によりEnneking分類が用いられている（図5-31）[2]．Type Iの腸骨部やType IIの臼蓋部では荷重負荷がかかることから，疼痛が生じやすく病的骨折のリスクも高い．エビデンスはないが，現実的にはリスクを説明したうえで疼痛に応じて，

- Ⅲは免荷必要なし
- Ⅱは破壊の程度に応じて荷重制限を行う
- Ⅰは仙腸関節部でも疼痛に応じて荷重し，それ以外は制限なし

とする場合が多い．

　ひとたび骨破壊が起こり疼痛コントロールが困難となってしまえば，転移巣に対する局所治療が必要となる．治療の主な目的は除痛と病的骨折の予防，または固定である．ほとんどの症例では病巣の完全な切除は困難であり，手術適応は限られた症例となっている．このため放射線療法や塞栓治療，ラジオ波焼灼などの集学的治療法が求められる[1,3]．

　また，骨転移巣が進展し骨破壊が進行してしまうと病巣の制御はより困難となる．

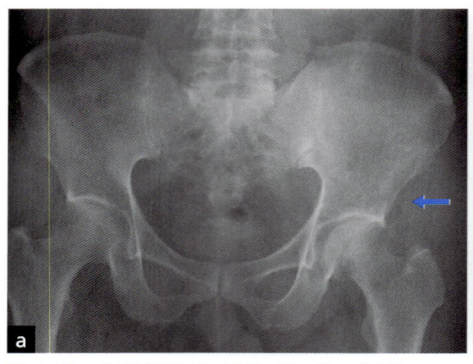

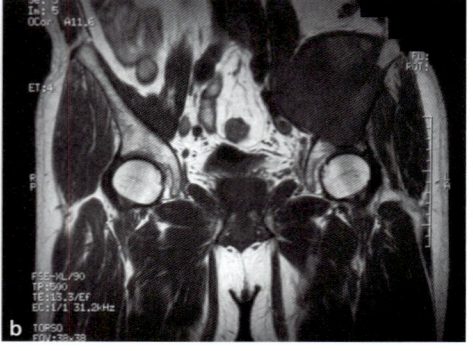

図 5-30　左臼蓋肺癌骨転移（58歳，男性）
強い左殿部痛を主訴に整形外科を受診した．
a：左臼蓋部に溶骨病変がある（→）．X線像上骨破壊は強くなく病的骨折はない．
b：MRI T1強調画像．左臼蓋〜腸骨に骨外腫瘍を伴う病変がある．

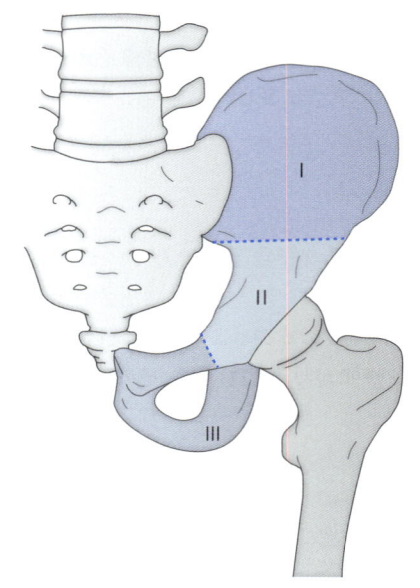

図 5-31　骨盤骨病変に対する Enneking 分類
Type I 腸骨，Type II 臼蓋部，Type III 恥坐骨．
（Enneking WF, et al：Resection and reconstruction for primary neoplasms involving the innominate bone. J Bone Joint Surg Am 60：731-746, 1978 より）

できる限り早期に発見し，局所治療を行って病巣を制御することが望ましい．原発巣担当診療科と整形外科の骨転移診療連携が密に求められる病態である．

2　手術治療

　本来，腫瘍を完全に切除し，局所病巣を制御できることが手術治療の最大の目的であるが，手術は出血や組織欠損などの侵襲が大きく，合併症の危険が高い．さらに完

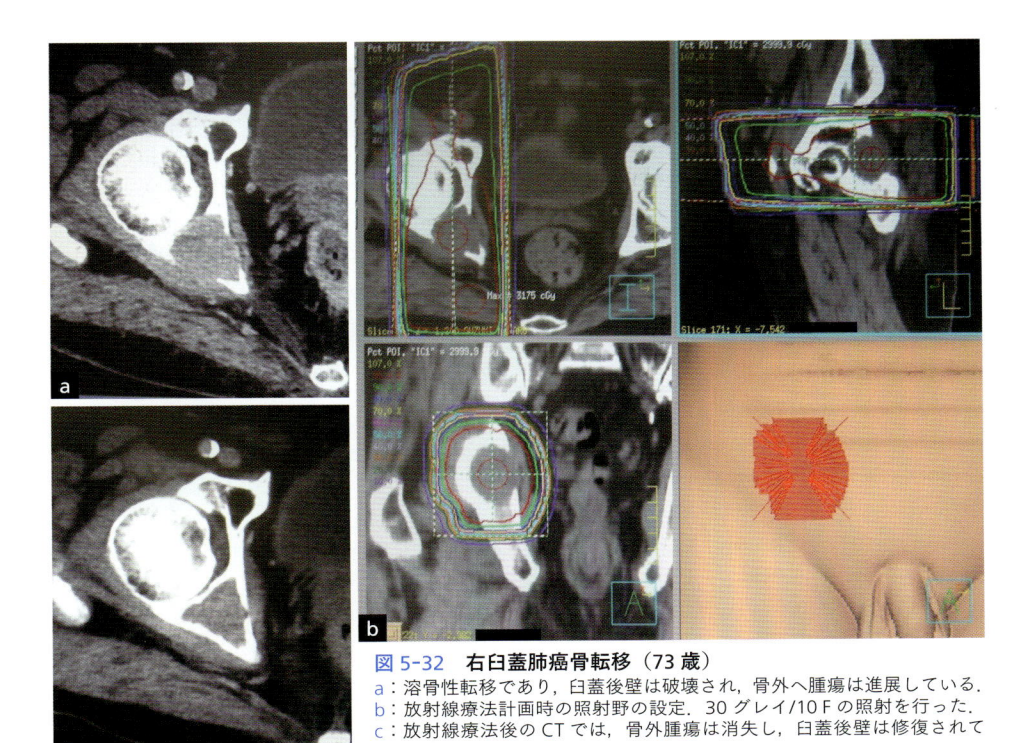

図 5-32 右臼蓋肺癌骨転移（73 歳）
a：溶骨性転移であり，臼蓋後壁は破壊され，骨外へ腫瘍は進展している．
b：放射線療法計画時の照射野の設定．30 グレイ/10 F の照射を行った．
c：放射線療法後の CT では，骨外腫瘍は消失し，臼蓋後壁は修復されている．

全な切除が可能である症例も限られている．また，Type I 腸骨部や Type II 臼蓋部では，単純切除のみでは歩行機能が見込めないことからも，制御型の人工関節を用いた機能再建が必要となる．QOL が保たれ，6 か月以上の長期にわたる生命予後が見込まれるような症例では手術適応の可能性がある．しかし，現在骨盤転移に対する手術治療のアルゴリズムは確立されていない．以下に論じる放射線療法や小侵襲的手技などの利点や欠点を見据えて各症例での至適な治療方針を決定するべきである[1,3]．

3 放射線療法

　放射線療法は手術治療と比較して侵襲が少なく，performance status（PS）が低下した患者でも行うことが可能である．また，放射線療法は腫瘍の局所制御のみでなく，疼痛緩和に対する有効性が高く，骨転移で疼痛をきたした場合は標準的治療である[3]（図 5-32）．

　しかし，腹腔内の腸管が近接している部位では，十分量の照射野設定が困難である．また，照射後に除痛が得られなかった場合や，病勢が制御できない場合，同じ部位への再照射を行うことは，正常組織損傷をきたすリスクが高く照射線量が限られることが多い．また，急速な骨破壊をきたした病変に対しても即効性や効果に限界がある．

J 骨盤転移の治療　　177

表 5-10 骨転移に対する小侵襲的手技による IVR 治療法の概要

IVR 手技	著者	発行年	症例数	経過観察期間	合併症（数字は例数）	効果
凍結手術	Callstrom et al.[4]	2013	61（多施設研究）	24 週	1：骨髄炎	75％で著効
ラジオ波焼灼	Goetz et al.[6]	2004	43	16 週	1：皮膚障害 1：一過性膀胱直腸障害 1：臼蓋骨折	95％で疼痛消失
臼蓋形成術（骨セメント注入）	Cotten et al.[8]	1995	18	7 か月	疼痛再発 発熱	81％で疼痛消失
	Marcy et al.[9]	2000	18	4.6 か月	1：臼蓋骨折	81％で疼痛消失
	Hierholzer et al.[10]	2003	5	なし	なし	100％で疼痛消失
	Kelekis et al.[11]	2005	14	なし	1：関節内漏出 1：陰部神経近傍に漏出	92％で疼痛消失
	Maccauro et al.[12]	2008	25	6 か月	2：感染	疼痛完全消失 59％ 軽快 49％
ラジオ波焼灼：臼蓋形成術（骨セメント注入）	Lane et al.[13]	2011	36	なし	1：坐骨神経熱傷 2：硬膜外に漏出	疼痛完全消失 8％ 軽快 89％
塞栓術＋ラジオ波焼灼＋臼蓋形成術（骨セメント注入）	Pellerin et al.[14]	2014	52（腎癌骨盤転移のみ）	6 か月	1：跛行（一過性）	疼痛完全消失 10％ 軽快 90％

疼痛改善効果の評価した時期や方法は一律ではなく，単純な比較はできないがおおむね良好な成績であり，painful bone metastasis の症例には適応がある．
(Müller DA, et al：The surgical treatment of pelvic bone metastases. Adv Orthop 2015, Article ID 525363：10, 2015 より改変)

4 小侵襲的手技

近年，局所腫瘍のコントロールと除痛を目的として放射線イメージ下や CT ガイド下での小侵襲的手技による IVR（interventional radiology）治療法が報告されている．

手術適応がなく，緩和的化学療法や放射線照射によっても疼痛がコントロールできない，いわゆる painful bone metastasis の症例に対する疼痛緩和治療としての経皮的 IVR 治療の有効性が報告されている（表 5-10）[3]．

経皮的 IVR 手技のもとで局所腫瘍に対して凍結手術，ラジオ波焼灼術，腫瘍血管塞栓術などにより局所腫瘍を制御する．凍結手術を CT ガイド下で行うことにより，凍結範囲（ice ball）が CT で低信号の領域として確認できることから安全性が高く確実な手技であるとの報告[4,5]や，ラジオ波焼灼術は CT ガイド下で針電極を病巣部に

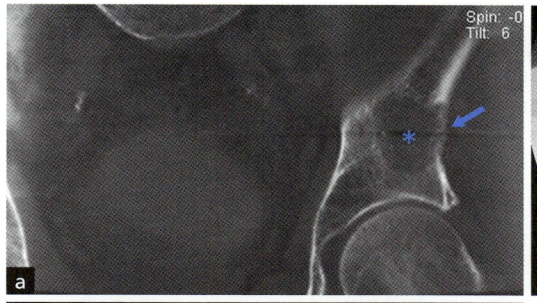

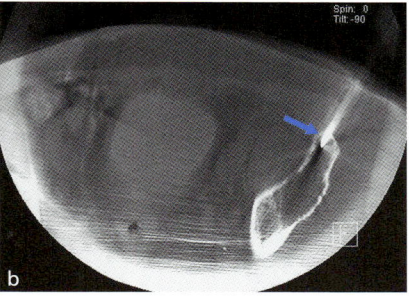

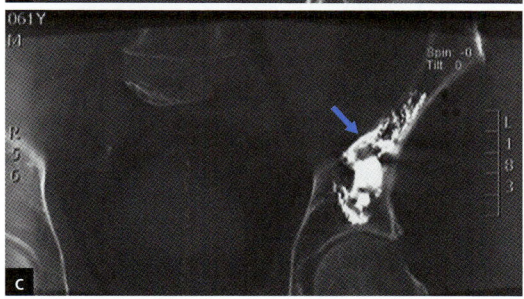

図 5-33 腎癌臼蓋骨溶骨性骨転移巣に対する塞栓術後のラジオ波焼灼術と骨セメントによる臼蓋形成術
a：臼蓋転移巣（＊）．
b：CTガイド下にイントロデューサーを転移巣内に進めラジオ波焼灼術を行う．
c：臼蓋骨転移巣内には骨セメントが充填されている．
〔Pellerin O, et al：Management of painful pelvic bone metastasis of renal cell carcinoma using embolization, radio-frequency ablation, and cementoplasty：a prospective evaluation of efficacy and safety. Cardiovasc Intervent Radiol 37：730-736, 2014 より〕

刺入し，熱凝固により腫瘍組織を壊死させるものであり，高い疼痛緩和効果が得られるとの報告がある[6]．また，凍結手術とラジオ波焼灼術を retrospective review を行い比較検討した報告では，どちらの治療法も疼痛緩和に対する有効性は高く有用な方法としているが，凍結手術のほうが周術期の鎮痛剤使用量は少なく，在院日数も短かった[7]．

これらの経皮的な腫瘍組織の凍結や焼灼法は，緩和効果は高く局所腫瘍の制御が可能であるが，溶骨性の転移病変では圧潰などをきたすことを予防できない．

一方，除痛と病巣部の補強と圧潰予防を目的として骨セメントを注入する経皮的臼蓋形成術も行われている．これは経皮的に低粘稠の骨セメントを注入し硬化させることにより骨強度の回復が得られる．臼蓋や脊椎などの荷重骨に対して有用であり，脊椎椎体圧迫骨折や骨転移による椎体圧潰などに対しても用いられている手技である．骨硬化は直ちに得られるため局所の補強と除痛効果が早期から見込めることが特徴である[8-12]．

近年，さらなる局所腫瘍の制御と病巣部の補強を目的として，上記経皮的 IVR 手技と骨セメント注入臼蓋形成術を併用した手技も報告されている[13]．

Pellerin らは，腎癌による溶骨性骨転移に対して血管造影を行い腫瘍血管を塞栓し，さらにラジオ波焼灼と骨セメント注入臼蓋形成術を併用した治療法を報告している（図 5-33）．腎癌骨転移巣は，血管増生が著しく，骨侵蝕の著しい溶骨性病変となり，いわゆる painful bone metastasis となることから，このような治療法が望まれるとしている[14]．

引用文献

1) 荒木信人：骨盤骨転移の手術．がんの骨転移に対する予後予測方法の確立と集学的治療法の開発班（編）：骨転移治療ハンドブック，pp93-101，金原出版，2004
2) Enneking WF, et al：Resection and reconstruction for primary neoplasms involving the innominate bone. J Bone Joint Surg Am 60：731-746, 1978
3) Müller DA, et al：The surgical treatment of pelvic bone metastases. Adv Orthop 2015, Article ID 525363：10, 2015
（http://dx.doi.org/10.1155/2015/525363）
4) Callstrom MR, et al：Percutaneous image-guided cryoablation of painful metastases involving bone：multicenter trial. Cancer 119：1033-1041, 2013
5) Callstrom MR, et al：Image-guided ablation of painful metastatic bone tumors：a new and effective approach to a difficult problem. Skeletal Radiol 35：1-15, 2006
6) Goetz MP, et al：Percutaneous image-guided radiofrequency ablation of painful metastases involving bone：a multicenter study. J Clin Oncol 22：300-306, 2004
7) Thacker PG, et al：Palliation of painful metastatic disease involving bone with imaging-guided treatment：comparison of patients' immediate response to radiofrequency ablation and cryoablation. AJR Am J Roentgenol 197：510-515, 2011
8) Cotten A, et al：Malignant acetabular osteolyses：percutaneous injection of acrylic bone cement. Radiology 197：307-310, 1995
9) Marcy PY, et al：Percutaneous cementoplasty for pelvic bone metastasis. Support Care Cancer 8：500-503, 2000
10) Hierholzer J, et al：Percutaneous osteoplasty as a treatment for painful malignant bone lesions of the pelvis and femur. J Vasc Interv Radiol 14：773-777, 2003
11) Kelekis A, et al：Pelvic osteoplasty in osteolytic metastases：technical approach under fluoroscopic guidance and early clinical results. J Vasc Interv Radiol 16：81-88, 2005
12) Maccauro G, et al：Percutaneous acetabuloplasty for metastatic acetabular lesions. BMC Musculoskelet Disord 9：66, 2008
13) Lane MD, et al：Combination radiofrequency ablation and cementoplasty for palliative treatment of painful neoplastic bone metastasis：experience with 53 treated lesions in 36 patients. Skeletal Radiol 40：25-32, 2011
14) Pellerin O, et al：Management of painful pelvic bone metastasis of renal cell carcinoma using embolization, radio-frequency ablation, and cementoplasty：a prospective evaluation of efficacy and safety. Cardiovasc Intervent Radiol 37：730-736, 2014

〔阿部　哲士〕

K 骨転移に対する塞栓術

> **ここがポイント**
> - 術中出血減量のための術前塞栓と腫瘍性疼痛緩和目的の塞栓に大別される．
> - 術前塞栓は手術中の出血量減少に有効である．
> - 腫瘍性疼痛に対する緩和的治療として塞栓術が行われることがある．

　骨転移に対する塞栓は，術中出血減量のための術前塞栓と，腫瘍性疼痛のコントロールのための塞栓に大別される．本項では主に前者について述べ，後者についても触れる．

1　術中出血減量のための塞栓術

　大量の術中出血が予想される多血性腫瘍に対する手術前に行われる．がん種としては腎癌や甲状腺癌の報告が多いが，ほかのがん種でも多血性であれば適応となりうる．多血性かどうかはがん種やMRIでの濃染像をもとに推測されるが，例外もあるため，椎体切除術など大量出血が予想される症例では全患者に血管造影を行い，血管造影上多血性であれば塞栓を行うという戦略も考えられる[1]．

　塞栓術から手術まで時間が空くと塞栓した血管の再開通や側副血行路の発達が懸念される．塞栓後3日以降に手術した症例では術中出血が多かったという報告がある[1]．塞栓後の一過性の浮腫による脊髄圧迫の増悪や塞栓術後症候群（疼痛，発熱，悪心など）への対処という意味でも塞栓直後〜遅くとも3日以内に手術を予定するのがよいと思われる．

　塞栓物質には液体接着剤（ヒストアクリル®），ゼラチン細片，PVA（ポリビニルアルコール），球状塞栓物質（ビーズ），金属コイルなどさまざまなものが単独ないし組み合わせて使われる．それぞれコントロールのしやすさや塞栓有効期間，塞栓できる血管のサイズなどが異なっている．優劣については一概にいえず，術者の嗜好，経験によるところも大きい．多血性腫瘍の場合，腫瘍内に動静脈短絡が形成されていることがあり，短絡をすり抜けないような適切なサイズの塞栓物質を選択すべきである．大きな粒子径のビーズや金属コイルを使用した場合，腫瘍内や腫瘍近傍の血管網を介して腫瘍血流が温存されるおそれがある．ゼラチンなど塞栓後に再開通しやすい物質を使った場合は手術までの期間が空きすぎないよう留意すべきである．

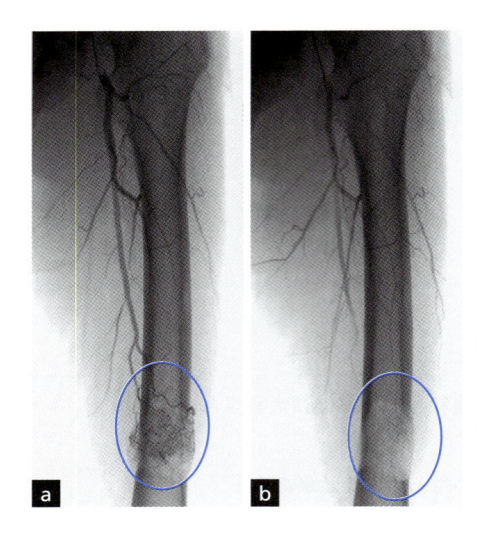

図 5-34 腎癌からの大腿骨転移（60代，男性）
a：CT ガイド下生検で診断された腎癌大腿骨転移．深大腿動脈からの血管造影で，著明な血管増生と腫瘍濃染が認められた（○）．
b：ゼラチン細片での塞栓後に腫瘍濃染は消失した（○）．一過性の鈍痛のほか合併症はなく，塞栓の翌日に掻爬＋髄内釘挿入＋セメント固定術が行われた．術中出血は 650 mL であった．

　塞栓術の完遂率は高く，適切に塞栓できた場合は術中出血低減が期待できる（図 5-34）．Nair らは胸椎，腰椎，仙椎の腫瘍に対して血管造影を施行し 193 例の多血性腫瘍を同定して 188 例で術前塞栓を施行している[2]．術前塞栓できた症例のうち，完全な塞栓が 86.1％，ほぼ完全な塞栓が 12.7％，部分的な塞栓が 1.2％であり，術中出血の平均はそれぞれ 1,611，2,442，3,750 mL であった．193 例中 5 例で塞栓術が施行できず，腫瘍の栄養動脈が前脊髄動脈に流入する根髄動脈と共通幹をなしていたのが 4 例，解剖学的な困難さからマイクロカテーテルを適切な位置に留置できなかったのが 1 例であった．一般的に腫瘍の主な栄養血管をすべて塞栓するほうが，部分的な塞栓よりも術中出血減量に効果的と考えられている[1]．

　腫瘍の栄養血管の血管造影で前根髄動脈〜前脊髄動脈が描出される場合や，塞栓物質が大動脈，内頸動脈，椎骨動脈など重要血管へ流れてしまう懸念が大きい場合は塞栓術は禁忌である．そのほか，骨盤部の塞栓では上殿/下殿動脈や正中/外側仙骨動脈，四肢の塞栓では手指，足趾への塞栓物質流入に注意が必要である．

　合併症としては疼痛，発熱，悪心，嘔吐などを呈する塞栓術後症候群が知られているが，通常対症療法で数日以内に軽快する．Pikis らによると脊椎腫瘍に対する術前塞栓の最も多い合併症は塞栓物質の流入による局所の一過性の軽度〜中等度の筋肉痛である．重篤な合併症はまれと考えられているが，脳梗塞，脊髄梗塞，末梢神経障害，筋力低下，軟部組織の壊死，膿瘍などが報告されている[1-5]．

2　腫瘍性疼痛コントロールのための塞栓術

　近年の治療法の進歩により，根治が見込めない腫瘍症例であっても長期に生存することが可能になってきており，患者の QOL を保つために腫瘍性疼痛を制御することの重要性が増している．骨転移に対する塞栓術は手術療法や放射線療法，化学療法，

薬物療法，ラジオ波焼灼療法，骨セメント療法などほかの治療法によってコントロール困難な疼痛に対して施行されたり，これらと組み合わせて行われる[5,6]．がん種に制限はないものの，効果的な塞栓にはある程度の血流が必要であり，腎癌，甲状腺癌，肝細胞癌などの多血性腫瘍が適している[5]．塞栓術の手法や合併症リスクについては術前塞栓と共通しているが，症状再発時に繰り返して施行されることがあるため，再治療の妨げにならないような塞栓を行う必要があり，（特に放射線感受性の高い小児において）被曝低減にも留意が必要である[5]．また当然であるが合併症により QOL を損なうことのないよう安全な手技が求められる．

引用文献

1) Pikis S, et al：Preoperative embolization of hypervascular spinal tumors：current practice and center experience. Neurol Res 36：502-509, 2014
2) Nair S, et al：Preoperative embolization of hypervascular thoracic, lumbar, and sacral spinal column tumors：technique and outcomes from a single center. Interv Neuroradiol 19：377-385, 2013
3) Kickuth R, et al：Interventional management of hypervascular osseous metastasis：role of embolotherapy before orthopedic tumor resection and bone stabilization. AJR Am J Roentgenol 191：W240-W247, 2008
4) Barton PP, et al：Embolization of bone metastases. J Vasc Interv Radiol 7：81-88, 1996
5) Marciel AM, et al：Transcatheter arterial embolization for the palliation of painful bone lesions. Tech Vasc Interv Radiol 14：141-149, 2011
6) Pellerin O, et al：Management of painful pelvic bone metastasis of renal cell carcinoma using embolization, radio-frequency ablation, and cementoplasty：a prospective evaluation of efficacy and safety. Cardiovasc Intervent Radiol 37：730-736, 2014

（佐藤　次郎）

L 高カルシウム血症，低カルシウム血症への対応

> **ここがポイント**
> - 高カルシウム，低カルシウムを評価する際に，アルブミンが4 g/dL未満であれば必ず補正カルシウム値で評価する．
>   > 補正カルシウム（mg/dL）＝測定カルシウム（mg/dL）＋4－血中アルブミン濃度（g/dL）
> - がん患者において著明な高カルシウム血症を認めた場合，腫瘍でのPTHrP産生によるHHMの頻度が高い（約80％）．
> - 著明な高カルシウム血症は，重度の脱水や意識障害，急性腎不全を惹起する重篤な状態（高カルシウム血症クリーゼ）であり，速やかにカルシウム値を低下させる必要がある．
> - 骨転移に対する骨修飾薬（RANKL阻害薬など）使用時に，特に腎不全患者，血清ALP高値，performance status（PS）高値，胃癌患者などで重篤な低カルシウム血症をきたしやすい．予防的なビタミンDの投与や，低カルシウム血症発症時の迅速な対応が求められる．

1 高カルシウム（Ca）血症

a．高Ca血症の症状

補正Ca値で12〜13 mg/dLを超えると表5-11の症状を呈してくる．高Ca血症は腎性尿崩症を続発し，脱水の原因となる．高齢者や末期がん患者で口渇が弱く，水分摂取のための移動が困難な場合では，より低い補正Caの値でも軽度の脱水や意識障害を呈しうる．補正Ca値17〜18 mg/dL以上で重度の意識障害や急性腎不全などを

表5-11 高Ca血症の症状

全身症状	倦怠感，易疲労感，脱力感，筋力低下
消化器症状	食欲不振，嘔気・嘔吐，消化性潰瘍，便秘
心症状	QT時間短縮，高血圧，血管石灰化
腎症状	腎濃縮力障害（口渇，多飲，多尿），尿路結石，遠位尿細管性アシドーシス，腎不全
精神症状	思考力低下，記銘力障害，意識障害
高Ca血症クリーゼ	顕著な脱水，意識障害（傾眠，昏睡），急性腎不全（乏尿，無尿）

表 5-12 がん患者における高 Ca 血症の鑑別診断

		補正 Ca	Pi	PTH	PTHrP	1,25(OH)$_2$D
がんによる高 Ca 血症	HHM	↑	↓	↓	↑ *	↓
	LOH	↑	→〜↑	↓	→	↓
原発性副甲状腺機能亢進症		↑	↓	↑	→	↑
活性型ビタミン D 過剰投与肉芽腫性病変（結核，サルコイドーシスなど）		↑	↑	↓	→	↑

＊ PTHrP：1.5 pmol/L 以上で疑い，2.0 pmol/L 以上で診断確実．

呈する状態を高 Ca 血症クリーゼとよび，早急な加療を要する[1]．がん患者が高 Ca 血症を起こした場合の予後は 3〜4 か月と報告されている．

b. がん患者に発症する高 Ca 血症の原因，診断

血中 Ca を測定する際には必ず血中アルブミンも測定し，血中アルブミンが 4 g/dL 未満の場合には以下の Payne の式で求められる補正 Ca 濃度で評価する．

> 補正 Ca（mg/dL）＝測定 Ca（mg/dL）＋4−血中アルブミン濃度（g/dL）

がん患者の 15〜30％に高カルシウム血症を認める．がん患者で発症する高カルシウム血症の約 80％が腫瘍によって産生される PTHrP による humoral hypercalcemia of malignancy（HHM）で，扁平上皮癌，肺非小細胞癌，泌尿器癌，乳癌，子宮癌，成人 T 細胞性白血病に多い．約 20％は骨転移部位での各種サイトカインを介した骨融解による local osteolytic hypercalcemia（LOH）で多発性骨髄腫，広範な骨転移を伴う乳癌，前立腺癌で認めることが多い[2]．がん患者に多く認める HHM，LOH を中心とした高 Ca 血症の鑑別法を表 5-12 に示す．

c. がん患者に発症する高 Ca 血症の治療

急性期高 Ca 血症の治療法を表 5-13 に示す．急性期は脱水や意識障害を認め，補正 Ca が 12 mg/dL 以上である場合に治療を検討する．有症状の高 Ca 血症では脱水も存在すると考えられるため，生理食塩水補液から開始し，必要に応じてビスホスホネート，カルシトニン製剤，抗 RANKL 抗体などの使用を検討する．抗 RANKL 抗体は保険適用（多発性骨髄腫による骨病変および固形がん骨転移による骨病変）に注意する．またビスホスホネート，抗 RANKL 抗体使用時には急性腎不全や顎骨壊死の副作用に留意する[3]．緊急での治療が必須でなければ使用開始前の歯科受診が勧められる．

慢性期は補正 Ca が施設の上限より 1 mg/dL 以上高い場合に継続的な治療を検討する．HHM や LOH で，原発巣や転移巣に対する治療が望めない場合にはビスホスホネートや RANKL 阻害薬を定期的に使用する．原発性副甲状腺機能亢進症が原疾患

表 5-13 急性期高 Ca 血症の治療法

種類	使用方法
生理食塩水	・投与例：尿量に注意しながら，生理食塩水を 100〜300 mL/時．心機能，腎機能が低下している場合にはうっ血性心不全の発症に注意する．
静注ビスホスホネート製剤	・投与例：ゾレドロン酸 4 mg を生理食塩水 100 mL に溶解し 15 分以上かけて点滴静注． 悪性腫瘍に伴う高 Ca 血症に対しての第 1 選択薬． 効果発現まで 2〜3 日を要し，効果は 1〜2 週間持続する． 顎骨壊死の副作用があるため，投与前に歯科受診を． 腎不全例（eGFR 60 未満）では減量〜慎重投与． 継続して投与する場合には最低 1 週間投与間隔を空ける．
カルシトニン製剤	・投与例：エルカトニン 40 単位を生理食塩水 100 mL に溶解し，1〜2 時間かけて 1 日 2 回 3 日間点滴静注． 4〜6 時間以内に効果発現を認めるが，継続使用しても効果は数日しか持続しない．
抗 RANKL 抗体	・投与例：デノスマブ 120 mg（ランマーク®）を 4 週間に 1 回皮下投与する．補正 Ca 値が基準上限未満であれば，デノタス® チュアブル 1 日 1 回 2 錠を併用する．腎機能障害（eGFR 60 未満）があればアルファカルシドールを少量（0.75 μg）より併用する． 顎骨壊死の副作用があるため，投与前に歯科受診を． 保険適用（多発性骨髄腫による骨病変および固形がん骨転移による骨病変）に注意．
フロセミド	・投与例：フロセミド 20〜40 mg 静注 2〜4 時間おき． 補液量，尿量を確認しながら，200 mL/時以上の尿量を確保するように調節する．マイナスバランスとならないように注意．低 K 血症，低マグネシウム（Mg）血症に注意．
グルココルチコイド	・投与例：プレドニゾロン 1 mg/kg/日を 10 日間． ビスホスホネートやカルシトニン，抗 RANKL 抗体が使えない，または効果がない症例に使用する．効果発現には 4〜10 日を要する．副作用のため長期処方は勧められない．
血液透析	上記治療によっても補正 Ca 濃度 18 mg/dL 以上が続く場合や，腎不全，心不全を合併する重症例では血液透析の施行を検討する．

である場合には生命予後などを考慮したうえで，手術，シナカルセト，ビスホスホネート，抗 RANKL 抗体などの治療を選択する．

2 低カルシウム（Ca）血症

a. 低 Ca 血症の症状

　補正 Ca で 7 mg/dL 未満になると，テタニー（口周囲や指先のしびれ・ピリピリ感〜手足の筋拘縮〜喉頭筋，呼吸筋を含む全身の筋拘縮），けいれんなどを起こす可能性がある．Ca 値が測定されずにてんかんとしてフォローされていることがあるので注意する．慢性期の症状としては認知機能障害やうつ症状などがある．詳細を表 5-14 に示す．

　補正 Ca で 7〜8 mg/dL ではテタニーは潜伏性であることがあり，誘発試験として下記検査が有用である．

表 5-14　低 Ca 血症の症状

急性期症状	神経筋症状：テタニー（口周囲や指先のしびれ・ピリピリ感～手足の筋拘縮～喉頭筋，呼吸筋を含む全身の筋拘縮），けいれん 心症状：QT 延長，徐脈，心収縮力低下，ジギタリス不応症
慢性期症状	認知機能低下，錐体外路症状，うつ，不安，ミオパチー，皮膚乾燥，脳基底核石灰化，白内障

表 5-15　低 Ca 血症の治療法

種類		使用方法
急性期 テタニー，けいれんもしくは補正 Ca<7.0 mg/dL	Ca 静注製剤	・投与例：8.5%グルコン酸カルシウム 10～20 mL を10 分以上かけて緩徐静注（ジギタリス内服中では30 分以上かける）． 以後必要なら同製剤を 2～4 mL/時で持続静注．
	Mg 静注製剤 （Mg<1.0 mg/dL）	・投与例：腎不全がなければ，硫酸マグネシウム水和物 1～2 g を 10 分以上かけて静注． 以後必要なら 24 時間かけて同量を持続静注． 保険適用は子癇のみ．
慢性期 補正 Ca<8.0 mg/dL	活性型 ビタミン D 製剤	・ビタミン D 欠乏症ではアルファカルシドールを少量（0.5～1.0 μg/日）より漸増する．副甲状腺機能低下症ではアルファカルシドール 2.0 μg/日より開始し漸増する． 副甲状腺機能低下症では補正 Ca の目標値は 8.0～8.5 mg/dL，尿中 Ca<0.3 g/gCr．
	Ca 経口製剤	・投与例：炭酸カルシウム 3 g/日． 活性型ビタミン D 製剤のみでコントロール不良な場合のみ使用． 尿中 Ca<0.3 g/gCr．

　Trousseau 徴候：腕にマンシェットを巻き，収縮期血圧以上に 3 分以上保つ．手根部のスパズム，手首屈曲，中手施設関節の屈曲，指節間関節の進展，母指内転などを認める．

　Chvostek 徴候：耳の前部で顔面神経をタップして，顔面筋群の収縮を誘発する．口角，鼻翼の動きや，眼輪筋，顔面筋の収縮を認める．

b. がん患者に発症する低 Ca 血症の原因，診断

　がん患者で多く認められる低 Ca 血症の原因としては末期がんや化学療法に伴う食欲低下，消化吸収障害によるビタミン D 欠乏症や，低 Mg 血症に続発する PTH 分泌抑制・作用不全，腎機能障害に伴うもの，甲状腺癌などの副甲状腺浸潤，甲状腺癌術後，喉頭癌術後，頸部放射線療法後などが挙げられる．また骨修飾薬であるデノスマブ 120mg（ランマーク®）による一過性ではあるが重篤な低 Ca 血症に対し，特に腎不全患者，血清 ALP 高値，Performance Status (PS) 高値，胃癌患者などで注意が必要である[4,5]．

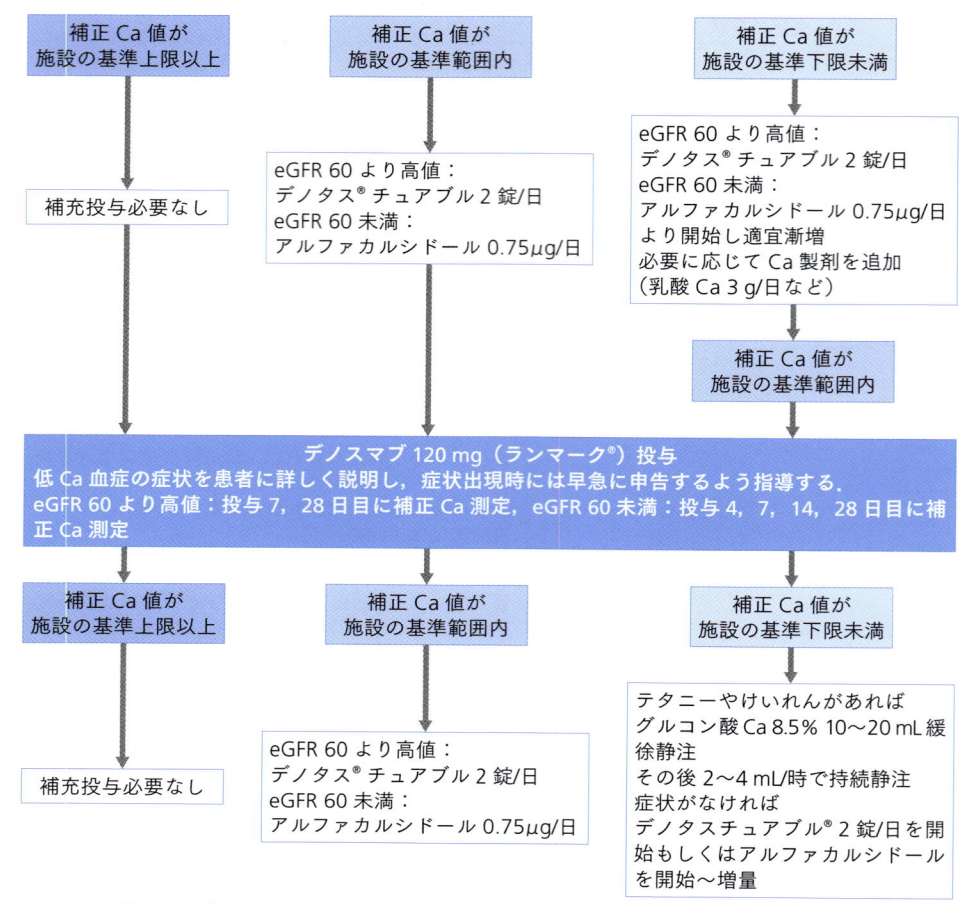

```
┌─────────────┐      ┌─────────────┐      ┌─────────────┐
│補正 Ca 値が  │      │補正 Ca 値が  │      │補正 Ca 値が  │
│施設の基準上限以上│  │施設の基準範囲内 │    │施設の基準下限未満│
└──────┬──────┘      └──────┬──────┘      └──────┬──────┘
       │                    │                    ▼
       │                    │          ┌──────────────────┐
       │                    │          │eGFR 60 より高値：  │
       ▼                    │          │デノタス®チュアブル2錠/日│
┌─────────────┐             │          │eGFR 60 未満：      │
│補充投与必要なし│            ▼           │アルファカルシドール 0.75μg/日│
└─────────────┘      ┌──────────────────┐│より開始し適宜漸増  │
                     │eGFR 60 より高値： ││必要に応じて Ca 製剤を追加│
                     │デノタス®チュアブル2錠/日│(乳酸 Ca 3 g/日など)│
                     │eGFR 60 未満：     │└────────┬─────────┘
                     │アルファカルシドール 0.75μg/日│        ▼
                     └──────────────────┘    ┌─────────────┐
                                              │補正 Ca 値が  │
                                              │施設の基準範囲内│
                                              └──────┬──────┘
```

デノスマブ 120 mg（ランマーク®）投与
低 Ca 血症の症状を患者に詳しく説明し，症状出現時には早急に申告するよう指導する．
eGFR 60 より高値：投与 7，28 日目に補正 Ca 測定，eGFR 60 未満：投与 4，7，14，28 日目に補正 Ca 測定

補正 Ca 値が施設の基準上限以上	補正 Ca 値が施設の基準範囲内	補正 Ca 値が施設の基準下限未満
補充投与必要なし	eGFR 60 より高値：デノタス®チュアブル 2 錠/日 eGFR 60 未満：アルファカルシドール 0.75μg/日	テタニーやけいれんがあればグルコン酸 Ca 8.5% 10〜20 mL 緩徐静注 その後 2〜4 mL/時で持続静注 症状がなければデノタスチュアブル® 2 錠/日を開始もしくはアルファカルシドールを開始〜増量

図 5-35　デノスマブ 120 mg（ランマーク®）を使用する際の対処法

c. がん患者に発症する低 Ca 血症の治療

急性期はテタニーやけいれんを認めるか，補正 Ca 値が 7.0 mg/dL 未満である場合に治療を検討する．慢性期では補正 Ca 値が 8.0 mg/dL 未満である場合に治療を検討する．詳細は表 5-15 を参照してほしい．

がんの骨転移に対してデノスマブ 120 mg（ランマーク®）を使用する際のビタミン D 予防投与と低 Ca 血症発症時の対処法の 1 例を図 5-35 に示す．

引用文献

1) Ziegler R：Hypercalcemic crisis. J Am Soc Nephrol 12（Suppl 17）：S3-S9, 2001
2) Stewart AF, et al：Biochemical evaluation of patients with cancer-associated hypercalcemia：evidence for humoral and nonhumoral groups. N Engl J Med 303：1377-1383, 1980
3) Bamias A, et al：Osteonecrosis of the jaw in cancer after treatment with bisphosphonates：incidence and

risk factors. J Clin Oncol 23：8580-8587, 2005
4) Block GA, et al：A single-dose study of denosumab in patients with various degrees of renal impairment. J Bone Miner Res 27：1471-1479, 2012
5) Kinoshita Y, et al：High serum ALP level is associated with increased risk of denosumab-related hypocalcemia in patients with bone metastases from solid tumors. Endocr J ［Epub ahead of print］

〈伊東　伸朗〉

6

骨転移患者への緩和ケア
～アプローチひとつで患者の意識は変わる～

A 骨転移患者に対する緩和ケア

ここがポイント

- 厚生労働省は緩和ケアを「基本的緩和ケア」と「専門的緩和ケア」に分け，前者は「診断時から，がん治療に携わるすべての医師が行うべき」としており，これは「疾患の早期から適応となる」というWHOの定義とも共通している．
- 疼痛などの身体症状は抑うつや不安と影響しあって複雑化する．精神心理や緩和ケアの専門家を利用してこの悪循環を断つことは，症状緩和にとって重要である．
- 骨転移を有する患者の療養を支援し終末期をケアするには，さまざまな職種の専門知識が不可欠である．

世界保健機関（World Health Organization：WHO）が定義する緩和ケアとは，「生命を脅かす病に関連した困難に直面している患者や家族のクオリティ・オブ・ライフを改善する取り組み」を指す（表6-1）[1]．しかしながら，この数十年の間に急速に発展し浸透してきた結果，緩和ケアという専門用語自体が複数の意味をもち，がん治療の現場が混乱してしまっている．

表6-1 WHOによる緩和ケアの定義

緩和ケアとは： 生命を脅かす病に関連した困難に直面している患者や家族のクオリティ・オブ・ライフを改善する取り組みである． 痛み，その他の身体的・心理社会的・スピリチュアルな諸問題を早期発見・確実に診断治療することで，苦しみを予防し，また苦しみから解放しようとするものである．
緩和ケアは： ・痛みやその他の苦痛な症状から解放する． ・生命を肯定しつつ，死も自然の過程と考える． ・意図的に死を早めたりも，無理に先延ばしにもしない． ・ケアにあたり，心理的・スピリチュアルな側面も統合して考える． ・患者が最期を迎えるまで，できる限り積極的に生きていけるよう，援助を用意する． ・患者と生きる家族・後に残された家族が，現実に対処していけるよう，援助を用意する． ・患者および家族のニーズに沿って，チームで取り組む．ニーズがあれば，後に残される人々にカウンセリングを行うこともある． ・クオリティ・オブ・ライフを高める．病気の経過にとっても，よい影響が期待できる． ・病気の初期から適応となり，化学療法や放射線療法とも併用される．それらの治療をよく理解し，苦痛な合併症をコントロールする役割もある．

下線部は特に強調されるべき箇所を示す．すなわち緩和ケアは，がんだけが対象ではなく，全人的なアプローチを旨とし，寿命に影響するものでなく，末期のみのものではない．
〔WHO definition of palliative care. 2002（http://www.who.int/cancer/palliative/definition/en/）より〕

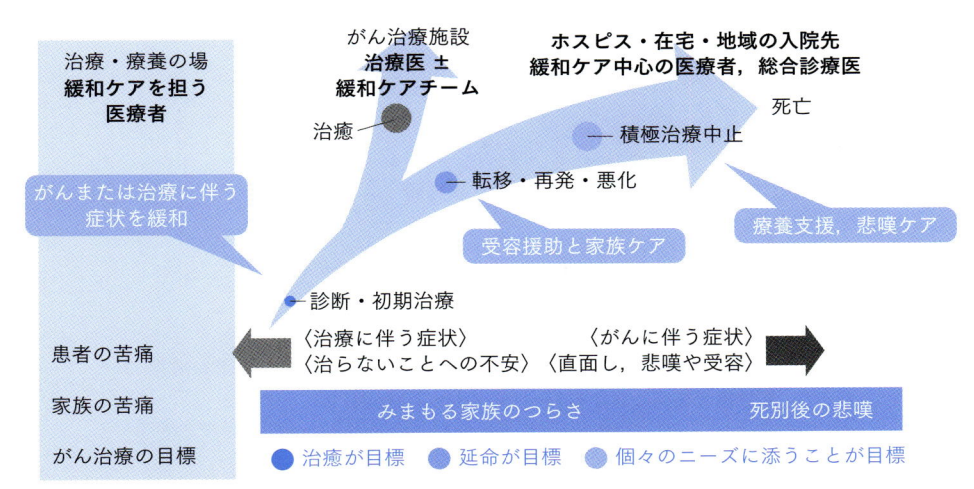

図 6-1　がんの経過と緩和ケアの位置づけ
がんの経過に伴って治療のゴールも，患者や家族それぞれが経験する苦痛も変わる．
そのため緩和ケアの担う役割も当然変わっていく．症状緩和に加え，進行期からは方針やゴールについての適切な情報提供が，終末期には身体の状況に療養環境を合わせる作業が重要になる．

　本項では，緩和ケアががん医療において実にさまざまな役割を担い，その遂行には多職種協働が不可欠であることを明らかにするとともに，特に骨腫瘍を有する症例において強調すべきポイントに焦点を当てたい．なお諸症状の緩和技術に関しては，成書にゆずる．2日間で効率よく修得できる「緩和ケア研修会」を，近くのがん拠点病院で受講されることを推奨する．

1　がんの経過における緩和ケアの位置づけ

　WHOによって「緩和ケアは疾患の経過の早期から適応となる」[1]と定義づけられて久しい一方，治療効果をQOLという主観的なアウトカムで評価しなければならない緩和ケアの領域では，長く信頼できる知見に乏しかった．しかし近年，早期からの緩和ケア介入によりQOLや，一部では生存期間が有意に改善したとする無作為化比較試験の結果が，複数のトップジャーナルで報告されるようになった[2-4]．国内においても，「がん治療に携わる医師のための緩和ケア研修会」受講歴ががん治療専門医の資格要件となり[5]，緩和ケアはがん治療の一部として治療期から提供されるものと認識すべき時代となっている．厚生労働省の施策として銘記すべきことは，緩和ケアが「基本的緩和ケア」と「専門的緩和ケア」に分けられ，前者は「がん治療に携わるすべての医師が行うべき」[6]ものとされている点である．「これ以上の積極治療はできないので，これからは緩和ケア（ホスピスなどを指す）ですね」という表現は20年前のものであり，WHOや国内の医療施策からはかけはなれていると認識すべきである．
　図6-1に示す通り，がんの経過のなかで治療のゴールが変化するように，患者や家族が経験する苦痛の内容も変化する．がん緩和ケアにおいて最も分かりやすい介入

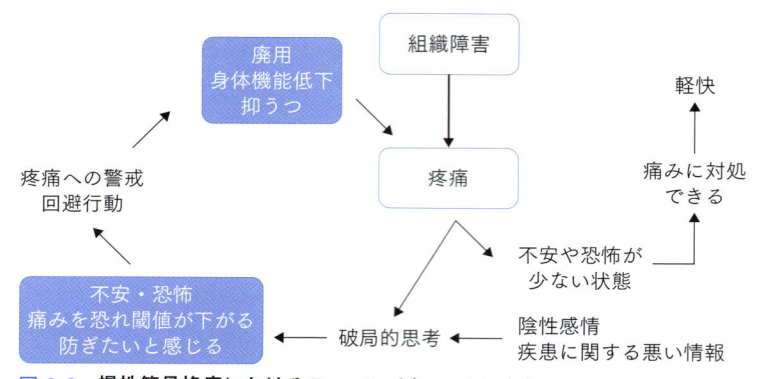

図 6-2 慢性筋骨格痛における Fear-Avoidance Model
(Leeuw M, et al：The fear-avoidance model of musculoskeletal pain：current state of scientific evidence. J Behavior Med 30：77-94, 2007 をもとに作成)

は疼痛緩和であるが，治療または原疾患によって生じる多様な身体症状，精神的な苦痛のなかで，がん疼痛はほんの一部に過ぎない．がん医療において抗がん治療こそが主体であることに疑う余地はないが，反対に緩和ケアは，広く「抗がん治療以外のすべての部分」を対象にしていると考えて差し支えない．

2 全人的苦痛への理解の重要性

39歳で肺腺癌の男性患者が，肋骨への転移に伴う痛みを訴えていた．オキシコドンのレスキュードーズ（鎮痛薬の追加投与）は「使えば効く」にもかかわらずその回数は増える一方で，ついにある晩，麻薬性鎮痛薬（以下オピオイド）による重篤な呼吸不全になってしまった．通常通り就寝したその夜，JCSⅢ-300，呼吸数3回/分，収縮期血圧60 Torr，$PaCO_2$ 85 Torr という状態で発見された．本例では左肺が胸水と腫瘍によって完全に虚脱しており，背景にある低換気が CO_2 ナルコーシスを助長したのは明らかであったが，WHO方式がん疼痛治療法[7]を逸脱したオピオイド使用はされていなかった．確かに「オピオイドに標準投与量はなく，痛みが消える量が適切な投与量」[7]とされているが，がん疼痛のなかにはオピオイドの効きにくいものがあり，「効くところまで増やせばよい」という考えだけでは過量投与になり得るということを常に念頭におく必要がある．病態の著しい変化なしにオピオイドの必要量がいつまでも不安定な場合や，「レスキュードーズを使用すると眠ってしまい楽そうにはみえる」ような場合は，そのオピオイド投与だけではあまり適切ではないと判断すべきである．

慢性疼痛に対する複数の研究[8,9]から，Fear-Avoidance Model（図6-2）という疼痛の悪循環が存在するとされている[10]．ここで悪循環に寄与する要因はすべて，鎮痛薬を効きにくくする可能性がある．すなわち「何がその患者を痛がらせているのか」を理解することが難治性疼痛を緩和するためにきわめて重要となるが，その助けとなってくれるものがSaundersによる全人的苦痛の概念（図6-3）[11]である．特に抑うつは，

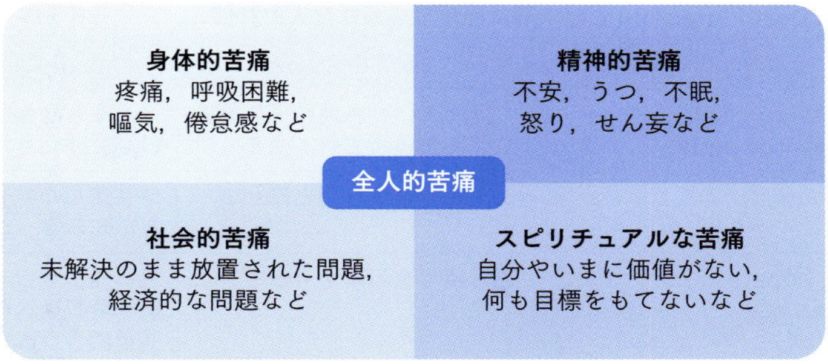

図 6-3 全人的苦痛の概念
（Saunders C, et al：Living with Dying：A Guidance to Palliative Care 3rd edition. pp45-56, Oxford University press, 1995 をもとに作成）

疼痛や不眠，消化器症状と密接に関連しており[12,13]，QOL を障害する中心的な精神症状であるため，身体症状と同様に必ず評価しておくべきである．抑うつの評価と介入については，本章「C．骨転移患者の精神的ケア」の項（p.206）に詳述した．

前述の症例はナロキソンによって回復し，その後緩和ケアチームが介入した．患者は穏やかで多くを語らない人であったが，診察にて適応障害が明らかとなり抗うつ薬が開始された．また患者は，両親に「自分ががんで長くないこと」を言えず苦しんでいることがわかった．緩和ケアチームはその問題を放置すべきでないことを丁寧に気づかせ，両親にも患者本人が苦しんでいることを（もちろん患者から同意を得たうえで）伝えた．患者は両親から「私たちのことは心配するな」という言葉を初めて聞くことができ，以降あれほど必要であったレスキュードーズがほとんど要らなくなった．本例では，オピオイド抵抗性の疼痛を全人的に再評価した結果，抑うつとともに深刻な社会的霊的苦痛が同定され，それぞれに対して適切に介入することができた．

3 療養支援から終末期まで

骨転移を含む骨腫瘍を有する患者に起こり得る病的骨折や麻痺は，患者の QOL に強く影響する．しかしながら，骨腫瘍を有することで余儀なくされる日常生活動作の低下が，実はいくつかの条件下でなら避け得るものだということを，がん治療医は銘記するべきである．まず第 1 に病的骨折や麻痺のリスク評価を正確に行う整形外科医がいること，第 2 に痛みを避ける肢位や動作をリハビリテーション技師が指導できること，第 3 に在宅における医療・介護資源を適切に導入できる職員が退院支援を行えることである．特に退院支援において，在宅資源に関する医師の知識不足は深刻なバリアとなる．「寝たきりで独居の人でも在宅療養はできる」時代だということを知っておかなければならない．どの病院でも退院支援をコンサルテーションできる部署はあり，病院診療しか経験のない医師や看護師だけで在宅移行を判断することは厳に慎まなければならない．

国内で妥当性が検討された「死と死別の質」を評価する尺度として，Good Death

表6-2 Good Death Inventory と終末期に向けて必要な全人的評価

Core 10 Domains of GDI	GDI 中の具体例	必要な評価
Environmental comfort Dying in a favorite place	落ち着いた環境で過ごせる 望んだ場所で過ごせる	どんなとき入院を考えるか 最期を迎える場所
Life completion	人生を全うしたと感じる	やり残した社会的役割 悪い知らせへのニーズ
Maintaining hope and pleasure	希望や楽しみをもって過ごす	悪い知らせへのニーズ 趣味や娯楽へのアクセス 要望に合う医療・介護
Independence	身のまわりのことを自分でできる	住環境および社会資源 どんなとき入院を考えるか
Physical and psychological comfort	身体や心のつらさが和らげられている	症状緩和の状況
Good relationship with medical staff Being respected as an individual	医師や看護師を信頼できる 人として大切にされる	要望に合う医療・介護
Not being a burden to others Good relationship with family	人に迷惑をかけずに過ごせる 家族や友人とよい関係でいる	家族背景 介護力 住環境および社会資源 経済的な状況 ソーシャルワークの必要 どんなとき入院を考えるか 要望に合う医療・介護
Optional 8 Domains of GDI	GDI 中の具体例	必要な検討事項
Religious and spiritual comfort	信仰に支えられている	信仰・宗教へのアクセス
Receiving enough treatment Control over the future	できるだけの治療を受ける 先々に起こることを詳しく知る	医療に関する十分な情報 悪い知らせへのニーズ
Feeling life worth living	生きていることに価値を感じられる	参加可能な社会的役割 家族背景 ソーシャルワークの必要 要望に合う医療・介護
Unawareness of death	病気や死を意識せずに過ごす	悪い知らせへのニーズ
Pride and beauty	他人に弱った姿を見せずにすむ	どんなとき入院を考えるか
Natural death	自然な形で過ごす	要望に合う医療・介護
Preparation for death	伝えたいことを伝えておける	家族背景 やり残した社会的役割

(Miyashita M, et al: Good death inventory: a measure for evaluating good death from the bereaved family member's perspective. J Pain Symptom Manage 35: 486-498, 2008 より)

Inventory（GDI）（表6-2）[14] があるが，これによれば，「終末期の QOL」を考えるうえで，日本人の多くが共通して大切だと考えている要素（Core 10 domains）と，個々人によって意見の分かれる要素（Optional 8 domains）がある．例えば，苦痛がないことや尊厳ある存在でいることは誰もが望ましいと感じている．しかし十分に闘病したと納

得することを望む人がいる一方で，自然な死を優先したいと考える人がいる．死を意識したくないという考えもあるし，やってくる死に十分な準備をしたいという意見もある．表6-2には，GDIに沿って求められる検討項目を併記したが，これだけの検討を主治医1人が背負い込む必要はない．ソーシャルワーカーや地域連携部門，緩和ケアチームや臨床心理士など，院内で入手可能な資源を積極的に利用すべきである．

生命予後週単位以内の終末期には，身体機能の低下によって離床時間や経口摂取が減り，多彩だった身体症状は倦怠感や廃用による腰背部痛，呼吸器症状に集中する傾向がある．すなわち，骨病変を伴っていることは医療とケアのうえで重要でなくなっていき，内服が困難となる時期には，症状の緩和もシンプルな非経口薬で済むことがほとんどである[15]．がん終末期は苦痛が強く在宅看取りは難しいと思われがちだが，病院でも在宅でも，成否の鍵が緩和ケアの質であることには変わりがない．

4 おわりに——多職種アプローチの重要性

がん診療において緩和ケアは副次的な領域であるが，そのために要する知識や労力は決して少なくない．多忙をきわめる日常診療にあって，キュアと同じくらいケアに時間を割けるがん治療医は少ないであろう．経過中の合併症を他科に診せるように，必要なところは専門的緩和ケアや他職種を有効利用してもらうことを推奨したい．本項がその目安になれば幸いである．

引用文献

1) WHO definition of palliative care. 2002
（http://www.who.int/cancer/palliative/definition/en/）
2) Temel JS, et al：Early palliative care for patients with metastatic non-small-cell lung cancer. N Engl J Med 363：733-742, 2010
3) Zimmermann C, et al：Early palliative care for patients with advanced cancer：a cluster-randomised controlled trial. Lancet 383：1721-1730, 2014
4) Bakitas M, et al：Effects of a palliative care intervention on clinical outcomes in patients with advanced cancer：the Project ENABLE II randomized controlled trial. JAMA 302：741-749, 2009
5) 日本がん治療医認定機構：がん治療認定医「緩和ケア研修会修了」の必須化について．2015
（http://www.jbct.jp/sys_auth_pcc.html）
6) 厚生労働省健康局長：がん診療に携わる医師に対する緩和ケア研修会の開催指針の一部改正について．健発0210第8号：別添1，2015
7) 世界保健機関（編），武田文和（訳）：がんの痛みからの解放——WHO方式がん疼痛治療法 第2版．pp16-33，金原出版，1996
8) Vlaeyen JW, et al：Fear-avoidance and its consequences in chronic musculoskeletal pain：a state of the art. Pain 85：317-332, 2000
9) Asmundson GJ, et al：Fear-avoidance models of chronic pain：An overview. In：Asmundson GJ, et al (eds)：Understanding and Treating Fear of Pain, pp3-24, Oxford University Press, 2004
10) Leeuw M, et al：The fear-avoidance model of musculoskeletal pain：current state of scientific evidence. J Behavior Med 30：77-94, 2007
11) Saunders C, et al：Living with Dying：A Guidance to Palliative Care 3rd edition. pp45-56, Oxford University press, 1995
12) Spiegel D, et al：Pain and depression in patients with cancer. Cancer 74：2570-2578, 1994

13) American Psychiatric Association：Desk Reference to the Diagnostic Criteria from DSM-5. pp94-95, American Psychiatric Publishing, 2013
14) Miyashita M, et al：Good death inventory：a measure for evaluating good death from the bereaved family member's perspective. J Pain Symptom Manage 35：486-498, 2008
15) Glare P, et al：Symptom control in care of the dying. *In*：Ellershaw J, et al（eds）：Care of the Dying；A Pathway of Excellence, pp42-61, Oxford University Press, 2003

（金井　良晃）

B 骨転移患者の看護

> **ここがポイント**
> - 現病も含めた全体的な病状と骨転移に対する今後の治療方針について，患者が十分に理解し，意思が尊重されたうえで治療や日々の過ごしかたが選択できるよう支援する．
> - 疼痛や骨折・麻痺などの出現により，患者は身体のみならず，精神的・社会的・スピリチュアルな側面で苦痛を生じる．患者の苦痛を，全人的な側面からとらえケアにつなげる．
> - 骨転移に伴って生じる複雑な問題に対して，多職種や各専門チームの介入を得ることにより医療の質の向上を図る．

骨転移に対する治療は，現病における治療方針や予後などによって選択は異なるが，最も考慮されるべきことはどの選択がよりその患者らしい生き方につながるかということである．決して容易に答えの出ることではないが，多様化したライフスタイルや価値観，死生観などを総合的かつ多面的にとらえながら患者の意思決定を支えていくことが重要である．患者との十分な対話に基づいた，全人的側面からの密な観察とQOLの向上に立脚した介入が看護師には求められる．

1 患者の病状理解と受容支援

「骨転移」という病態が意味するのは，がん治療の目的が「根治」から「延命」に転換されたということでもある．それは根治を期待し治療を続けてきた患者にとって，非常に受け入れがたい事実である．時に，こうした悪い知らせによって精神的ダメージを患者が受けることを家族が懸念し，本人への告知が差し控えられることもある．しかし，骨転移により骨折や麻痺などのリスクを伴う場合には，患者自身の病状理解なしには最善の対策は図り得ない．また骨転移に対する治療法の選択においても，患者の真意を引き出すことが困難になる．したがって，まずは患者が現状を十分に理解し受け止め，今後の方針について自己決定できるよう支えることが必要である（表6-3）．

表 6-3　患者に説明しておくべき内容

1) 骨転移について	①骨転移の部位，数 ②骨折や麻痺のリスク 　・安静度（免荷の必要性，避けたほうがよい動作など） ③骨転移に対する治療方針 ④ADLの回復目標 　・実現可能なことと困難なこと ⑤発症しうる（注意すべき）症状 　・疼痛 　・神経支配領域の麻痺症状（しびれ，感覚鈍麻，脱力感，尿意や便意の鈍麻など） 　・高カルシウム血症（嘔気・嘔吐，脱水症状，せん妄など）
2) 現病について	①病状と今後の治療方針 　・根治が困難なこと ②予後の見通し

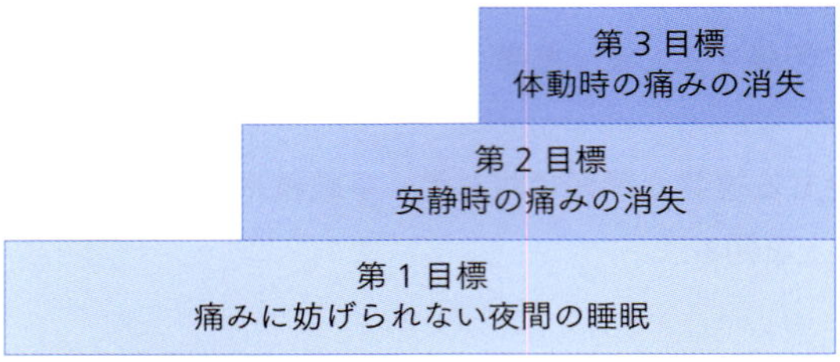

第3目標
体動時の痛みの消失

第2目標
安静時の痛みの消失

第1目標
痛みに妨げられない夜間の睡眠

図 6-4　**疼痛治療の目標**
〔日本緩和医療学会緩和医療ガイドライン作成委員会（編）：がん疼痛の薬物療法に関するガイドライン（2014年版），p37，金原出版，2014 より一部改変〕

2　疼痛マネジメント

　疼痛マネジメントにおいては，患者自身が自分の疼痛の特徴を知り，適切に鎮痛薬や装具などを使用しながら日常生活に適応できることを目指す．また，例えば医療用麻薬に関しては，入院中はすべて医療者管理としている場合が多いため自己管理意欲が薄れやすい．患者が退院後自宅でも適切に疼痛に対処できるよう，入院中から「医療者任せ」ではなく，「自分の痛みは自分でコントロールする」という意識をもてるようにかかわることが大切である．

a. 疼痛治療の目標設定と共有

　骨転移のある患者においては，多くの場合疼痛治療の目標（図6-4）[1]は「疼痛の消失」ではなく，「疼痛とうまく付き合いながら生活できるようになること」になる．そのことをあらかじめ患者に説明し共通認識を得ておくことは，患者の医療に対する満足度にかかわる．

b. 継続的な観察と評価

　疼痛の強さ（量）だけではなく，その性質や持続時間（質）などを十分に観察する

ことは，適切な鎮痛薬調整の土台となる．そして，それらは骨転移に対する治療効果の発現，あるいは病巣の増大によって変化するため，看護師は日々継続的に観察と評価を行う．

また特に医療用麻薬に関しては，副作用対策（特に便秘対策）を並行して行うことが重要である．

c. 有効なレスキューの使用

疼痛が増強しやすい動作（食事，清潔行為，検査，処置，放射線療法，リハビリ，車椅子・ストレッチャーでの移動時など）の前に，あらかじめレスキューを使用し疼痛の増強を最小限にとどめることは，体動を楽にするだけではなく患者の不安を軽減することにつながる．

d. 非薬物療法

1）装具・自助具の使用

病的骨折では，骨折の治療として痛み・変形の軽減，患部の保護，支持性の補強を行うとされる[2]．

①可動域を制限し圧迫感もあるため，装着中患者にはストレスも生じる．つらさに耳を傾け労いながら，必要性についての理解を促し着用が日常習慣となるよう支える．

②圧迫や擦過による皮膚トラブルを防ぐ．

2）ポジショニングの工夫

身体の向きや四肢の位置，坐位や立位をとる際の身体の動かし方などを工夫することで，動作時痛は軽減できることも多い．理学療法士の介入を得るなどし，患者が「動く時のコツ」を掴めるようにしていく．

3 日常生活上の援助

a. 残存機能の維持・回復

患者個々において許容可能なADLの範囲は異なるので，治療によって今後どこまでの回復を見込めるかなども含め多職種間で随時共有・検討しながら，必要な介助を行う．患者の自尊心や自律心に常に配慮し，残存機能が活かせるよう介入する．

また，リハビリは日々の生活のなかで取り入れられ，毎日継続することによりADLの回復につながる．臥床時間を看護介入によって，いかに活動性のある時間に変えていけるかが看護師の果たすべき役割として大きい．

b. 環境整備

ベッド上や，ベッド周囲の物品の位置・スペースの取り方の工夫により，体動制限

下でも患者自身で行えることは広がる．一日を通した患者の生活に目を向け，1つひとつの身近なことから自立を支えていく．転倒や転落を防ぐ意味においても，ベッド周囲の環境整備は重要である．

4　精神的サポートとスピリチュアル・ペインへの対応

患者は骨転移という事実に衝撃を受け，不安や悲嘆を生じる．また，特に骨折や麻痺をきたした患者では，日常生活のなかでほんの些細なことさえ他者の介助なしにはできなくなった現実に何度も直面する．日常の自立は患者に自律性と私秘性（プライバシー），生産性を保証して自己の存在と意味を成立させているとされる[3]．ボディイメージの変化は，患者に喪失感を芽生えさせ，ケースによっては生きている意味をも揺るがす．

看護師はそのような状況下にある患者の内面に気持ちを寄せながら，まずは感じているつらさを表出できる場を提供し，1人で抱え込ませないようにすることが大切である．そして精神症状が顕在化してからではなく，早期から緩和ケアチームなどの介入を得ておくことは，多角的な側面からの苦痛緩和に有益である．

5　社会的苦痛への対応

a. 仕事の調整

体動制限下では，仕事の量や内容に調整を余儀なくされることも多い．身体機能の障害が大きい場合は，退職もやむを得なくなる場合もある．それは経済的な問題を招くだけではなく，患者にとって役割意識の喪失にもつながりかねない．

経済面や労務関係の問題に対しては，ソーシャルワーカーや医療福祉担当者などのリソースを紹介し，個別的かつ具体的な対応が得られるよう計らう．状況によっては仕事を続けることも可能であり，退職することで会社からのサポートを受けられなくなることもある．診断早期に退職を決断する必要はない．

b. 家族のサポート

看護師にとって，家族は患者を支えるキーパーソンとして指導の対象であるのと同時に，ケアの対象でもある．家族に対しても気持ちや不安を表出できる機会を作り，負担を1人で抱え込まないよう相談できる場があることを意識付けしていく．

患者が苦痛を乗り越え，意向に沿った過ごし方を実現するには家族の理解と協力が必要である．特に在宅療養において家族の協力は不可欠なので，動作上の注意点や鎮痛剤の使用方法，在宅医療・介護における支援体制などついて入院時から退院を見据えた情報提供や指導，療養体制の整備が必要である．

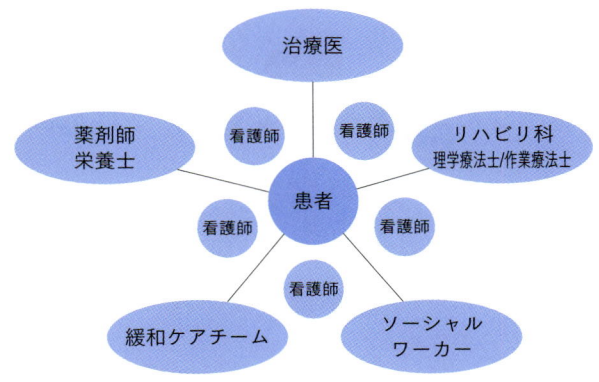

図 6-5　多職種連携

6　多職種連携

　患者の多様なニーズに対し，より質の高い医療で応えるためには多職種によるアプローチが求められる．多職種が介入する場合，職種間での情報の共有と方針の統一が重要である．看護師は，常に患者の最も近くに寄り添い医療を直接提供する専門職として，多職種間と患者を結ぶ要である（図 6-5）．

引用文献
1) 日本緩和医療学会緩和医療ガイドライン作成委員会（編）：がん疼痛の薬物療法に関するガイドライン（2014年版）．p37, 金原出版, 2014
2) 日本臨床腫瘍学会（編）：骨転移診療ガイドライン．p22, 南江堂, 2015
3) 田村恵子, 他（編）：看護に活かすスピリチュアルケアの手引き．p10, 青海社, 2012

（三浦　恵美子）

コラム

『折れそうなのか，そうでないのか，それが問題だ』

✳︎✳︎✳︎✳︎✳︎

　緩和ケアチームへの依頼目的として多いものに「疼痛コントロール」がある．しかし，骨転移を伴う進行がん患者の鎮痛を目的に依頼があった場合には注意が必要である．

　患者の「well-being」を支えたい緩和ケア医としては当然，痛みをしっかりとってあげたいのだが，『鎮痛薬で疼痛が軽減する⇒ADLがアップする⇒骨折する⇒介入前よりQOLが低下する』，というシナリオは避けたい．その場合大切なのは骨折リスクのアセスメントと，骨折リスクがある場合の患者への対応である．

■ 骨折リスクのアセスメント

　特に長管骨への転移では，病的骨折を生じると著しくADLが下がることが予想されるため，荷重や運動制限・骨折予防手術の適応検討を含め，骨折リスクのアセスメントが重要である．完全なリスクアセスメントは存在しないため，「折れるかもしれない」，と思っていても結果的には折れない（偽陽性）こともあれば，骨折による疼痛で介入を開始して「事前のアセスメントがどうだったのかな」（リスクの取りこぼし？）と思うこともある．

　本書第5章「F．長管骨骨転移の治療」（p.147）に詳細はゆずるが，病的骨折の予測診断基準として1980年代からMirelsのスコアリングシステムや，Harringtonの定義が用いられてきた．それらは単純X線像を用いた簡便な診断基準だが，その特異度の低さ（偽陽性率の高さ）や，腫瘍病理まで検討されていない点などから正確性に欠ける側面がある．最近ではCTを用いた骨強度定量解析の報告が多数発表されているが，画像診断のモダリティの進歩に合わせ，簡便でより正確な病的骨折の予測診断基準が待たれるところである．

■ 骨折リスクがある場合の患者への対応

　骨折リスクがある場合の患者への対応に関しては，繰り返しになるが，患者の「well-being」を支えたい緩和ケア医として，「リスク，リスクと脅して患者のADLを下げる」のは本望ではないのである．だか

らこそ，骨折リスクのアセスメントには神経質にならざるを得ない．リスクが大きいと見込まれる場合には，単にADLの制限をするだけでなく，リスクと運動範囲のバランスを整形外科医・リハビリテーション医（以下，リハ医）・緩和ケア医で話し合い，運動範囲に関する「医師総意の推奨（痛みがでない範囲なのか，車椅子使用なのか，など）」を打ち出すことが必要である．また，それを誠意をもって患者（家族）に伝え，十分に理解してもらうこと，患者を支える家族と看護師や理学療法士などほかの医療者ともその方針を共有し，協力を仰ぐことが大切である．さらに，リハ医はプランに合ったリハビリテーションの方針を立て，緩和ケア医が鎮痛を行う際には，「運動範囲に関する医師総意の推奨」を念頭におくことが大切である．さらに，在宅医療を行う際には，その方針で過ごすことが可能な在宅環境なのかどうかの情報収集から始まり，適宜介護保険や歩行器など必要なデバイスの検討，骨折したときの対応についても事前の対策が必要である．

　当院では月に一度，整形外科が中心となって「骨転移カンファレンス」が開催されている．主治医，整形外科医，放射線科医，リハ医，緩和ケア医，緩和ケア看護師，理学療法士，医療ソーシャルワーカー（MSW）などが一堂に会し，特に対応に悩む数例についてディスカッションしている．骨折リスクや運動範囲，動き方の工夫や鎮痛について，ビスホスホネート製剤や抗RANKL抗体などのbone modifying agent（BMA）の使用について，放射線療法について，あるいは各自が気になることについて，医療者が集まって，集中して短時間で情報共有とディスカッションを行い，「されるべき治療やケア，推奨がきちんとされているのか」皆で確認を行うことは，患者に最大限の利益をもたらし得るよい方法であると感じている．

（黛　芽衣子）

C 骨転移患者の精神的ケア

> **ここがポイント**
> - 「動けなくなること」は生きる意味がないというスピリチュアル・ペインを生じ，現状と和解しなければ緩和されない．すなわち，少しでも現状を肯定できるようになるための対処がスピリチュアル・ケアである．
> - 病的骨折や麻痺のリスクに対してどの程度 ADL を制限すべきかは倫理的問題として扱い，その解決には，十分な説明の下に患者の自律性を尊重することが不可欠である．
> - 抑うつとせん妄は進行がんにおける代表的な精神症状であり，それぞれ簡単な診察のみである程度の評価が可能である．

1 自律性の喪失とスピリチュアル・ペイン

　骨転移を含む骨腫瘍を有する患者に起こり得る病的骨折や麻痺は，患者の生活の質（以下 QOL）に強く影響する．これらを予防するうえでのリスク管理や実際に起こってしまった際の治療については4章「B．骨転移診療の基本戦略」（p.71）に詳しい．本項では，骨転移が原因で日常生活動作（ADL）が損なわれているがん患者やその家族への精神的ケアについて，3つの視点から論じる．1つは spiritual care（スピリチュアル・ケア）という側面，2つ目は安静度の決定における倫理的問題という側面，そして3つ目は，がんにおいてよく遭遇する精神症状への対処という側面からである．あまり身近でないこれらのテーマは，精神的ケアを考えるうえで避けて通れない．基本原則を理解し，日常診療に活かすことが重要である．

　Saunders のいう全人的苦痛[1]はがん緩和ケアの基本理念になっているが，そのなかで最も理解しにくいのが spiritual pain（スピリチュアル・ペイン）という概念である．Murata はこの抽象的な苦痛の原因について，「将来や関係性，自律性とは人が生きる支えであり，それを失った場合に生じる」と簡潔にまとめている（表6-4）[2]．骨腫瘍を有することで予防的にまたは実質的に ADL 低下を余儀なくされる患者は，がんにおいて典型的な悪液質の進行に比べ，より早期に「動けていた自分」を喪失することが多い．特に骨病変の存在に気づかれないまま病的骨折や麻痺が生じてしまった場合，ある日突然動けなくなってしまうような苛酷な体験になることも少なくない．

　「いままでの自分でなくなってしまった，そしてそれはもう元に戻ることがない」という厳しい喪失感は，「自分に価値がなくなってしまった」という無価値感や，「も

表6-4 スピリチュアル・ペインの構造と具体例

スピリチュアル・ペインの原因となる喪失
- 時間（将来ある"いま"）の喪失：生命予後に関する説明を聞いた場合など．「あと〜しか生きられない」
- 関係性の喪失：社会的な役割や尊敬を失った場合など．「1人にされ，取り残されていく」
- 自律性の喪失：身体機能が低下した，外見が変わった場合など．「こんな姿になってしまった」

スピリチュアル・ペインの具体例
- 自責感：あのときなぜそうしなかったのか
- 無価値感：いまの自分には何の価値もない
- 無意味感：何のために生きているのか？
- 遺棄感：なぜ神仏は救ってくれないのか？
- 罪責感：罰が当たったのだ
- 不公平感：なぜ自分だけがこんなめに？
- 孤独感：誰もこのつらさをわかってくれない

（Murata H：Spiritual pain and its care in patients with terminal cancer：Construction of a conceptual framework by philosophical approach. Palliat Support Care 1：15-21, 2003 より）

はや生きることに意味がない」という無意味感を生じさせ[3]，ひいては患者を「こうまでして生きる意味とは」「こんなところで死ぬ意味とは」という解のない自問自答によって苦しめることになる．

この悲惨な苦痛に苛まれる患者に対して，緩和ケアは何ができるだろうかと問われれば，よい方法などないかもしれない．しかし，それでも何かできることがあるとするならば，患者や家族の「こんなはずではなかった」という深い苦しみを可能な限り傾聴し，緩和することである．

Saundersはスピリチュアル・ケアを「心のなかで悔やんでいることを聞いてあげること」だと述べ，それが「過去のもつ意味を変え，今の自分を許せるようになる」ための援助だとしている[1]．骨転移による病的骨折や麻痺，否，がんに限ったことではなく，取り戻せない喪失を体験した人が立ち直るための鍵は，ほんの少しでも現状を肯定できるかどうかである．Hutchinsonもまた「Whole person careにおいて，医師はCuringとHealingを同時に進めなければならない」と述べている．前者は疾患の治癒や障害の改善を目指すことで医師にしかできないが，後者は患者を内面から補完するような過程であって，医師には手伝うことしかできない[4]．このHealingの援助こそが，言い換えればスピリチュアル・ケアである．現実を憎むことで生じるスピリチュアル・ペインという苦痛は，現状と和解し，そこに意味を再構築することでこそ緩和される．それらは疼痛と同じように同定され評価されなければならない．

2 骨腫瘍患者のADL制限における倫理的配慮

脊椎転移による病的骨折や麻痺が切迫する，予測予後2か月の肺癌患者がいたとする．骨病変の手術治療はすでに適応外である．免荷を行わなかった場合，病的骨折や麻痺によって突然下肢麻痺をきたす可能性が高く，逆に免荷で予防しても，数週以内に悪液質や呼吸不全によって離床困難になると考えられている．この患者の病的骨折や麻痺のリスクをどう扱うかはQOL上重要であるが，予防のためにADLを制限することはどの程度妥当だろうか？

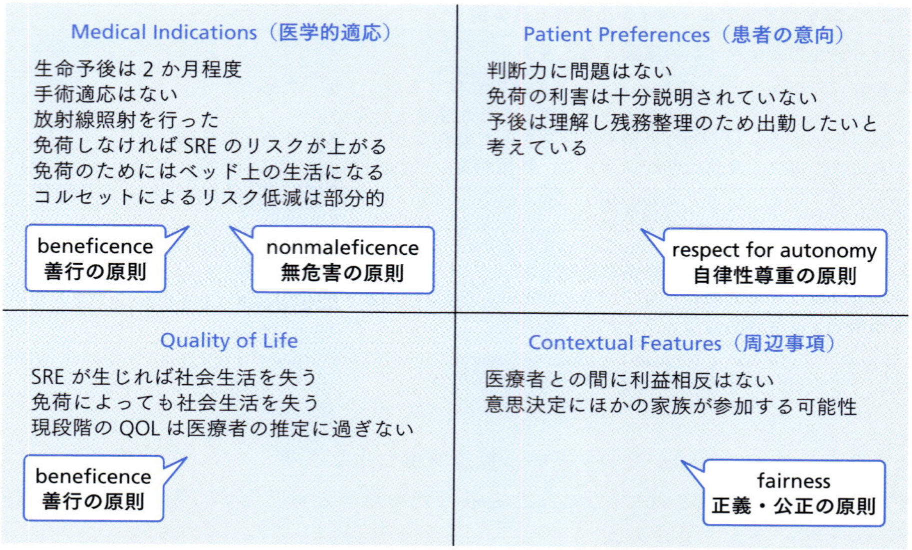

Medical Indications（医学的適応）	Patient Preferences（患者の意向）
生命予後は2か月程度 手術適応はない 放射線照射を行った 免荷しなければSREのリスクが上がる 免荷のためにはベッド上の生活になる コルセットによるリスク低減は部分的 beneficence 善行の原則　nonmaleficence 無危害の原則	判断力に問題はない 免荷の利害は十分説明されていない 予後は理解し残務整理のため出勤したいと考えている respect for autonomy 自律性尊重の原則
Quality of Life	Contextual Features（周辺事項）
SREが生じれば社会生活を失う 免荷によっても社会生活を失う 現段階のQOLは医療者の推定に過ぎない beneficence 善行の原則	医療者との間に利益相反はない 意思決定にほかの家族が参加する可能性 fairness 正義・公正の原則

図 6-6　臨床倫理4分割チャートの作成例（本文中の症例より）
〔Jonsen AR, et al：Clinical Ethics：A Practical Approach to Ethical Decisions in Clinical Medicine seventh edition. McGraw-Hill, 2010 より〕

　医療における方針決定上の問題は，正誤の明らかな選択肢間では起こらない．倫理的な問題とは，常に複数の妥当な選択肢からより合理的なものを選ぶ際に生じる[5]．臨床倫理における基本原則には，善行原則：principles of beneficence，無危害原則：principles of nonmaleficence，自律性尊重原則：principles of respect for autonomy，正義・公正原則：principles of justice and fairness（equality）の4つがあり，倫理的問題は，これらの原則に同時に従うことができない場合に生じる．Jonsenはさらに，個々の症例における倫理的問題を理解しやすくするために，症例を取り巻く情報を医学的適応，患者の意向，QOL，周辺事項の4領域に分割することを推奨している[6]．

　本症例は倫理的に図 6-6のように整理することが可能で，問題は「動ける患者のADLを制限したくない」という善行原則と，「病的骨折や麻痺を生じさせたくない」という無危害原則のコンフリクトから生じていると解釈することができる．また解決には「免荷の利害を十分説明」したうえでの自律性尊重が不可欠で，「家族の意思決定参加への意向を確認」し，公正を期する必要もある．

　医療環境によっては，病的骨折や麻痺のリスクを定量的に評価することは難しい．しかし限られた医療資源のなかでも倫理的な検討は十分行うことができる．文字通り双方向的なインフォームドコンセントを経ずに「骨折するからベッド上安静にすべき」や「先の短い患者だからADLを制限すべきでない」といった画一的な方針決定を行うことは，倫理的に問題が大きいと認識すべきである．

表 6-5　抑うつとせん妄の診断基準

大うつ病性障害
A. 以下の症状のうち5つ（またはそれ以上）が同じ2週間の間に存在し，病前の機能からの変化を起こしている．これらの症状のうち少なくとも1つは（1）抑うつ気分，または（2）興味または喜びの喪失である．
（　）内は問診例．

1) ほとんど1日中，ほとんど毎日の抑うつ気分
（毎日憂うつな気分ですか？）
2) ほとんど毎日の，すべて，またはほとんどすべての活動における興味または喜びの著しい減退
（以前のように何かを楽しめていますか？）
3) 有意の体重減少，または体重増加（例：1か月で体重の5%以上の変化），またはほとんど毎日の食欲の減退または増加
（食欲は変わりましたか？）
4) ほとんど毎日の不眠または過眠
（よく眠れていますか？　目覚めはよいですか？）
5) ほとんど毎日の精神運動焦燥または静止（他者によって観察可能で，ただ単に落ち着きがないとか，のろくなったという主観的感覚ではないもの）
6) ほとんど毎日の疲労感，または気力の減退
（だるいですか？　気力が湧かない感じですか？）
7) ほとんど毎日の無価値感，または過剰であるか不適切な罪責感
（自分に価値がなくなってしまったと感じますか？）
8) 思考力や集中力の減退，または決断困難がほとんど毎日認められる
（集中力が落ちたと感じますか？）
9) 死についての反復思考

せん妄
A. 注意の障害（すなわち，注意の方向づけ，集中，維持，転換する能力の低下）および意識の障害（環境に対する見当識の低下）
B. その障害は短期間の間に出現し（通常数時間〜数日），もととなる注意および意識水準からの変化を示し，さらに1日の経過中で重症度が変動する傾向がある．
C. さらに認知の障害を伴う（例：記憶欠損，失見当識，言語，視空間認知，知覚）．
D. 基準AおよびCに示す障害は，他の既存の，確定した，または進行中の神経認知障害ではうまく説明されないし，昏睡のような覚醒水準の著しい低下という状況下で起こるものではない．
E. 病歴，身体診察，臨床検査所見から，その障害が他の医学的疾患，物質中毒または離脱（すなわち，乱用薬物や医療品によるもの），または毒物への曝露，または複数の病因による直接的な生理学的結果により引き起こされたという証拠がある．

〔日本精神神経学会（監）：DSM-5 精神疾患の診断・統計マニュアル．pp160-161, 588, 医学書院，2014より著者作成〕

3　抑うつとせん妄への理解と対処

　抑うつは疼痛や不眠，消化器症状と密接に関連しており[7,8]，QOLを障害する中心的な精神症状であるため，痛みと同様に必ず評価しておくべきである．抑うつの傾向がありそうかどうかは，表6-5に示す簡易な問診[9,10]によって把握できるので，普段から意識しておくのがよい．「気分が沈みがちですか？」や「以前楽しめていたものを楽しめていますか？」といった質問だけでも，診断基準における大項目の評価が可能である．

　抑うつへの薬物治療で使いやすいのは，睡眠導入剤としても汎用されるトラゾドン，四環系のミアンセリン，セロトニンノルアドレナリン再取り込み阻害薬（SNRI）のデュロキセチンなどであるが，いずれもセロトニン症候群や低ナトリウム血症，自殺企図への注意を要し，また眠気やふらつきを考え最少量から開始する．

抑うつと同様に痛みを修飾する精神症状として，せん妄が重要である．せん妄の本態は過活動，すなわち不穏ではなく，「日内変動する認知障害」である（表6-5）[9,10]．低活動型せん妄がコントロールされていない患者は，一見疎通が悪くなくても，自身の痛みや苦痛・ニーズを正確に認識し表現することができていない可能性がある．さらにせん妄は，緩和ケア病棟入院時で42％，臨死期には全死亡例の88％にみられる[11]一般的な精神症状である．高齢，臥床時間が長いこと，入院環境，高カルシウム血症などはすべてせん妄を惹起し重症化する因子となるため，骨腫瘍患者では十分な警戒が必要である．診断や重症度の評価には，DRS-R-98（Delirium Rating Scale-Revised-98）[12]やMDAS-J（The Japanese Version of Memorial Delirium Assessment Scale）[13]が有用だが，簡便な方法としては自分の名前を書けるかを確認するだけでも参考になる[14]．

　せん妄治療では，原因となっている病態の改善・抗精神病薬による認知障害の改善・睡眠覚醒リズムの改善が中心になるが，環境やコミュニケーションへの配慮といった非薬物治療も重要である[15]．抗精神病薬投与の有効性は無作為化比較試験で認められている[16]．ハロペリドールがよく研究されているが，錐体外路症状やアカシジアをきたしやすいのが唯一最大の短所である．糖尿病がなければ，クエチアピン・オランザピン・アリピプラゾールといった新しい非定型抗精神病薬が使いやすい．不穏や不眠に対してベンゾジアゼピン系薬を単独で使用することは，せん妄を悪化させる可能性があるため薦められない[16]．

　患者はいままで通りでいられなくなるときに，抑うつやスピリチュアル・ペインを含む強い全人的苦痛に苦しむことになる．病的骨折や麻痺またはそのリスクを有する患者はまさにその典型であり，効果的に対処するには経験を積んだ多職種との協働が望ましい．緩和ケアやサイコオンコロジーの専門チームが治療に参加することの意義は，薬物療法，非薬物治療どちらの領域においても大きい．

引用文献

1) Saunders C, et al：Living with Dying：A Guidance to Palliative Care. pp45-56, Oxford University Press, 1995
2) Murata H：Spiritual pain and its care in patients with terminal cancer：Construction of a conceptual framework by philosophical approach. Palliat Support Care 1：15-21, 2003
3) Kaye P（著），武田文和，他（訳）：緩和ケア百科 A to Z. pp304-305，春秋社，1994
4) Hutchinson TA, et al：Whole Person Care：A New Paradigm for 21st Century. ppxi-4, Springer, 2011
5) Jonsen AR, et al：Clinical Ethics：A Practical Approach to Ethical Decisions in Clinical Medicine seventh edition. pp1-8, McGraw-Hill, 2010
6) Jonsen AR, et al：Clinical Ethics：A Practical Approach to Ethical Decisions in Clinical Medicine seventh edition. pp161-165, McGraw-Hill, 2010
7) Spiegel D, et al：Pain and depression in patients with cancer. Cancer 74：2570-2578, 1994
8) Asmundson GJ, et al：Fear-avoidance models of chronic pain：An overview. In：Asmundson GJ, et al (eds)：Understanding and Treating Fear of Pain, pp3-24, Oxford University Press, 2004
9) American Psychiatric Association：Desk Reference to the Diagnostic Criteria from DSM-5. pp94-95, American Psychiatric Publishing, 2013
10) American Psychiatric Association：Desk Reference to the Diagnostic Criteria from DSM-5. pp292-295,

American Psychiatric Publishing, 2013
11) Lawlor PG, et al：Occurrence, causes, and outcome of delirium in patients with advanced cancer：a prospective study. Arch Intern Med 160：786-794, 2000
12) Paula T, et al（著），岸　泰宏，他（訳）：日本語版せん妄評価尺度 98 年改訂版．精神医学 43：1365-1371, 2001
13) Matsuoka Y, et al：Clinical utility and validation of the Japanese version of Memorial Delirium Assessment Scale in a psychogeriatric inpatient setting. Gen Hosp Psychiatry 23：36-40, 2001
14) Macleod AD, et al：Dysgraphia and terminal delirium. Palliat Med 11：127-132, 1997
15) Caraceni A, et al：Delirium. In：Hanks G, et al（eds）：Oxford Textbook of Palliative Medicine（fourth edition）, pp1042-1046, Oxford University Press, 2010
16) Breitbart W, et al：A double-blind trial of haloperidol, chlorpromazine, and lorazepam in the treatment of delirium in hospitalized AIDS patients. Am J Psychiatry 153：231-237, 1996

（金井　良晃）

7

がん診療における運動器リハビリテーションの実践

～リハビリで ADL・QOL を改善する～

A がんのリハビリテーション

> **ここがポイント**
> - がん患者数の増加に伴い「がんと共存する時代」になりつつあり，がん患者の生活の質を維持していくために，がんのリハビリテーションが導入されるようになった．
> - がんのリハビリテーションには，それぞれがんの病期や患者の状態によって，予防的，回復的，維持的，緩和的リハビリテーションに分類される．
> - がんリハの対象者はすべてのがん患者であるが，リスクを抱えていることも多く，症例に応じてきめ細かい対応を行う必要がある．
> - がん患者ではどの時期においても運動器の機能障害を起こしやすいことから，運動療法は常に必要となるが，その内容や負荷量については，病期や患者の状態に合わせてフレキシブルに対応していくことが要求される．

1 がんのリハビリテーションの概要

a. がんのリハビリテーションとは

　診断・治療技術の進歩に伴いがんの生存率はいずれのがん種においても上昇傾向にあり，人口の高齢化とともにがん患者数は増加の一途を辿っている．同時に，がん患者の生命予後の向上に伴い，そのQOLをいかに維持・向上させていくかが新たな課題となってきた．がん治療において，患者の身体障害の軽減を目的としたより侵襲性の低い治療の開発も進んでいるが，それでもなお生じてしまうさまざまな機能障害に対して，その多くの原因である運動器の障害，すなわち筋力低下や歩行能の低下などの改善（あるいは能力の維持）が必要となってくる．がんが"不治の病"から"がんと共存"する時代になりつつあり，がんに対する治療のみならず，がん患者の療養生活の質の維持・向上にも重きが置かれるようになってきた．特に，がん患者がその治療を受けている間に，体力や筋力など運動器の衰えにより機能障害を生じる可能性が高いことから，がん患者に対する機能障害予防・機能改善を目的として「がんのリハビリテーション」（以下，がんリハ）が導入されるようになってきた（図7-1）．さらに本邦では，2010年度診療報酬改定において「がん患者リハビリテーション料」が保険適用となり，がんリハ料の新設によって"がん"というくくりで複数の合併症や機能障害にリハビリテーション（以下，リハ）で対応できるようになったことから，多くの施設でがんリハが行われるようになってきている（表7-1）．

```
┌─────────────────────────────────────────────┐
│          なぜがん患者にリハが必要？              │
│                                             │
│ ・がんになると                                  │
│    がんそのものや治療に伴う後遺症，副作用によって，さまざ │
│    まな身体的・心理的な障害を受ける                │
│                    ↓                        │
│ ┌─────────────────────────────────────────┐ │
│ │ がんと診断されたときから，障害の予防や緩和，あるいは運動器 │ │
│ │ の能力回復や維持を目的に，あらゆる状況に応じて対応する  │ │
│ └─────────────────────────────────────────┘ │
│                                             │
│ ・がん療養におけるリハは                           │
│    患者の回復力を高め，残っている運動器などの能力を維持・│
│    向上させ，今までと変わらない生活を取り戻すことを支援する│
│                    ↓                        │
│         ┌─────────────────────┐             │
│         │ 患者の生活の質を向上させる │             │
│         └─────────────────────┘             │
└─────────────────────────────────────────────┘
```

図 7-1　がんリハの必要性

表 7-1　がん患者リハビリテーション料における対象疾患と実施されるリハの内容

対象疾患	施行した／施行予定の治療	実施されるリハ
食道癌，肺癌，縦隔腫瘍，胃癌，肝臓癌，胆嚢癌，大腸癌	閉鎖循環式麻酔による手術	術前からの呼吸方法や喀痰排出のための訓練など
舌癌，口腔癌，咽頭癌，喉頭癌，その他頸部リンパ節郭清が必要な癌	放射線療法あるいは閉鎖循環式麻酔による手術	術前・術後の適宜代用器具等も用いた発声や，嚥下の訓練や肩・肩甲骨等の運動障害に対するリハなど
骨軟部腫瘍，がんの骨転移	患肢温存術，切断術，創外固定・ピン固定などの固定術，化学療法もしくは放射線療法	義肢や装具を用いた訓練や，患肢以外の機能獲得のための訓練など
原発性脳腫瘍または転移性脳腫瘍	手術または放射線療法	構音障害や麻痺などに対する訓練など
血液腫瘍	化学療法または造血幹細胞移植	心肺機能向上や血球減少期間短縮のための身体訓練など
担癌患者全体	骨髄抑制をきたしうる化学療法	心肺機能向上や血球減少期間短縮のための身体訓練など
緩和ケア主体で治療を行っている進行がん，末期がん	症状増悪のための一時的な入院加療	自助具などの使用訓練，摂食・嚥下療法，呼吸法の指導など

b. がん患者リハビリテーション科

　がんリハの対象者は，基本的にはがん患者すべてとなるが，がんの治療によって生じうる障害を有する患者，もしくは有する可能性のある患者であり，がんの原発巣，治療の種類については制限されない．がんリハ料は，その対象となるがん患者に対して個別にリハを行った場合，20分以上のリハを行った場合を1単位として，1日につき6単位に限り算定できることになっている．しかし，残念なことに現時点では制度上入院患者のみが対象となっており，外来でのリハは認められていない．また，

表 7-2 がん患者リハビリテーション料の対象患者

がん患者リハビリテーション料（1 単位　205 点）
がんの治療のために入院しているものに対して，個別療法であるリハビリテーションを行った場合に，患者 1 人につき 1 日 6 単位まで算定可能．

1. 食道がん，肺がん，縦隔腫瘍，胃がん，肝臓がん，胆嚢がん，大腸がん又は膵臓がんと診断された患者であって，これらのがんの治療のために入院している間に閉鎖循環式全身麻酔による手術が行われる予定のもの又は行われたもの
2. 舌がん，口腔がん，咽頭がん，喉頭がんその他頸部リンパ節郭清を必要とするがんと診断された患者であって，これらのがんの治療のために入院している間に放射線治療若しくは閉鎖循環式全身麻酔による手術が行われる予定のもの又は行われたもの
3. 乳がんと診断された患者であって，乳がんの治療のために入院している間にリンパ節郭清を伴う乳腺悪性腫瘍手術が行われる予定のもの又は行われたもの．術後に肩関節の運動障害等を起こす可能性があるもの
4. 骨軟部腫瘍又はがんの骨転移と診断された患者であって，これらのがんの治療のために入院している間にこれらの部位に対する手術，化学療法若しくは放射線治療が行われる予定のもの又は行われたもの
5. 原発性脳腫瘍又は転移性脳腫瘍と診断された患者であって，これらのがんの治療のために入院している間に手術若しくは放射線治療が行われる予定のもの又は行われたもの
6. 血液腫瘍と診断された患者であって，血液腫瘍の治療のために入院している間に化学療法若しくは造血幹細胞移植が行われる予定のもの又は行われたもの
7. がんと診断された患者であって，がんの治療のために入院している間に化学療法（骨髄抑制が見込まれるものに限る．）が行われる予定のもの又は行われたもの
8. 緩和ケアを目的とした治療を行っている進行がん又は末期がんの患者であって，症状の増悪により入院している間に在宅復帰を目的としたリハビリテーションが必要なもの

〔厚生労働省：平成 26 年度診療報酬改定について，より一部抜粋〕

すべての病院で行えるわけではなく，十分な経験を有する専任の常勤医師が 1 名以上勤務していることや，がん患者のリハについての適切な研修を修了していることなど施設基準に制限があり，がんリハ料を算定できる医療機関がまだ少ないのも現状である．しかし，これはがんリハ料を算定できないというだけで，算定できないからといってがんリハができないという意味ではなく，運動器の機能低下を対象とすることでリハを行うことは可能である．がんリハ料が算定できるようになり，具体的な対象もはっきりしたことから（表 7-2），これまでリハが必要だとみなされなかった化学療法や造血幹細胞移植などを行っている患者に対してもリハが必要であるという認識を医療者がもてるようになった．

c. 予防，回復，維持，緩和

がんリハは，がん患者が手術，放射線療法，化学療法などの治療を受けることによって合併症や機能障害を生じることが予想されるため，治療前あるいは治療後早期からリハを行うことで機能低下を最小限に抑え，早期回復を図る取り組みを評価するという主旨に基づいており，1981 年に Dietz が提唱した「予防，回復，維持，緩和」という分類がそのもとである（図 7-2）[1]．すなわち，予防的リハは，がんと診断されたあと，早期に開始し，手術，放射線・化学療法の前もしくはあとに施行することで機能障害の発生予防を目的とし，回復的リハは，残存する機能や能力をもった患者に対して，最大限の機能回復を目指した包括的訓練を行う．維持的リハは，機能障害，

がんのリハビリテーションの病期別の目的

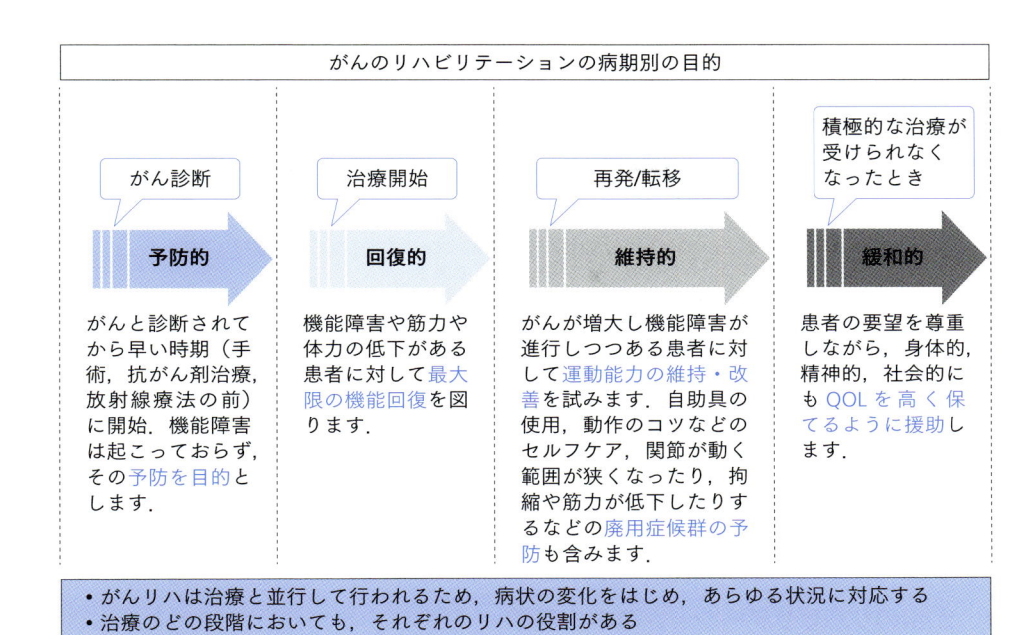

予防的	回復的	維持的	緩和的
がん診断	治療開始	再発/転移	積極的な治療が受けられなくなったとき
がんと診断されてから早い時期（手術，抗がん剤治療，放射線療法の前）に開始．機能障害は起こっておらず，その予防を目的とします．	機能障害や筋力や体力の低下がある患者に対して最大限の機能回復を図ります．	がんが増大し機能障害が進行しつつある患者に対して運動能力の維持・改善を試みます．自助具の使用，動作のコツなどのセルフケア，関節が動く範囲が狭くなったり，拘縮や筋力が低下したりするなどの廃用症候群の予防も含みます．	患者の要望を尊重しながら，身体的，精神的，社会的にもQOLを高く保てるように援助します．

- がんリハは治療と並行して行われるため，病状の変化をはじめ，あらゆる状況に対応する
- 治療のどの段階においても，それぞれのリハの役割がある

エンドレスなリハとなることも多く，病期に合わせた現実的なゴール設定が必要

図 7-2　Dietzの提唱に基づいたがんリハの病期分類
〔Dietz JH：Rehabilitation Oncology. John Wiley & Sons, New York, 1981 より一部改変〕

能力低下が進行しつつある患者に対して，セルフケアの能力や移動能力を上げ，拘縮，筋萎縮，筋力低下，褥創のような廃用を予防していく．また，緩和的リハは，末期がん患者の要望を尊重しながら身体的，精神的，社会的にQOLの高い生活が送れるようにし，物理療法やポジショニング，呼吸介助，リラクセーション，補装具の使用により，疼痛，呼吸困難，浮腫などの症状緩和や拘縮，褥創の予防を目指していく．特にがん患者の状態は，治療経過で変化していることからリハのゴールの設定が難しいときが多いが，予測される患者の生命予後から，その患者が予防的リハ，回復期リハ，維持期リハ，緩和的リハのいずれに該当するかを考慮し，許容される負荷に応じた訓練と現実的なゴール設定を決めていく必要がある．

d. がんのリハビリテーションに関するガイドライン

広くがんリハが行われるようになってきたものの，がんリハに関するガイドラインは少なく，American Cancer Society（ACS）から発表された「がん患者の栄養と身体活動に関するガイドライン」[2]とAmerican College of Sports Medicine（ACSM）から発表された「がん患者の運動療法に関するガイドライン」[3]があるが，特に後者はスポーツ医学会によるガイドラインということもあり，持久力トレーニングや筋力トレーニングなど，運動療法に限定されたものであった（表7-3）．がん患者へのリハ効果に関する包括的なガイドラインがないこともあり，がんリハの質の向上と均一化を目指し

表 7-3　がんリハについての海外でのガイドライン

- がん治療中・後の運動を実施する際には特別のリスク管理を要するが，運動の実施は安全である．
- 運動トレーニングは，乳癌・前立腺癌・血液癌患者に対して，体力・筋力・生活の質（QOL），倦怠感の改善に有効である．
- レジスタンストレーニングは乳癌患者に対して，リンパ浮腫の合併の有無にかかわらず，安全に実施できる．
- ほかのがん患者への運動の効果は十分に明らかでなく，がんの種類・病期，運動の量や内容についてさらに研究が必要である．

〔Schmitz KH, et al：American College of Sports Medicine roundtable on exercise guidelines for cancer survivors. Med Sci Sports Exerc 42：1409-1426, 2010 より一部抜粋〕

て 2013 年に日本リハビリテーション医学会から「がんのリハビリテーションガイドライン」が出版され，がんリハに関する臨床上の問題に対し多くのエビデンスが示された．原発巣・治療目的・病期別などに分けられており，推奨グレード A あるいは B として，行うよう勧められるとされた臨床研究が 68 も挙げられた[4,5]．

e．がんのリハビリテーションの中止基準

がんリハの対象者はすべてのがん患者であるが，全身状態の管理によりどうしてもリハを中止せざるを得ないことも多い．特にがん患者は治療の過程で，化学・放射線療法に伴う骨髄抑制による易感染性など，リハを行ううえでさまざまなリスクを抱えていることが多く，リハプログラムの作成や実際にリハを行う際には，それらのリスクを踏まえて個々の症例に応じてきめ細かい対応を行う必要がある（表 7-4）．がん患者に対し安全にリハを行えるかどうかの目安として，表 7-5[5] にがん患者におけるリハの中止基準ならびに途中での中止基準を挙げた[7]．

2　がん治療中の運動療法の必要性

がん治療中のどの時期においても，がん患者には運動器の機能障害が起こりやすく，また患者の状態が刻々と変化していることから，Dietz の病期分類での予防的リハから緩和的リハに至るまで，運動器の機能障害を予防・改善していくために患者の状況に応じた運動療法を行うことが求められる．周術期のリハ（頭頸部，開胸，開腹）については，早期介入による予防的リハが重要となるが，部位ごとに予測される合併症も異なる．脳腫瘍のリハでは，重度の運動麻痺や失調，さらには高次脳機能障害を生じていることも多く，血液癌では，化学療法や造血幹細胞移植により強い副作用が出現していたり，またクリーン・ルームに隔離されている状態でリハを行わなければならないことが多い．また，多くのがん患者は化学療法や放射線療法を受けており，治療に伴い生じる運動機能障害や廃用障害をいかに防ぐかという観点から，患者の状態に合わせて運動療法を進めていかなくてはならない．

表 7-4　がんリハを行う際のリスク

- 化学・放射線療法に伴う骨髄抑制による易感染性
- 出血傾向
- 貧血
- 四肢骨や脊椎への骨転移による病的骨折
- 電解質異常
- 高アンモニア血症
- 脳腫瘍の増大による意識障害
- 術後の深部静脈血栓症
- 凝固異常から生じた腫瘍塞栓による脳梗塞や肺梗塞
- 廃用や抗がん剤の有害反応による起立性低血圧
- がんの進行による呼吸機能障害
- 術後や薬物投与によるせん妄や幻覚などの精神症状
- がん治療に伴う疲労感
- 倦怠感や運動耐容能低下
- がん悪液質による栄養障害

表 7-5　がん患者のリハビリテーション中止基準

1. 血液所見：ヘモグロビン 7.5 g/dL 以下，血小板 50,000/μL 以下，白血球 3,000/μL 以下
2. 骨皮質の 50% 以上の浸潤，骨中心部に向かう骨びらん，大腿骨の 3 cm 以上の病変などを有する長管骨の転移所見
3. 有腔内臓，血管，脊髄の圧迫
4. 疼痛，呼吸困難，運動制限を伴う胸膜，心嚢，後腹膜への滲出液貯留
5. 中枢神経系の機能低下，意識障害，頭蓋内圧亢進
6. 低・高 K 血症，低 Na 血症，低・高 Ca 血症
7. 起立性低血圧，160/100 mmHg 以上の高血圧
8. 安静時脈拍 110/分以上の頻脈，心室性不整脈
9. リハ実施前にすでに動悸，息切れ，胸痛のある場合，坐位でめまい，冷や汗，嘔気などがある場合
10. 安静時体温 38 度以上や SpO₂ が 90% 以下

〔Gerber LH, Vargo M：Rehabilitation for patients with cancer diagnosis. DeLisa JA, Gans BM（eds）：Rehabilitation Medicine：Principles and Practice, 3rd ed, p1296, Lippincott-Raven, Philadelphia, 1998 より一部改変〕

a. がんの周術期リハビリテーション

手術療法は重要ながんの治療法の1つであるが，手術侵襲により運動機能低下や合併症を起こすことが多い．近年では低侵襲の内視鏡を用いた手術が広がっているが，周術期リハではこれらの機能低下予防や，早期の機能回復を目的に行われる（図7-3）．

1）開胸・開腹術後

開胸・開腹術後は呼吸機能低下や肺炎などの呼吸器合併症を起こしやすいことから，早期に呼吸器リハを開始することが望ましい．特に呼吸法や排痰法などを練習する呼吸器リハは，手術直後は術創の痛みによりうまく学習することができないため，痛みのない術前から開始することにより，周術期での呼吸法の習得が期待できる．

2）消化器癌

消化器癌の患者に共通する問題は，術前からの消化器機能低下や食思不振などによ

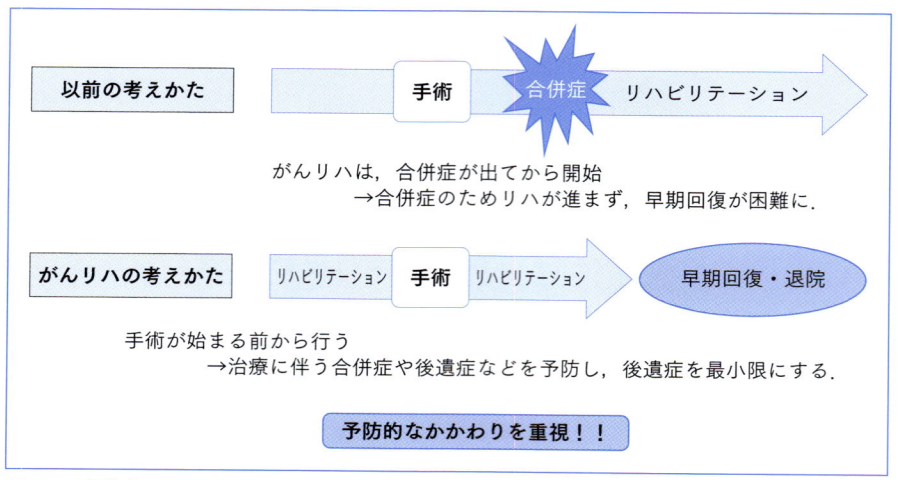

図7-3　周術期におけるがんリハの考えかた

り栄養状態が悪化しており，術前から低体重や筋力低下，さらにはサルコペニアが起きていることが多いという点である．術前に栄養状態の評価，術後は積極的な栄養補助を行い，サルコペニアを改善するための集約的な運動療法を行うことが望ましいが，術前からサルコペニアの状態が続いている場合は，歩行練習に移行する際に転倒防止などにも十分注意を払う必要がある．

3）乳癌

乳癌の手術では，術後に術側の肩関節の運動機能低下や可動域制限，上肢のしびれをきたすことがある．また腋窩リンパ節郭清術を行った場合，術後に患肢のリンパ浮腫を起こすリスクがあることから，上肢機能低下を予防することが重要となる．

なお，術後の患者に共通する問題として，術直後には点滴や各種ドレーン，モニターコードなどが多数装着されていることが多く（スパゲッティ症候群とよぶこともある），動作に伴いこれらが抜去されることがないように，挿入や固定がしっかりされているかを確認することも必要となる．

b. 化学療法・放射線療法中のリハビリテーション

化学療法・放射線療法中には，腎機能障害，心機能障害，間質性肺炎などの合併や嘔気・嘔吐，骨髄抑制，末梢神経障害，筋肉痛，関節痛など多岐にわたる副作用が起き，強力な化学療法を長期間行った際には体力低下が著しく，身体活動に制限が生じやすい（表7-6，7）．化学療法や放射線療法中のリハの目的は，体力低下や筋力低下による運動器障害の予防・改善が主なものとなる．どちらの治療も副作用に加えて，患部の疼痛，睡眠障害，精神的要因なども重なり全身倦怠感や体力低下をきたし，その結果 performance status（PS）が低下し，治療を途中で中止しなければならなくなることもある．そのため，リハを行うことで筋力低下などの運動器障害や廃用を予防して

表 7-6 化学療法中の副作用

骨髄抑制	悪心・嘔吐
発熱	下痢
腹痛	アレルギー症状
血管炎	便秘
口内炎	脱毛
関節痛	筋肉痛
爪の変形	発疹
神経障害	中枢神経障害
白内障	出血性膀胱炎
間質性肺炎	肝・腎障害　など

表 7-7 放射線療法の副作用

急性期（照射部位により）
頭痛，脱毛，吐き気，嘔吐，腹痛，下痢
放射線肺臓炎，放射線食道炎，皮膚炎，膀胱炎など

晩期（照射部位により）
脳神経麻痺，脳障害，白内障，網膜症，
脊髄症による四肢麻痺やしびれ，肺線維症，食道狭窄，
皮膚潰瘍，下血，血尿など

PS を維持していくことが重要となる．ガイドラインにおいても，化学療法・放射線療法中の乳癌，前立腺癌，血液腫瘍患者における運動療法は安全に実施でき，エルゴメーターやトレッドミルを用いた有酸素運動，ストレッチ，筋力トレーニング，またそれらを組み合わせた運動療法を実施することで，有害事象の軽減，倦怠感の改善，免疫機能の改善，運動耐容能や筋力などの身体機能の改善が見られるため，行うよう強く勧める（推奨グレード A）とされている[4]．この際，ストレッチや筋力トレーニングと有酸素運動をうまく組み合わせ，無理のない範囲での低～中の運動強度で行うのが望ましい．

　脳腫瘍の患者は，脳神経麻痺や片麻痺などの運動障害のみならず，前頭葉障害などの高次脳機能障害*を起こしていることも多く，治療前や術前のみならず，治療過程での運動機能と高次脳機能の障害の変化を把握しておくことが重要である．

　白血病や悪性リンパ腫，多発性骨髄腫などの造血器腫瘍は全身性であるが，化学療法や放射線療法への感受性が高く，加えて分子標的薬，造血幹細胞移植が主な治療法となる．これらの治療法は治療期間が長期に及ぶことも多く，身体活動が制限されるため，運動器などの機能低下や廃用症候群の予防にリハが重要となる．

　造血器腫瘍患者が造血幹細胞移植を受ける際には，移植前処置療法に伴う安静臥床や，化学療法による副作用で身体活動が著しく制限されるうえに，クリーン・ルームでの長期間の隔離，安静，狭い部屋での身体活動の制限などにより，さらなる全身筋力や体力の低下に伴うサルコペニア，あるいは柔軟性の低下，心肺機能の低下，抑う

---

* 高次脳機能障害とは
失語，失認，失行，注意障害，記憶障害，遂行機能障害，社会的行動障害などを主症状とする認知障害．

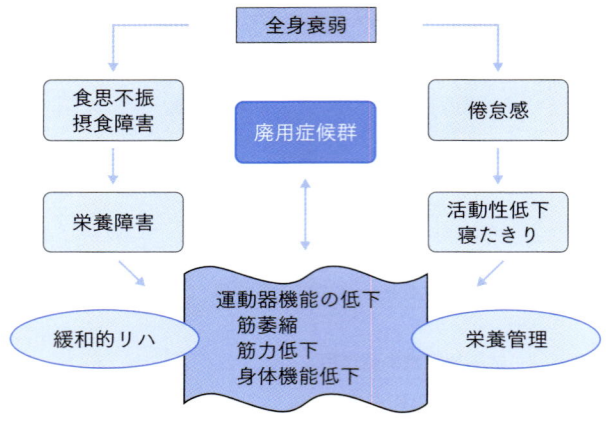

図7-4 積極的な治療を受けられなくなった時期の全身衰弱と筋肉の萎縮・筋力低下の関係

つ・認知機能の低下などの廃用症候群が生じる危険性が非常に高い．長期間の廃用状態の継続により，退院後の日常生活への復帰が遅れ，ひいては社会復帰にも悪影響を及ぼし，QOL を著しく低下させてしまう．運動器の機能低下を予防し，社会復帰を早期に達成するためにも，血液癌患者では治療開始前のできるだけ早期にリハを行うことは非常に重要である．クリーン・ルームは一般病棟より狭いことも多く身体活動が制限されることから，クリーン・ルームでも実施可能な運動療法を選択し，強化が必要となる点を早い段階で抽出し，効率よくトレーニングを行う．近年では，クリーン・ルーム内にエルゴメーターやトレッドミルを設置している施設も増え，患者の状態に応じて有酸素運動の強度と時間を設定できるようになってきた．また，入室期間も長期に及ぶことから，精神面でのサポートやリハ実施時間以外での自主トレーニングの指導も重要となる．

3 末期がんにおけるリハビリテーションの意義

　末期がんは，がんの原発巣の拡大が著しく，遠隔転移もあり，患者の全身状態が低下し，生命予後が不良であることが予想される病期である．このような時期には，疼痛，倦怠感，体重減少，食思不振，嘔気，呼吸困難，不眠などが多く現れ，すべてが運動器の機能低下につながり，その結果として活動性が著しく低下し，患者の QOL も低下してしまう（図 7-4）．

　末期がん患者においても，リハにより運動機能低下の予防，運動機能維持・改善を行うことで，患者の機能障害を可能な限り改善し，生活機能をできるだけ高く維持し社会参加を保つことが可能となることから，末期がん患者の QOL の維持にもリハは非常に役立つと考えられている（表 7-8）[7]．ガイドラインでも，進行がん・末期がん患者の運動機能低下に対し，筋肉を大きく使う筋肉トレーニングや，短いインターバ

表7-8 緩和的リハの目的と処方

ADL・基本動作・歩行の安全性の確立，能力向上	・残存能力＋福祉機器（車椅子，杖，手すり，自助具）の活用 ・動作のコツの習得
廃用症候群の予防・改善	・廃用による四肢筋力低下および関節拘縮の維持・改善
浮腫の改善	・圧迫，リンパドレナージ，生活指導
在宅準備	・自宅の環境評価とアドバイス，ホームプログラムの習得
疼痛緩和	・物理療法（温熱，冷却，レーザー，TENSなど）の活用 ・ポジショニング，リラクセーション ・補装具，杖
浮腫による症状の緩和	・局所のリンパドレナージ主体
呼吸苦の緩和	・呼吸法，呼吸介助，リラクセーション
心理支持	・アクティビティー，日常会話や訪室

〔辻 哲也（編著）：実践！がんのリハビリテーション．p.159, メヂカルフレンド社，2007 より一部改変〕

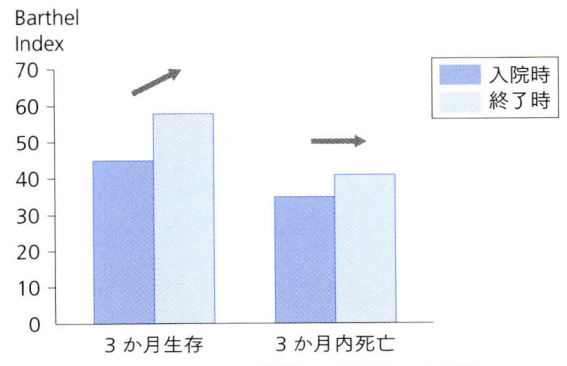

図7-5 Barthel Index で検討したがんリハの効果
〔当院におけるデータより〕

ルを交互に取り入れ，心拍数を適度に保ったまま継続して行う有酸素運動（サーキットトレーニング）を中心とした運動療法や抵抗運動を行うと，身体機能や倦怠感が改善され，筋力増強効果があり，呼吸法指導による呼吸困難感や身体活動性も改善されることから，運動療法を行うよう勧められている（推奨グレードB）[4]．一方，リハを開始してから3か月後も生存していた群と3か月以内に死亡した群を，ADLの指標であるBarthel Indexを用いて比較したところ，3か月以内死亡群では，リハによるADL評価での効果は少なく，末期がん患者へのリハにより運動機能やADLの向上は必ずしも見込めないことがわかっている（図7-5）．これは末期がん患者のADLは，リハ開始時ですでにある程度低下していることも多く，ただ単にADLの向上を目指したリハでは末期がん患者にとって苦痛でしかないことから，緩和的なリハ，すなわち終末期のがん患者のニーズを尊重しながら，身体的，精神的，社会的に高いQOLを維持できることを目的とするリハに移行することも重要である．具体的には，リラク

A　がんのリハビリテーション　223

セーション，ポジショニングによる褥瘡予防，呼吸介助，自助具・補装具などを用いた基本動作，移乗動作などの動作訓練を行い，疼痛，呼吸困難，浮腫などの症状緩和を図ることで，機能回復目的であれば週3回以上，機能維持のためには週1～2回，緩和目的では週1回程度行うのが適切と考えられる．

引用文献

1) Dietz JH：Rehabilitation Oncology. John Wiley & Sons, New York, 1981
2) Doyle C, et al：Nutrition and physical activity during and after cancer treatment：an American Cancer Society guide for informed choices. CA Cancer J Clin 56：323-353, 2006
3) Schmitz KH, et al：American College of Sports Medicine roundtable on exercise guidelines for cancer survivors. Med Sci Sports Exerc 42：1409-1426, 2010
4) 日本リハビリテーション医学会 がんのリハビリテーション策定委員会（編）：がんのリハビリテーションガイドライン．金原出版，2013
5) 水落和也：在宅進行がん・末期がん：倦怠感・疼痛に対する運動療法・物理療法などの効果．日本がんリハビリテーション研究会（編）：がんのリハビリテーションベストプラクティス，pp218-224，金原出版，2015
6) Gerber LH, Vargo M：Rehabilitation for patients with cancer diagnosis. DeLisa JA, Gans BM（eds）：Rehabilitation Medicine：Principles and Practice, 3rd ed, p1296, Lippincott-Raven, Philadelphia, 1998
7) 辻　哲也（編著）：実践！がんのリハビリテーション．p.159，メヂカルフレンド社，2007
8) 栢森良二：学生のためのリハビリテーション医学概論．第2版，医歯薬出版，2015

（緒方　直史）

B 骨転移患者のリハビリテーション

>**ここがポイント**
>- がん患者が四肢，体幹の痛みを訴えた場合には常に骨転移を念頭におく必要がある．
>- 骨転移の患者で，予後が短いと予測される場合は，多少のリスクがあっても許容できる最大限の ADL 拡大を目指す．リスクを承知で安静度の拡大を行う場合には，あらかじめ患者への説明を行う必要がある．
>- 骨転移のリハビリテーションでは，骨転移により発生するリスクとその管理について十分な情報収集を行い，かつ疼痛を把握・分析したうえで，痛みを起こさず，骨折を生じさせず，そして機能障害を起こさない動作方法・介助方法を指導することが大切である．
>- 筋トレや歩行練習だけがリハビリテーションではない．全身状態が悪い患者や疼痛がある患者が，楽に動ける動作の習得を目指すこともリハビリテーションの大事な役割の1つである．

1 はじめに

　大きな運動障害のない末期がん患者では，亡くなる直前まで日常生活動作（以下，ADL）が保たれていることも少なくないが，骨転移による疼痛，病的骨折，麻痺があると，ADL の急激な低下を引き起こし，QOL が著しく低下する．急激な ADL・QOL の低下は合併症の原因となり，さらなる身体機能の低下を招く悪循環を生じ，生命予後の短縮につながる．

　合併症による身体機能の低下や ADL の低下を予防し QOL を維持するためには，骨転移の早期診断・早期治療とともに，疼痛コントロールとリスク管理が重要である．そしてリスク管理に基づいたリハビリテーション（以下，リハ）が重要な意味をもつ．

2 リハビリテーションの適応

　がん患者が，最期まで歩いてトイレに行き，自分のことを自分でできる尊厳をもった人間らしい生活を送るためには，整形外科やリハ科が早期から運動器管理を積極的に行うことがきわめて重要である．「骨転移診療ガイドライン」[1]では，骨転移患者に対するリハのエビデンスは弱くC評価であり，推奨度も弱い．これは，がん種や患者背景，進行度が異なる骨転移患者においては，ランダム化比較試験（RCT）など

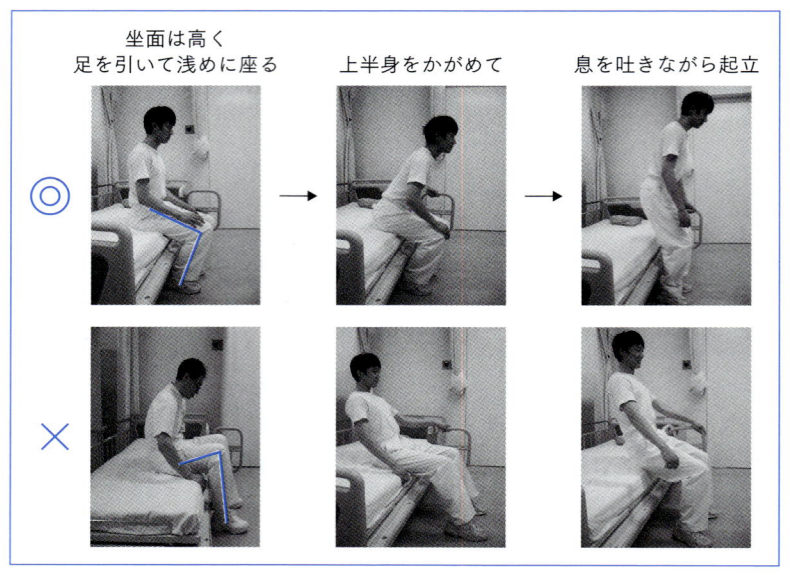

図7-6 楽に立ち上がる方法
〔篠田裕介:転移性脊椎腫瘍のリハビリテーション.関節外科 35:424-433, 2016 より〕

の研究デザインが難しいためにエビデンスが弱くなりやすいからと考えられる．
　しかし，経験的には，がん患者では骨転移の有無にかかわらず原則としてすべての患者にリハの適応があると考えてよい．

3　骨転移のリハビリテーションの目的

　骨転移のリハでは，骨折や麻痺を生じることなく安全に動くための動作指導を行い，運動機能を維持・改善するために必要な訓練を行う．骨折や麻痺を生じた場合でも，疼痛なく動く方法や，骨折や麻痺を悪化させることなく動く方法を指導し，患者ができるだけ自立した生活を送ることを助ける．例えばベッドの高さを上げておくことで立ち上がるときの膝の角度が浅くなり，立ち上がり動作が楽になる．体力が低下すると，このわずかな違いが，立ち上がって歩けるか否かの違いにつながる（図7-6)[2]．
　筋トレや歩行練習だけがリハではない．全身状態が悪い患者や疼痛がある患者が，楽に動ける動作の習得を目指すことも大事なリハの役割の1つである．

4　骨転移患者に対する安静度の考えかた

　実臨床においては，骨転移があるとそれだけの理由で安静にするように指導を受けている患者がいる．当然，骨折や麻痺を生じないように安静度を考える必要があるが，過度に安静にするのではなく，許容できる最大限の範囲でADLを拡大することを考えなければならない．特に予後が短い患者にとっては，残された人生をベッド上

表 7-9　骨転移リハビリテーションを行うために必要な情報

- 骨折や麻痺のリスク
  増大速度，予想される治療効果も考慮
- 疼痛の原因評価
  廃用や変形性関節症などとの鑑別
- 全身スクリーニング
  下肢荷重，杖使用時の上肢荷重が可能か検討
- 生命予後
  予後に応じた目標設定が必要
- 背景因子
  職業，家族構成，家屋状況などを考えゴール設定を行う

で過ごすことは精神的に苦痛であり，廃用から生じる多くの合併症リスクもあることに留意が必要である．骨転移がある患者でも，骨折や麻痺の危険性が少なければ，普通に運動を許可することも多い．化学療法や放射線治療中または治療後の患者に運動療法を行うことで，①運動耐容能や筋力などの身体機能の改善（推奨グレードA），②QOLの改善（推奨グレードA），③倦怠感の改善（推奨グレードA），④精神機能，心理面の改善（推奨グレードA），⑤有害事象の軽減，免疫機能の改善（推奨グレードA），がみられるため，「がんのリハビリテーションガイドライン」では，運動療法を積極的に行うことが推奨されている[3]．さらに，運動することで免疫能が改善し，腫瘍の進展を抑制できるという考えかたもある．

ただし，予後が長い患者で，手術や放射線療法，化学療法などにより局所治療の奏効が見込まれる場合には，一時的に補装具などを用いて安静を保ち，局所の状態が改善してから，積極的なリハを行うことがある．未治療の前立腺癌・乳癌・血液がんの場合，麻痺が生じていてもホルモン療法や化学療法・放射線療法で改善することが多く，外科手術を回避できることが多いので，治療方針に対応したリハの内容を検討する．

5　リハビリテーションを行う際に必要な情報（表 7-9）

骨転移患者のリハを展開するにあたって，リスク管理と目標設定，それらに見合ったリハプログラムは，互いに深く関連しあう関係にある．介入開始時に必要な情報のすべてを得ることは現実的には困難で，介入を続けていくなかで得られる情報を整理し，多職種の診療チーム内で共有していくことが重要である．また，がん患者の病状や全身状態は短期間で大きく変化する場合があるので，常に情報を最新のものに更新し共有する必要がある．当然その際には目標設定，リスク管理，リハプログラムも素早く柔軟に変更していくことが求められる．

a.　原発がんの病勢・治療状況，全身状態，生命予後

現在行っている治療は根治的治療なのか緩和的治療なのかといった目的を知ることは，リハの目標設定において非常に重要な情報である．生命予後は年単位なのか半年なのか，3か月なのか，1か月なのかで，リハの目標が変わってくるので，腫瘍学的

な知識がなくても，主治医に原発がんの病勢・治療状況，生命予後の目安について確認し，共通の認識とする必要がある．また，生命予後を予測する際には，新片桐スコア（p.74）や徳橋スコア（p.75）などを参考にすることもできる．

　余命半年と宣告を受けたがん患者の7割は自宅での療養を希望している．まずは自宅で生活することを目標としてゴールを設定するが，治療が継続されている場合は，外来に通院する手段も含めてリハの内容を考える．化学療法などの積極的な治療が終了した段階では，いかに自宅で自立した生活を送るかを考える．

b．骨転移の状況と骨強度の予測

　骨転移の部位・性状・大きさや治療状況は，安静度，荷重制限，体動制限，介助方法など力学的因子のかかわるすべてに影響するので，きわめて重要な情報である．セラピストは骨転移の部位，浸潤の程度を理解しておく必要がある．特に脆弱な部位に関しては，骨転移（骨強度）の評価として読影したMRIやCT，X線像のキーフィルムが瞬時に思い起こせ，これから行おうとする動作において，骨格の動的イメージが頭の中でシミュレーションできるようにしておきたい．例えば，ギャッチアップや坐位によって円背が強制されることで椎体にかかる圧縮ストレス，寝返り動作で生じる脊柱の回旋ストレス，歩行時の方向転換などで生じる大腿骨頚部・転子部の回旋ストレスなど，病的骨折のリスクを回避した動作を指導していくためには必須の知識である．また，画像評価を行う際には，前回画像との比較により増大傾向の有無を把握しておくことが各病変の骨折や麻痺のリスクを評価するうえで重要である．特に増大傾向が強い病変では，骨折や麻痺を生じるリスクが高いため，注意が必要である．

　全身スクリーニングは，CT・骨シンチグラフィ・FDG-PETなどを用いて行う．局所のみならず，全身の他の部位にも免荷が必要な骨転移がないかを確認する．下肢に骨転移があると荷重制限が必要となることがあり，上肢に骨転移があると杖を使うことができない可能性がある．

　骨転移に対する治療効果の予測も重要で，化学療法や放射線照射によって得られる骨硬化や骨強度の増加に合わせて，許可できる荷重量・活動・動作を増やしていける可能性がある．逆に治療が無効な場合には，運動制限を厳しくしなければならない．その場合，病的骨折のリスクが増加することを予想して，装具や歩行補助具の選定・準備をしなければならない．

　骨折リスクの評価は，主に単純X線像とCTの骨条件を用いて行う．前述の通り，四肢の転移ではMirels' scoreを，脊椎の不安定性の評価のためにはSINSなどを参考にする（第5章F-1およびG-3c参照，p.148および161）．股関節臼蓋に転移がある場合にはCTの再構成を行い，sagittal像やcoronal像を確認して安静度を決定する．筆者の所属する病院では仙腸関節の病変に関しては疼痛に応じた荷重を許可しているが，臼蓋に関しては，皮質骨の連続性をみて安静度を決める．免荷の程度は画像所見を優先するが，荷重時の疼痛がある場合には，少なくとも疼痛が出ないように免荷を行う．

c. 疼痛の評価

　骨転移患者の動作指導では，疼痛の評価も非常に重要である．がん患者にみられる疼痛は身体的要因，精神的要因（不安，抑うつなど），社会的要因（経済的不安，就労に関する不安，介護者や家族についての問題など），霊的・スピリチュアルな要因（生きていることの意味を感じられないこと，死に対する不安など）によって増悪すると言われている[4]．

　身体的要因のなかでも，腫瘍の浸潤や転移などによるがんそのものによって出現する痛み，筋の攣縮やリンパ浮腫などがんに関連した痛み，術後痛などがん治療による痛み，変形性脊椎症などがん以外の疾患による痛みに大別されるが，多くの患者はこれらの疼痛や治療の影響により長期間の臥床を強いられ，いわゆる廃用症候群を生じていることが多く，長期間の不動は動作開始時に疼痛を生じさせることもある．また，がん性疼痛の防御姿勢や疼痛が生じるかもしれないという恐怖から筋緊張や筋攣縮などに起因した疼痛が生じていることもある．高齢者の場合は，廃用による疼痛を生じやすいため，安易に安静にせずに，適応を検討しつつ積極的にリハを実施するべきである．

　疼痛の評価においては，発症様式，増悪させる要因，疼痛の部位，疼痛の程度や性質，疼痛の持続時間・経過などが重要な情報となる．リラクセーションやポジショニングを行いながら，これらの疼痛が骨転移によるものかといった鑑別や病的骨折の発生リスクが高い状態にあるのかといった判断がある程度可能となる．疼痛の原因を明らかにしないで不用意に安静にしたり，放射線療法を行ったり，麻薬の投与を行ったりすることは厳に慎まなくてはいけない．

d. 患者・家族の希望と心理状態

　リハの目標設定において患者・家族の希望は欠かせない情報である．

　患者本人への告知内容がどの程度正確に，どの段階まで行われているのか，またその理解度はどうかなどを確認する．カルテに告知内容が記載されていても，患者本人がどうとらえ，どう理解しているかは個々に異なっている．病名，治療内容は正確に告知されていても，生命予後については告知されていない場合もある（すべて正確な告知がなされているほうが介入はしやすいことが多いが，「告知を希望しない」という権利も患者は有している）．

　患者の希望を聞く際には，より具体的な目的を引き出せるよう聞き取る．例えば，骨転移や麻痺などで荷重歩行させられない状況でも「歩きたい」という希望を訴えてくる場合もある．歩行そのものは行うことはできないとしても，「歩いて何をしたいのか」を聞き取ることによって，"何を"を目標としたリハビリを行うことができる．

6　同意書の取得

　リハを行う際には，患者に骨折や麻痺のリスクを説明しなければならないが，骨折や麻痺のリスクを回避して残された人生をベッド上で過ごすのか，リスクはあるが動

いたほうがよいのかを，患者本人にも考えてもらう．また，麻痺や骨折が出現したときには早急な対応が必要なことを伝える．骨折や麻痺が出現するリスクについてはリハ開始時に同意書を取得するべきである．

引用文献

1) 日本臨床腫瘍学会（編）：骨転移診療ガイドライン．pp52-53, 南江堂，2015
2) 篠田裕介：転移性脊椎腫瘍のリハビリテーション．関節外科 35：424-433, 2016
3) 日本リハビリテーション医学会/がんのリハビリテーションガイドライン策定委員会（編）：がんのリハビリテーションガイドライン．pp120-133, 金原出版，2013
4) 森田達也：緩和医療．日本臨床腫瘍学会（編）：新臨床腫瘍学，改訂第4版，pp657-664, 南江堂，2015

（髙橋　雅人，篠田　裕介）

C 骨転移患者のリハビリテーションの実際

ここがポイント

- 疼痛や骨折のリスクがどのようなときに高まるのか，どこでどのように荷重やねじれ，たわみが生じているのかを分析，シミュレーションする．
- 安全に自宅退院するには，1つひとつの動作の始まりから終わりに至るまで，自宅での生活全般を 24 時間のスケールで考えていかなければならない．
- リハビリテーション場面だけでなく，看護師，ソーシャルワーカー，ケアマネジャー，介護事業所職員など多職種からの情報共有と連携，患者本人・家族の協力が不可欠である．

1 リハビリテーションの実際

a. 動作指導，動作介助のポイント

　がん患者が四肢，体幹（特に背中や腰）の痛みを訴えた場合には骨転移を念頭においておく必要がある．骨転移は転移病変の小さなうちに対処しないと，長管骨では病的骨折が，脊椎では脊髄損傷が生じてしまうこともある．転移病変は軽微な外力でも病的骨折を生じうるため，日常的な動作であっても転移部に急な衝撃や大きなモーメント，捻転力の集中する動作は避けなければならない．

　画像所見で皮質骨の破壊が明らかな場合や荷重により疼痛が再現されるときは，骨折が切迫している状況と考える．このような骨転移を発症したあとでも長期間にわたり活動性の維持をはかるためには，本人と家族に適切な活動制限を短期間で正確に習得させる必要がある．下肢長管骨に病巣があるのであれば，患肢の免荷方法，歩行補助具の選択，車椅子への移乗方法，移乗自助具の使用方法などがそれにあたる．脊椎に転移病変があるのであれば，疼痛を発生させにくい床上の動作，起き上がりかた，立ち上がりかた・座りかた，などがそれにあたる．

b. 動作，介助動作の実際

　動作による骨・関節への荷重・歪み・ねじれにより切迫骨折や疼痛が生じやすいのは脊椎と大腿骨である．日常生活動作（ADL），特に起居動作において脊椎や大腿骨にどのような物理的な外力が加わっているのかを分析する．そしてどのような動作や手順，介助法であれば物理的外力を軽減できるのか検討する．

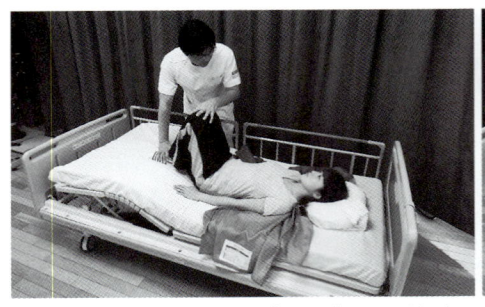

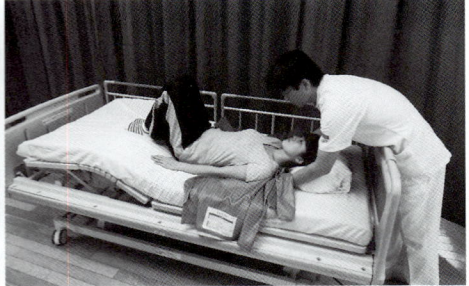

図7-7 頭側移動（スライディングシート利用）
スライディングシートを用いると移動時の圧迫やズレの応力が少ない．

1）脊椎転移症例

　脊椎転移の場合，床上の動作（寝返りや床上での移動）や起き上がり動作時にかかる物理的外力を最小限に軽減する必要がある．

　あらかじめ頭側に移動しておくことで，ギャッチアップ時の脊椎への圧迫力（屈曲，円背への力）が激減するので，ギャッチアップする前には毎回，しっかり頭側へ移動しておくとよい．

　ベッドシーツとの摩擦抵抗を少なくできるスライディングシートを使うこともよい．特に臥位で頭側へ移動する際には効果的である（図7-7）．

　当院で使用している脊椎転移のある患者向け動作の注意点を記したパンフレットの一部を掲載する（図7-8～12）．

2）大腿骨転移症例

　車椅子などへの移乗動作において，下肢に荷重をかけたまま上体の向きを変えると大腿骨骨折を生じやすい．一度しっかり立位をとってしまってから，歩行器などを用い上肢で荷重を分散させつつ，小刻みに向きを変えていく．立ち上がりの際，あらかじめベッド高を高くして，股関節屈曲角を小さくしておくことも簡単にできる工夫の1つである．

　下肢への荷重量を実際に計測しながら行うためのツールとして，靴式下肢荷重計（図7-13）がある．荷重制限下での動作が可能か否か，どういった動作で荷重してしまいやすいかなど，実際の荷重量を動作中にもフィードバックできる．

3）対麻痺症例

　対麻痺を生じてしまっていたり，両大腿骨転移がある症例では，トランスファーボードの利用が有効なことが多い．ただし，トランスファーボードを差し入れる際に差し込む側の坐骨を浮かすことによって骨盤傾斜が生じるので注意が必要である．トランスファーボードの代わりにベッドと車椅子の間の隙間にクッションなどを埋めこみ，小さな立ち上がり動作を繰り返すことで少しずつ向きを変え移乗を完了させる方

①ベッド上端へ移動

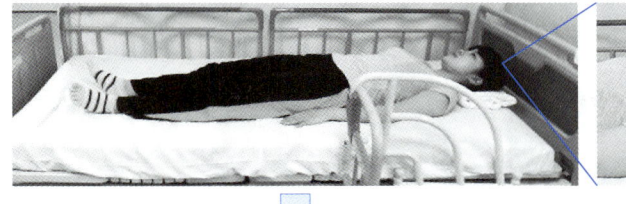

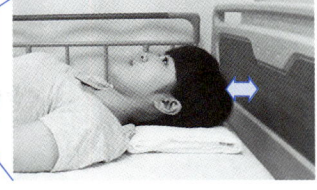

②脚上げ

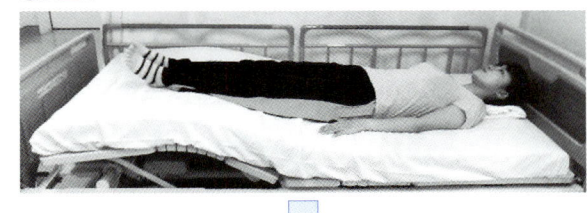

③ギャッチアップ

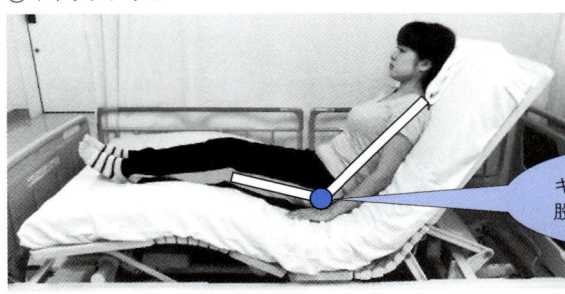

ギャッチアップの軸は股関節に合わせる

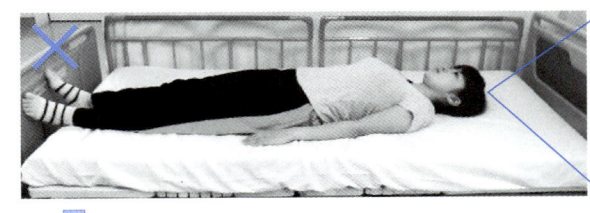

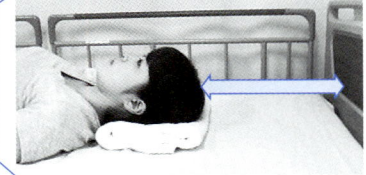

ベッド上端への移動が不十分
⇒ギャッチアップ後に腰が曲がる

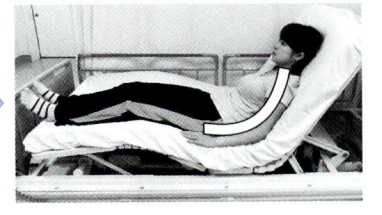

図 7-8　**ギャッチアップの方法**

C　骨転移患者のリハビリテーションの実際

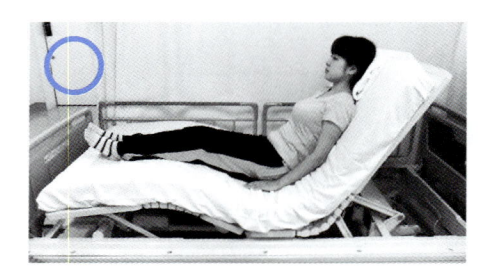

背すじはまっすぐにする

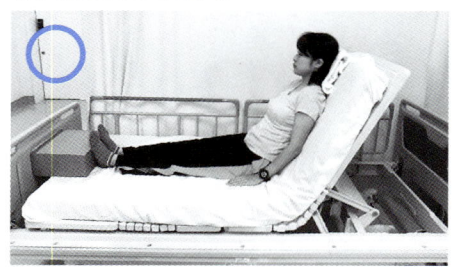

身体がずり落ちないよう
足元に台を置くとなおよい

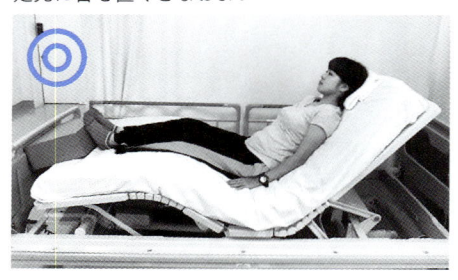

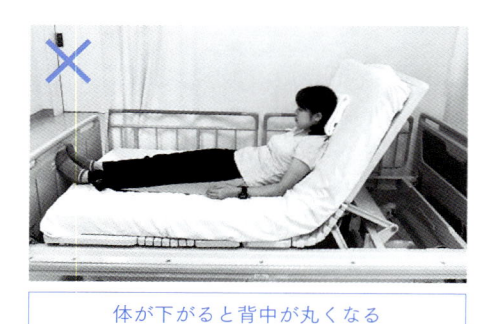

体が下がると背中が丸くなる

図 7-9　ベッド上の姿勢

①両膝を曲げ腕を正面で握る

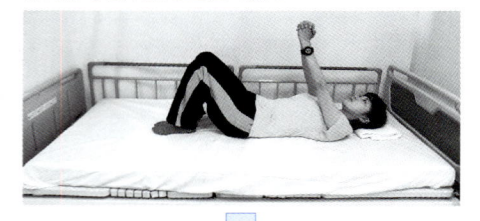

②腕を正面に保持したまま
　肩・腰・下肢を同時に回旋する

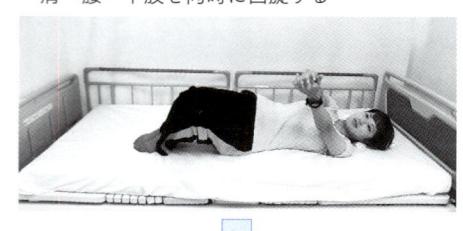

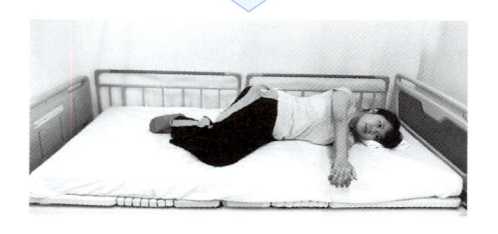

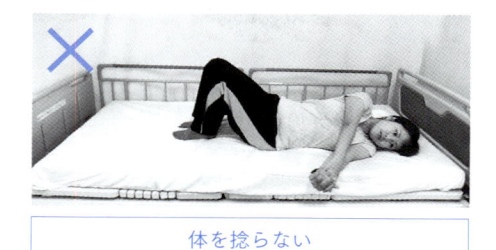

体を捻らない

図 7-10　寝返り

234　　● 　7 章　がん診療における運動器リハビリテーションの実践

①左腕を体側に引き込みながら横向きになる　②手すりのできるだけ離れたところを持つ

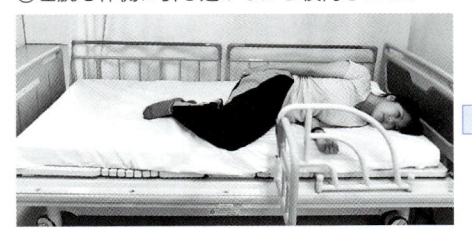

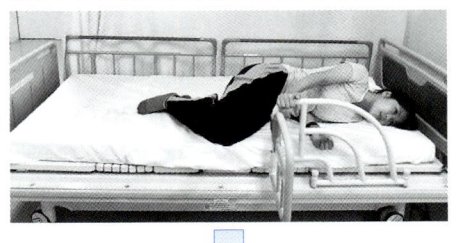

③足をおろしつつ体の下側の手でベッドを押し体を起こす

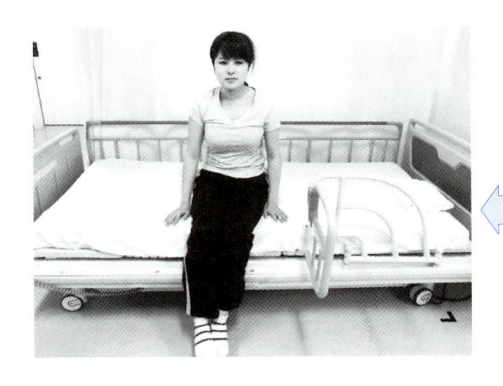

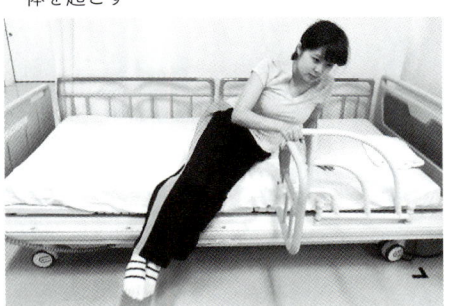

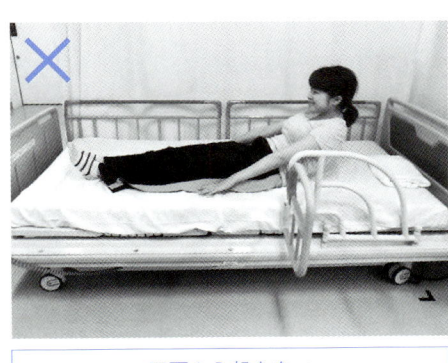

正面から起きない

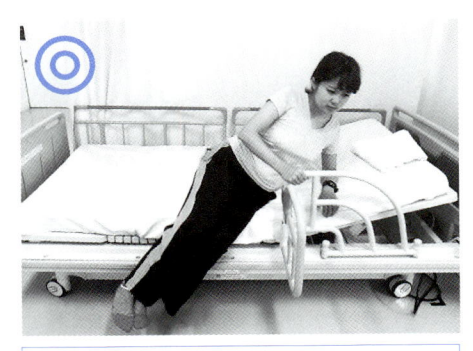

15°ほどギャッチアップしておくと起き上がりやすい

図7-11　起き上がり（手すり）

法もよい．

2　自宅退院するために必要な評価と環境整備

　最近の抗がん剤治療は外来通院で行うことが多くなった．また，緩和ケア病棟であっても，常に自宅退院や外泊の可能性を考えるようになってきている．骨転移があり，切迫骨折の危険性があっても，自宅に戻る可能性について模索していく必要がある．
　病院から自宅の交通機関はどうするか？　家の玄関へはどうすれば入っていけるの

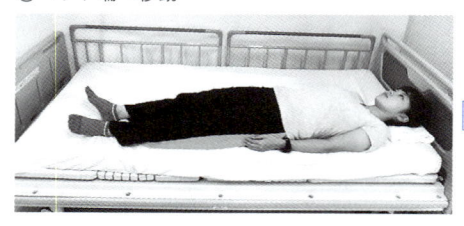

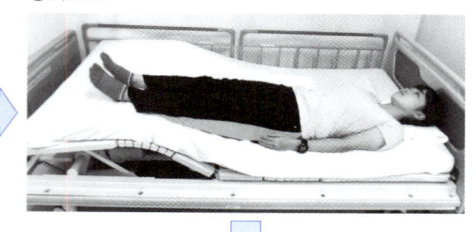

コントローラ
①ベッド端へ移動　　　　　　　　　　　　②脚上げ

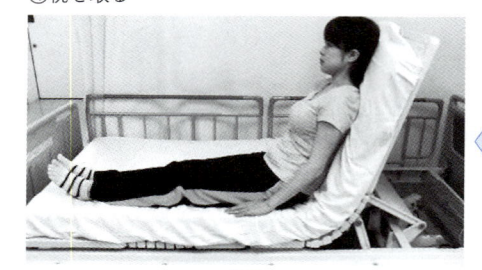

④枕を取る　　　　　　　　　　　　③ギャッチアップ

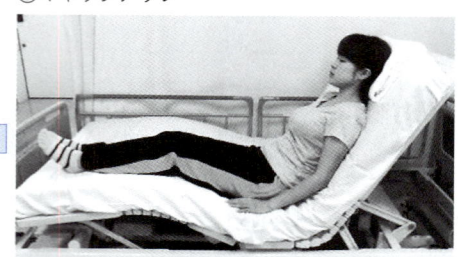

⑤片脚ずつベッドから下ろす　※体を捻らないようにする！

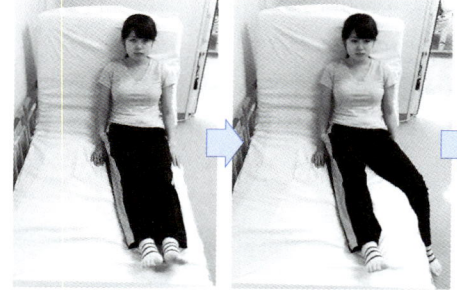

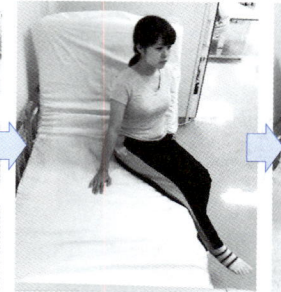

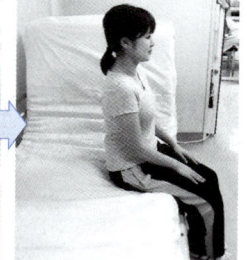

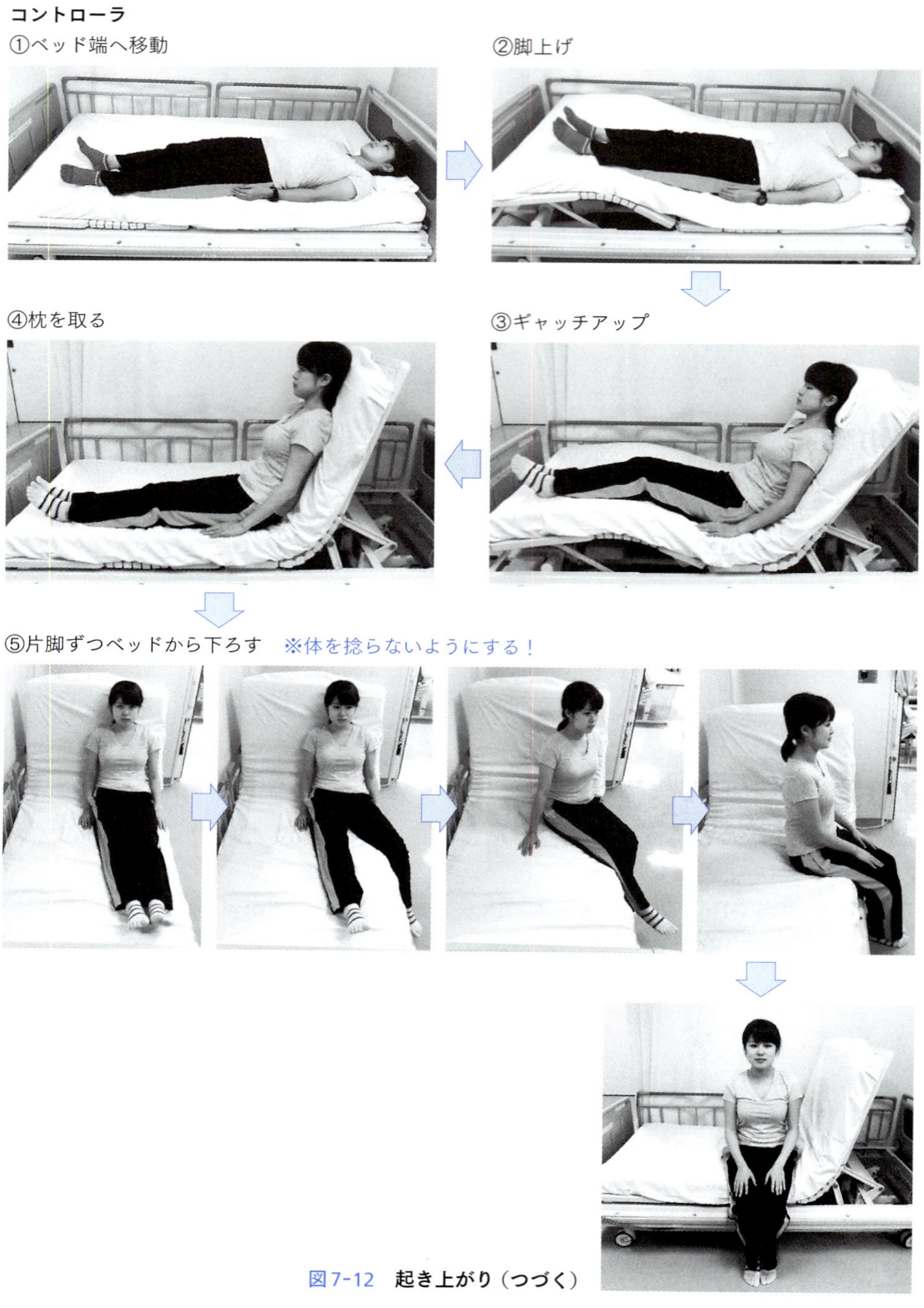

図7-12 起き上がり（つづく）

介助

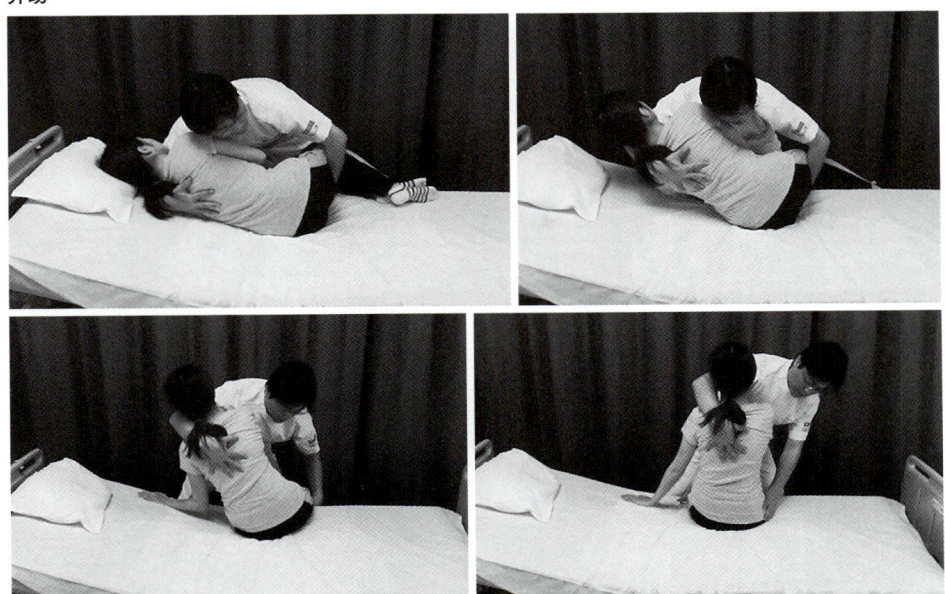

図7-12（つづき）
介助者の前腕で頭部を支え，手掌は胸椎部まで伸ばし，頚椎と胸椎の位置関係にズレが生じないように安定させる．もう一方の手は両大腿を支えることで骨盤をコントロールする．腰椎の側屈と回旋を最小限にする．下肢の重さを利用しつつ起こしてくる．

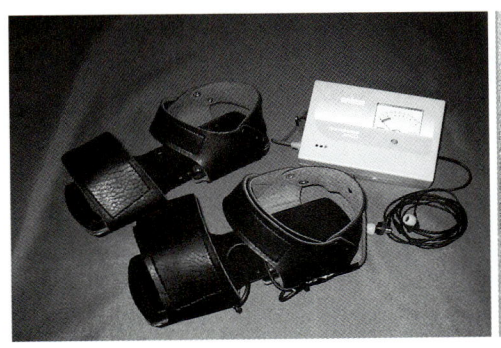

アニマ社製 MP-100　　　アニマ社製 MP-1000

図7-13　靴式下肢荷重計の例

か？　屋内の移動方法は？　ベッドへの移乗動作は？　トイレは？　入浴は？……と，1つひとつの動作を始まりから終わりまで，時にはその動作の前後に関係する動作までを考える必要がある．さらに拡大し，自宅での生活全般を24時間のスケールで考えていかなければならない．

そのためには，リハ場面だけでなく，病棟での不意な動作や夜間の行動などを含めた情報，または自宅の家屋環境の把握が必要であり，病棟看護師，ソーシャルワーカー，ケアマネジャー，介護事業所職員など多職種の連携と患者本人，家族の協力が

C　骨転移患者のリハビリテーションの実際　　237

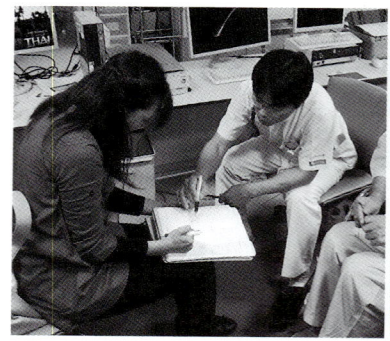

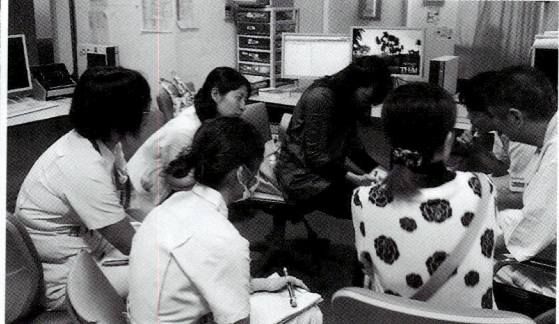

図 7-14　多職種カンファレンス

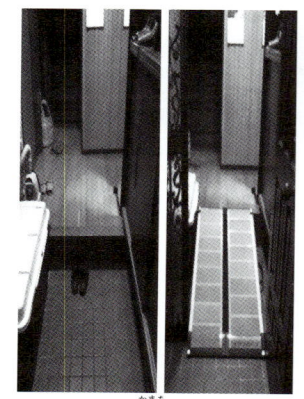

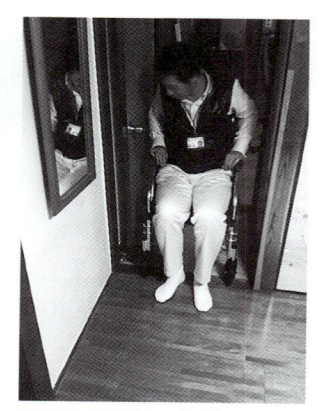

玄関の上がり框(かまち)への対応

車椅子が無理なく通過できるか介護事業所職員が確認する

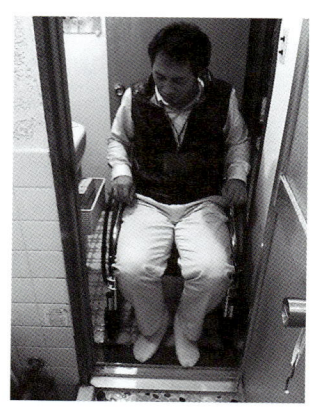

浴室には何を使って，どういう手順で入り，何を介助すべきか確認する

図 7-15　現地の確認
現地で行ったシミュレーションによって明らかになった必要動作を入院中に確認・練習することでスムーズな退院へとつながる．

不可欠である（図7-14, 15）．

（髙橋　雅人）

コラム
車椅子に移乗させるための工夫

※※※※※

　両上腕骨転移のため，上肢のプッシュアップでの上腕荷重は禁忌，胸椎骨転移のため不全胸髄損傷（両下肢運動麻痺），上体の引き起こしで円背傾向になると胸椎部に疼痛が出現，脊柱にストレスがかからないように注意し，時間をかけて電動でギャッチアップしていくと，ある程度のギャッチアップは可能という症例を担当した．

　なんとか車椅子に移乗させるべく，以下のような工夫を行った（図 7-16）．

① リフターを用いて，チルトリクライニング車椅子に移乗．リフターの引き上げと同じ角度になるまで，先にベッドのギャッチアップを行うことで，スリングのみで持ち上げられたときに生じる円背を予防できる．
② チルトリクライニング車椅子もあらかじめスリングと同じ角度に調整しておき，そこに静かにおろす．チルトリクライニングを少しずつ調整し，普通型車椅子と同等の角度にする．

　脊柱のアライメント変化を最小限にするこの手順により疼痛発生を回避できた．

（髙橋　雅人）

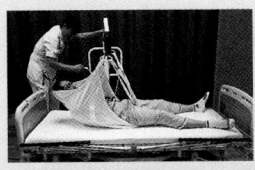

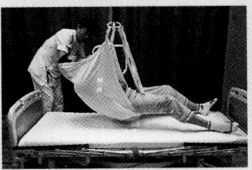

フラットのベッドから直接リフトアップさせるとスリングがたわみ円背を強いる

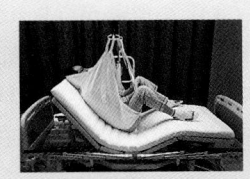

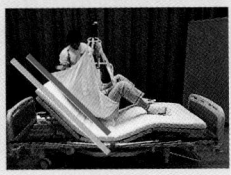

スリングで吊られたときと同じ角度まであらかじめギャッチアップさせておくと脊柱のアライメントの変化がきわめて少ない

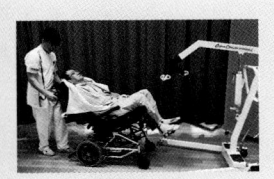

チルトリクライニング車椅子の角度もまた，スリングで吊られたときと同じ角度で受け取ると脊柱のアライメント変化が抑えられる

図 7-16　**車椅子への移乗**

D 骨転移に対する装具療法

> **ここがポイント**
> - 骨転移に対する装具療法は，侵襲が少なく常に考慮すべき治療法の1つである．
> - 体幹装具は，脊柱運動の抑止と安定化による局所の安静，炎症や疼痛の軽減，患者に対する心理的効果と注意喚起，などを目的とする．疼痛が強い場合，脊椎の不安定性が強い場合，麻痺または切迫麻痺の場合に処方を検討する．予後が長い患者に対して将来的な機能の改善を目指して周術期など一時的に制動効果が強い装具を用いるのはよいが，予後が短い患者では，装具装着による疼痛軽減などの効果が不快感を上回る場合にのみ適応とする．
> - 下肢荷重骨の骨折や切迫骨折に対しては，放射線治療を行っても骨強度が回復するまでに時間がかかり長期間の免荷が必要になるため，全身状態が許せば手術治療を行うべきである．保存治療の場合に装具を処方するが，上腕骨骨幹部骨折に対してはファンクショナルブレース，下腿以遠の荷重部ではPTB装具などを用いる．

「骨転移診療ガイドライン」，「がんのリハビリテーションガイドライン」では，補装具の使用は推奨されている[1,2]．しかし補装具を使用することにより，病的骨折や麻痺の発生頻度の減少やADL，QOLの改善が得られたとするエビデンスは存在しない．骨転移は原発の種類により病態は多様であり，転移した部位や大きさなどにより骨折や麻痺のリスクもさまざまでありランダム化比較試験（RCT）をデザインするのが困難なためか，これまで補装具療法によるRCTは存在しない．

1 装具療法の目的と適応

骨転移に対する装具療法は，侵襲が少なく常に考慮すべき治療法の1つである．骨転移に対する装具療法は，骨転移による①メカニカルな疼痛の改善，②骨折や麻痺の予防や治療（もしくは悪化の予防），③機能の改善，を目的として行われる．予後を見込んだうえでADLやQOLが改善すると予想される場合に使用することが原則であり，局所の評価だけではなく，常に病勢や全身状態を把握して，補装具を処方する必要がある．

未治療の乳癌や前立腺癌，悪性リンパ腫，多発性骨髄腫などでは，ホルモン療法や化学療法などの全身治療により転移巣が縮小したり骨強度が改善したりする可能性が

高く，長期の予後を期待することができる．その場合は，装具を用い局所を安静にし病状の悪化を防ぐことで，一時的に ADL や QOL を制限することになるが，将来的な機能の回復を期待できるため，長い目でみると ADL や QOL を改善することにつながる．一方，肺癌や消化器癌などの骨転移で，化学療法や分子標的薬による治療を行っているにもかかわらず出現してきた骨転移の場合は，生命予後・機能的予後ともに悪い場合が多い．局所の機能の悪化を予防するために装具の処方を検討するが，過度に安静にすることで，患者の残された短い時間の QOL を低下させてしまうことも考慮しなければならない．また，装具の使用により，疼痛を軽減したり基本動作を行いやすくしたりするなど緩和的な意味合いも強くなる．

　装具は，骨折や麻痺の予防や治療のために用いるが，装具を使用することによる骨折や麻痺の予防効果は証明されていない．装具を処方する際には，装具をしていても骨折や麻痺を生じうる旨を説明しておく必要がある．

a. メカニカルな疼痛の改善

　骨折や不安定性によるメカニカルな疼痛に対しては，放射線療法が無効であり，力学的に固定し，変形を軽減，支持性を補強することでのみ疼痛が軽減される．具体的には，手術による内固定や，装具による外固定が有効である．脊椎の場合は SINS (spinal instability neoplastic score)（p.161）により不安定性を評価する．

　ただし，骨転移がある患者は高齢者であることが多く，腫瘍によらない腰痛症や廃用症候群による疼痛がある可能性もある．腫瘍による疼痛か否かを的確に診断し，腫瘍によらない疼痛に対して麻薬を投与してせん妄を生じたり，放射線療法を行ったりするようなことがあってはならない．

b. 骨折や麻痺の予防

　骨転移による骨折や麻痺は，腫瘍細胞が局所で増大することで生じる．骨転移により切迫骨折や切迫麻痺になったり，実際に骨折や麻痺を生じたりした場合には，局所を安静にし，病状が悪化するのを予防するために装具を処方する．しかし，装具療法を行っても，全身療法や放射線治療が奏効し局所にある腫瘍が死滅しない限り，保存的に治癒する可能性は低い．例えば，一般的な骨粗鬆症による圧迫骨折では，圧迫が進行するとともに徐々に骨癒合を生じ，癒合とともに疼痛が改善することが多い．しかし，腫瘍による骨破壊が原因で生じる圧迫骨折の場合は，腫瘍そのものに対する治療が奏効しなければ骨癒合を得られないことが多く，疼痛が残存したり麻痺が出現したりする可能性がある．また，放射線治療を行い治療が奏効した場合も，骨強度が回復するまでに 2〜3 か月以上を要するため，その間には装具療法を継続する必要がある．

c. 機能の改善

　装具によって病変を固定することにより局所が安定し疼痛が改善すると，ADL や QOL が改善する．胸腰椎の骨転移の場合は，寝返りや起き上がりの動作で背部痛を

生じることが多いため，寝たきりになってしまう患者も多い．しかし，コルセットを装着し，理学療法士から疼痛が少ない動きかたの指導を受け，基本動作を習得することで，起き上がり，端坐位，歩行が可能になり ADL が大幅に改善することがある．さらに，離床が進むことにより，寝たきりの状態で起こりうる肺炎や廃用などの合併症の頻度を減らすことができる．

　上肢の骨折の場合は，装具による外固定を行うことで，骨折部が安定し疼痛が軽減することにより，骨折部周囲の関節の運動時痛が改善し，可動域や機能が改善する．

2　体幹装具の処方（第 5 章「H．転移性脊椎腫瘍による脊髄損傷の管理」参照，p.167）

　体幹装具は，主に①頚椎装具，②頚胸椎装具，③胸腰仙椎装具・腰仙椎装具に分類される．体幹装具をつける意味合いとしては，脊柱運動の抑止と安定化による局所の安静，炎症や疼痛の軽減，患者に対する心理的効果と注意喚起，などが挙げられる．筆者の所属する病院では，脊椎の不安定性を評価する際には，SINS を参考にしている．装具は，疼痛が強い場合や SINS で不安定性が強いと評価された場合，麻痺または切迫麻痺の場合に処方を検討する．上位から中位胸椎に病変がある場合には装具装着による制動効果は限られており，当院では T8 より上位の胸椎病変に対して胸腰仙椎装具は使用していない．また，SINS による不安定性が強いと判断された場合は脊椎固定術を検討するべきであり，施設によって基準は異なるが当院では原則として 13 点以上であれば手術を検討している．

　体幹装具の適応と診断された場合には，早急に採型を行う．安静度は SINS や麻痺の進行速度に応じて決定する．手術を行う場合には，原則として手術を行うまでは症状が悪化しないように安静度の制限を厳しくすることが多い．放射線治療を行う場合には，放射線治療が 2/3 程度終了した時期に，コルセットが完成していれば痛みに応じて安静度の制限を緩和している．

　不安定性が強い場合は，制動効果が強い装具を使いたいが，患者の不快感が増すことを忘れてはならない．予後が長い患者に対して将来的な機能の改善を目指して周術期など一時的に制動効果が強い装具を用いるのはよいが，予後が短い患者では，装具装着による疼痛軽減などの効果が不快感を上回る場合にのみ適応とする．

a．頚椎装具

　代表的な頚椎装具としては，フィラデルフィアカラー，ソフトネック，ポリネックカラーなどがあるが，当院では，主にフィラデルフィアカラーとソフトネックを使用している．ソフトネックは頚椎の屈曲や伸展をわずかに制限するが固定性は低く，主として患部の安静が目的となる．フィラデルフィアカラーは，前方は下顎から上胸部，後方は後頭骨乳様突起から肩までと広範囲を覆い，前後のプラスチック支柱で補強されている．頚髄損傷があったり不安定性が強かったりする場合にはスタビライ

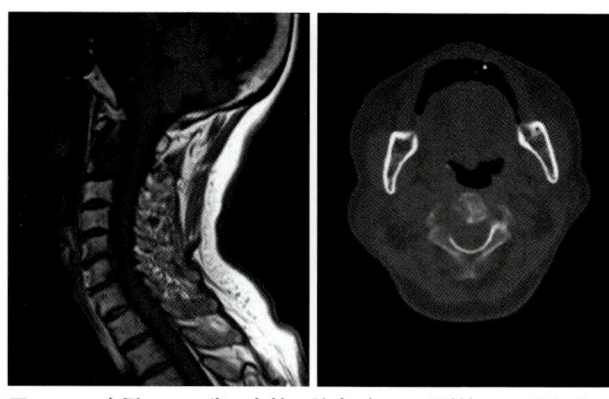

図 7-17　症例 1：69 歳，女性，肺癌（*EGFR* 陽性），C2 骨転移
起坐位での頸部痛あり，頸部を右回旋すると疼痛が悪化した．麻痺はなく画像上不安定性に対する手術適応はなしと判断した．回旋制御と頭部の重みによる疼痛を軽減するためにフィラデルフィアカラーを装着した．*EGFR* 陽性であり，放射線治療とゲフィチニブ投与により，疼痛が改善した．

ザーを用いて，胸部から上腹部まで支持要素を延長し，モーメントアームを長くすることで制限範囲を向上することが可能である．屈曲や伸展に加え，側屈，回旋の抑制効果がソフトネックよりも強い．しかし，制動効果が強い分，頭部から頸部に密着し，下顎の動きも制限されるため会話や食事の際にも邪魔になり，不快感が強いので，永続的に必要だと予測される場合には，当院では使用していない．フィラデルフィアカラーは，C1-2 の病変，SINS で不安定性が特に高いと評価された場合，不安定性や切迫麻痺・麻痺により手術を行う場合の周術期などに用いる（図 7-17）．当院では現実的にはソフトネックを使用することが多い．

b. 頸胸椎装具

　頸胸椎装具の適応は，フィラデルフィアカラーに対するものと同じだが，より制動効果を高めたいときに用いる．SINS で不安定な病変による頸髄損傷や，不安定性のため頭部の重みで強い疼痛を生じる場合などに検討されるべき装具である．SOMI ブレースやハロー装具などがあるが，当院では周術期など一時的な場合に使用することが多く，長期の安静が必要な場合にはソフトネックで代用することが多い（図 7-17）．

c. 腰仙椎装具・胸腰仙椎装具

　腰仙椎装具・胸腰仙椎装具としては，軟性コルセット（ダーメンコルセット），硬性コルセット，Jewett 型腰仙椎装具を用いる．

　軟性コルセットでは，腹圧を上げることにより脊椎の安定性が得られる．腹圧を上昇させることで，横隔膜を押し上げ骨盤底筋を押し下げる力として働き，支持に必要な背筋群筋力を減少させ，脊柱を体軸方向に伸張させることで，腰椎にかかる力学的負担が軽減すると考えられている[3,4]．したがって，胸水や腹水がたまっている患者

では，体幹装具を装着すると呼吸が苦しくなることが多く，基本的には適応にならない．また，回旋を制限する効果は少ない．当院では，腰椎の骨転移や，胸椎から腰椎の多発骨転移の場合に適応としている．

Jewett 型体幹装具は，前面上下に取り付けられた 2 つのパッドと後面中央にあるパッドにより，3 点固定にて胸腰椎の前屈を制限し伸展位に保持させる．脊椎の前屈を制御し後屈を補助するが，回旋を予防する効果はなく，胸椎から胸腰椎移行部の限られた病変で脊椎の前屈を制限したいときに用いる．

硬性コルセットは，屈伸，側屈，回旋のすべての方向を強固に固定するので，強い固定が必要な場合に用いられる．骨転移による下肢麻痺を生じた症例で，不安定性が強い病変に対して適応があると考えられるが，制動効果が強い分不快感が強くコンプライアンスが悪いため，当院では骨転移の患者に対してはほとんど用いていない．しかし，不快感が少なければコンプライアンスも改善するものと思われ，麻痺がある患者に対して全例で硬性コルセットを使用している施設もある．

3　四肢の装具の処方

四肢に骨転移を生じる場合は，上腕骨近位部や大腿骨近位部への転移が多い．

下肢荷重骨の骨折や切迫骨折に対しては，放射線治療を行っても骨強度が回復するまでに時間がかかり長期間の免荷が必要になるため，全身状態が許せば手術治療を行うべきである．四肢長管骨骨転移の手術適応や骨折リスクについては，Mirels' score（p.149）などを参考にする．ただし，手術を行う場合でも，腫瘍の大きさや骨破壊の状況，手術の種類などにより，荷重できる程度が変わる．荷重できるのは，①腫瘍による皮質骨の破壊が軽度であり，内固定により全荷重が可能と考えられる場合，②内固定後時間が経過して，全身療法や放射線治療により骨折部に骨形成がみられた場合，③下肢の病変に対して腫瘍切除を行い，セメントを用いて人工関節で再建した場合，などが考えられる．そのほかの場合には，状況をみながらの荷重制限が必要となる．

a. 四肢骨転移に対する装具療法

大腿骨近位部の病的骨折に対しては，安静のための牽引を行うことは可能だが，外固定を行うのは現実的には困難であるため，可能な限り手術を行う．大腿骨骨幹部の骨折に対しても可能な限り手術を行うが，保存治療（局所には放射線治療を行う）を行う場合はファンクショナルブレースを用いると，ベッド上での動きや車椅子移乗を行う場合の疼痛軽減効果を期待できる．ファンクショナルブレース（図 7-18）は，骨折部をプラスチックで包み込み，周囲から軟部組織を圧迫する骨折用機能装具である．保存治療を選択した場合には，患肢を免荷とせざるを得ないことがほとんどであり，疼痛なくベッド上で過ごし，車椅子移乗できることをゴールとする場合が多い．坐骨支持免荷装具を使用して荷重歩行できる場合もあるが，その体力がある患者に対しては手術を優先したい．

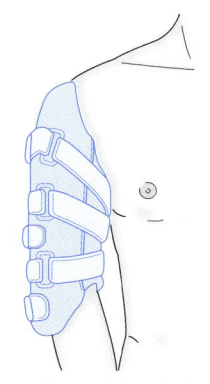

図7-18　**ファンクショナルブレース**

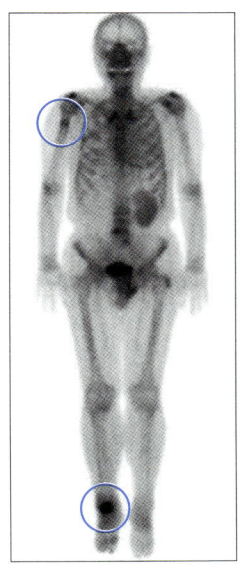

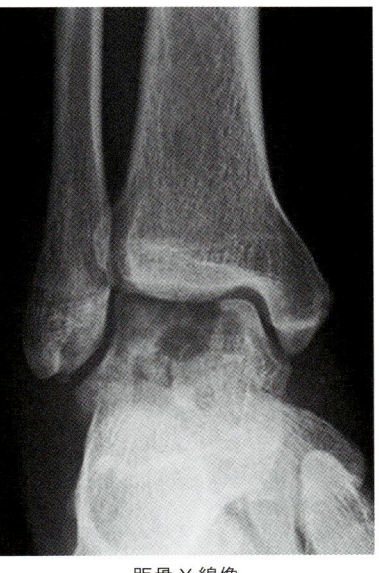

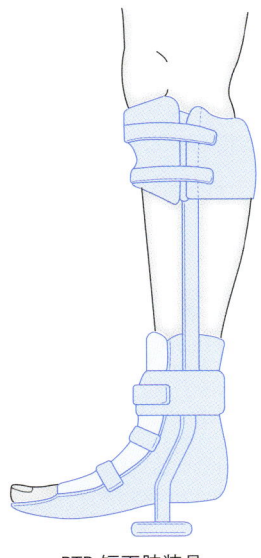

骨シンチグラフィ　　　　　距骨X線像　　　　　PTB短下肢装具

図7-19　**症例2：67歳，男性，腎細胞癌多発骨転移**
距骨骨転移による疼痛のため右下肢荷重不能，右上腕骨骨転移による疼痛が出現した．
分子標的薬による全身治療，両病変に放射線治療を行った．右下肢にPTB装具を装着し，左上肢で松葉杖を使用することで，歩行可能となった．
〔骨シンチグラフィと距骨X線像については，篠田裕介：骨関連事象に対する補装具療法．臨床リハ 25：140-148, 2016 より〕

　下腿以遠の荷重骨の切迫骨折または骨折の場合もまずは手術を考慮する．ただ，下腿以遠に病変がある場合，手術で骨癒合を得られないときや，保存治療を行ったときでも，PTB（patella tendon bearing）装具を用いることで荷重歩行が可能になるのが，大腿骨骨折との大きな違いである（図7-19）[5]．

b. 上肢骨転移に対する装具療法

　上肢の骨折の場合は必ずしも荷重を目指す必要がない．疼痛なく上肢を使用できることを第1の目標と考え，骨癒合が得られたら荷重を目指せばよい．そのため，下

肢と比較すると手術適応となる症例は少ない．ただし，下肢の麻痺がある場合や下肢の骨転移により免荷が必要な場合には，杖に荷重したり，ベッド上でのプッシュアップ動作を行ったりする必要があり，上肢の骨強度が要求されるため，少しでも強度を上げるために手術を検討すべきである．しかし，化学療法やホルモン治療などの全身療法，放射線治療などが局所で奏効しない限りは，手術をしても骨癒合を得ることができないため，（骨癒合が得られない状況では）全荷重を行うべきでない．

　上腕骨近位部骨折の場合は三角巾やバストバンドを用いた固定と放射線治療のみで対応できるケースもある．上腕骨骨幹部骨折の場合は，髄内釘を第1選択とするが，手術ができない場合にはファンクショナルブレースによる固定と放射線治療を行う．装着当初は三角巾などで固定する．骨折部の固定により疼痛が軽減すると，肘の自動可動域訓練が可能になる．少しずつ肘の屈曲運動を行い，慣れてきたら伸展運動を行う．肘の自動屈曲や自動伸展を行うと，血行が促進され，筋萎縮や骨萎縮の予防，骨折部への圧迫力による骨癒合の促進などの効果が期待される．ただし前述のように，局所での治療が奏効しない限りは骨癒合を得られることはなく，保存治療で疼痛の軽減が得られない場合には手術を考慮するべきである．

引用文献

1) 日本臨床腫瘍学会（編）：骨転移診療ガイドライン．pp22-23，南江堂，2015
2) 日本リハビリテーション医学会　がんのリハビリテーションガイドライン策定委員会（編）：がんのリハビリテーションガイドライン．p91，金原出版，2013
3) Morris JM, et al：Role of the trunk in stability of the relieving the spine. J Bone Joint Surg Am 43：327-351, 1961
4) Bartelink DL：The role of abdominal pressure in relieving the pressure on the lumbar intervertebral discs. J Bone Joint Surg Br 39：718-725, 1957
5) 篠田裕介：骨関連事象に対する補装具療法．臨床リハ 25：140-148, 2016

（篠田　裕介）

E 自宅退院に向けた準備

>**ここがポイント**
>- 骨転移患者が利用できる医療福祉制度は，1）介護保険制度，2）身体障害者手帳，3）医療保険による訪問サービス（訪問診療，訪問看護，訪問リハビリ）の3つである．
>- 骨転移患者が自宅で過ごすためには，病院スタッフと多くの医療福祉関係者（訪問診療医，訪問看護師，訪問リハビリスタッフ，ケアマネジャーなど）によるサポートが必要である．
>- 骨転移患者の自宅退院に向けての調整は，時間のかかることを想定して，早めに病院の退院支援部門に相談することが重要である．

　近年，医療経済の抑制政策として，診療報酬の引き下げや病院の在院日数の短縮化に加えて，病院の機能分化や在宅医療が推進された．その結果，1つの病院で治療からリハビリテーション（以下リハビリ），療養までを行うことが難しくなり，患者が急性期の治療後，医療処置や疾患を抱えながらも，自宅へ退院するケースが増加してきている．

　そのような状況下で骨転移患者においても，急性期治療を終えたあと，在宅サービスを利用しながら療養生活を継続するケースが増えてきている．

　本項では，骨転移患者が急性期病院から自宅退院するにあたり，利用できる医療福祉制度，必要な体制づくり，調整するタイミングや把握しておく内容について述べていく．

1 骨転移患者が利用できる医療福祉制度

a. 介護保険制度

　介護保険は65歳以上の人（第1号被保険者），または40歳以上〜65歳未満で医療保険に加入している人（第2号被保険者）のうち16の特定疾病に該当する人で，介護が必要になった人を対象としている．疾患の進行や高齢により介護サービスが必要になった場合には，住民票のある役所の介護保険課または地域包括支援センターにて介護保険の認定申請を行う．申請後，要介護認定を受けた場合には，ケアマネジャーへケアプランの作成を依頼し，介護サービスを1割負担（所得によっては2割負担）で利用することが可能となる．

　一般的に介護保険は申請から認定までの期間は約1か月程度かかるといわれてい

るが，介護保険が認定されれば，申請日まで介護保険が遡って有効となる．そのため，申請後，急性期病院からすぐに自宅退院する場合には，暫定で在宅サービスの利用が可能となり，認定の結果を待たずに介護保険サービスを調整して退院するケースが多く見受けられる．

40歳以上〜65歳未満の骨転移患者の場合は，16の特殊疾患のなかで，「がん末期」の病名で介護保険の申請を行い，介護サービスを受けるケースが多い．

b. 身体障害者手帳

身体障害者手帳は身体障害者福祉法に基づき，障害程度に該当すると認定された方に対して交付されるものであり，各種の福祉サービスを受けるために必要となるものである．疾病の結果としての障害の程度や生活動作の支障などにより認定される．申請については，住民票のある障害福祉課が窓口となり，指定医による診断書が必要となる．

一般的に申請から障害者手帳取得まで1か月以上かかるケースが多い．自治体や障害の等級，部位によってサービス内容に多少違いがあるものの，身体障害者手帳を取得することで，医療費助成（所得制限あり）や障害者総合支援法による障害福祉サービス，タクシー券，福祉手当などの利用が可能となる．骨転移患者の場合，麻痺などの症状が出現し，その症状が固定したと指定医が判断をしたとき，身体障害者手帳の申請を行いサービス利用するケースがある．

c. 医療保険による訪問サービス

1）訪問診療

訪問診療の対象は通院が困難な患者であり，保険診療上，患者が訪問診療を受けられるのは，自宅や高齢者住宅などの普段生活している場所に限られる[1]．在宅療養支援診療所では24時間体制の往診や定期的な訪問診療を提供している．骨転移患者が自宅へ退院するにあたり，訪問診療医の存在はとても大きい．

2）訪問看護

基本的には週に3回まで利用することが可能で，病気や疾病をもった人が住み慣れた自宅でその人らしく生活できるよう，主治医の指示により看護師が自宅へ訪問をし，療養上のケアや必要な診療補助を行う[2]．訪問看護は医療保険と介護保険で利用できるが，介護保険認定を受けている40歳以上の人の場合，介護保険が優先される．しかし，介護保険の対象外の患者や終末期の悪性腫瘍，多発性硬化症，筋萎縮性側索硬化症など厚生労働大臣が定める疾病に該当する患者，特別訪問看護指示書が出ている場合には，医療保険からの訪問看護となる．

3）訪問リハビリ

理学療法士や作業療法士などが患者の自宅へ訪問し，患者の日常生活の自立と家庭

内，さらには社会参加への向上を図ることを目的としている．具体的には，日常生活動作（ADL）指導，身体機能の維持，QOL の向上や趣味，社会参加のための助言などを行う．原則的に要介護認定者の訪問リハビリは介護保険での給付となるが，介護保険対象外や急性増悪時の患者の場合においては，医療保険からの訪問診療となる．医療保険での訪問リハビリについては，原則として週に3回の利用まで可能だが，状況によって違いがある[2]．

2 自宅で過ごすための必要な体制づくり

骨転移患者が急性期病院から自宅へ退院するにあたり，大きく分けると医療サービスと介護サービスの2つが必要となる．具体的な医療サービスとしては，訪問診療や訪問看護，訪問リハビリが必要とされるケースが多く，介護サービスとしては訪問介護や介護用ベッド，車椅子などの福祉用具のレンタル・購入などが必要となるケースが多い．しかし，介護保険や医療保険での訪問診療，訪問看護，訪問介護などは，制度上，回数や時間などの制限がある．そのため訪問の医師や看護師，ヘルパーなどが長時間，患者の傍で見守りをすることは難しくなり，訪問のサービスが入らない時間においては，同居する家族や親族などのサポートが必要となる．

急性期病院で退院支援を行うソーシャルワーカーや退院調整看護師は，患者家族の希望や，家族の介護力，患者の ADL などについての評価を行い，自宅での生活が可能かどうか検討する必要がある．また，入院中に患者や家族が自宅での生活をイメージできるような体制を作り出すことも必要となる．

患者の希望を受け，家族が在宅介護を選択した場合でも，実際に介護経験のある家族は少なく，自宅での介護のイメージが湧いていないケースが見受けられる．そのような状況に対して，支援を行うソーシャルワーカーや退院調整看護師は，病棟看護師に家族へのケアの指導の依頼をしたり，家族へ病室への泊り込みを提案することがある．入院中に家族に泊まり込んでもらうことで，実際の患者の1日の状況を確認，把握してもらうことができ，家族の不安となる要素を事前に解消できる．また，在宅サービス調整に時間をかけられる場合には，患者と家族に試験外泊や外出を行ってもらうこともある．

骨転移患者が自宅で過ごす際には，多くの医療福祉関係者によるサポートが必要となる．そのため，急性期病院を退院する前には，患者，家族，訪問診療医，訪問看護師，訪問リハビリスタッフ，ケアマネジャー，訪問介護スタッフ，福祉用具専門相談員などと病院のスタッフで退院前カンファレンスを行い，患者や家族の希望などについて共通認識をもつことが必要となる．

3 自宅退院に向けての調整

a. いつから始めるか

　骨転移患者が急性期病院から自宅へ退院する際，自宅での療養生活をサポートする医療，介護の事業所の数やスタッフの数も多くなり，数日で調整することは困難となる．そのため，急性期治療中でも，治療の終了する予測がついたところで，ソーシャルワーカーや退院調整看護師への連絡があると，早めに在宅サービスの調整に向けて動き出すことができる．

b. 何を把握しておくべきか

　骨転移患者が急性期病院から自宅退院するにあたり，一番重要となるのが患者の意向である．患者自身が病状を受容している場合には，病状が悪化した際の対応や，看取りが必要になった際の療養の場の希望について確認を行うことも必要となる．
　また，家族の病状の受け止めや，家族間の関係性，介護力，経済的な負担の範囲などの確認も必要となる．

4 まとめ

　骨転移患者の自宅退院に向けての準備には，訪問医や訪問看護師，訪問リハビリスタッフ，ケアマネジャーやヘルパーなど，多くのスタッフが介入するため，短時間での調整は難しい．ある程度時間をかけて調整を行うことで，在宅の医療介護スタッフが共通の認識をもって患者と家族に接することができる体制が整えられる．そのためには，調整に時間がかかることをあらかじめ想定し，ソーシャルワーカーや退院調整看護師が在籍する退院支援部門へ早めに相談をしておくことが重要である．

引用文献

1) NPO法人日本医療ソーシャルワーク研究会（編），村上須賀子，他（編集代表）：医療福祉総合ガイドブック 2015年度版．医学書院, 2015
2) 永井康徳：たんぽぽ先生の在宅報酬算定マニュアル 第3版．日経BP社, 2015

（石井　征輝，岩瀬　哲）

F 緩和ケアにおける栄養管理

> **ここがポイント**
> - がんによる体重減少は，がん関連体重減少と，がん起因性体重減少の2つがある．
> - がん関連体重減少は，手術や化学療法や放射線療法などのがん治療により体重が減少する．
> - がん起因性体重減少は，がん細胞自身が放出する lipid mobilizing factor（LMF），proteolysis inducing factor（PIF）が脂肪や筋肉量を減少させたり，がん細胞が慢性炎症を惹起することで痩せてしまうことである．
> - 経口からの摂取量の不足，化学療法や外科治療による侵襲などさまざまな要因によって栄養障害が進行し，がん悪液質の状態を呈する．

1 運動器に有用な栄養素

a. 必須アミノ酸（表7-10）[1]

　筋蛋白質の同化反応を引き起こす主要な栄養素はアミノ酸である．食事を摂取すると，血中アミノ酸濃度やインスリン濃度が上昇し，筋細胞へのアミノ酸の取り込みが増加することで，筋蛋白質同化反応が起こる．骨格筋量は筋蛋白質合成と分解のバランスによって調整されており，骨格筋の合成量が分解量を下回ると骨格筋量が減少する．アミノ酸の骨格筋蛋白質合成促進作用は主に必須アミノ酸によるものである．

b. 分岐鎖アミノ酸（BCAA）（表7-10）[1]

　必須アミノ酸のうち，ロイシン・イソロイシン・バリンの3種類は分岐鎖アミノ酸（BCAA）とよばれ，骨格筋蛋白質の合成促進や分解抑制に効果がある．ヒト体内のBCAAは肝臓で蛋白質合成に利用される場合を除き，そのほとんどが血液によって末梢組織へ運搬されて利用される．そのため，血中BCAA濃度を増加させる量を摂取する必要がある．BCAAの生理的効果が期待できるのは，2g以上とされている[2]．BCAAは経口摂取可能な場合，食品からの摂取が望ましい．

c. ビタミンD（表7-11）

　血中のカルシウム濃度を高める作用を担っている．ビタミンDは，栄養素として食物から摂取されるが，日光により皮膚でも産生されている．皮膚におけるビタミ

表 7-10 必須アミノ酸を多く含有する食品

食品名	1回使用量 (g)	必須アミノ酸 (mg)	BCAA (mg)	ロイシン (mg)	エネルギー (kcal)
大豆（乾燥）	10	1,410	630	280	42
きな粉	10	1,466	680	310	45
凍り豆腐（乾燥）	15	3,195	1,470	675	80
納豆	50	3,230	1,445	650	100
しらす干し（半乾燥品）	10	1,637	680	310	21
かつお節	5	1,762	670	295	18
すじこ	20	2,856	1,400	580	56
たらこ（生）	20	2,010	980	440	28
くろまぐろ（赤身）	60	7,398	2,700	1,200	75
若鶏むね肉（皮なし）	60	5,934	2,340	1,080	70
鶏卵（全卵生）	50	2,675	1,185	500	76
牛乳	200	2,954	1,380	640	134
ヨーグルト（全脂無糖）	100	1,637	790	350	62

〔文部科学省：日本食品標準成分表 2015 年版（七訂）アミノ酸成分表編．2015 より〕

表 7-11 ビタミン D を多く含有する食品

食品	1回使用量 (g)	ビタミン D (μg)	ビタミン D (国際単位：IU)
しろさけ（生）	60	19.2	768
うなぎかば焼き	100	19	760
さんま（皮つき，生）	100	14.9	456
くろまぐろ（脂身，生）	80	14.4	576
たちうお（生）	60	8.4	336
まがれい（生）	100	13.0	520
めかじき（生）	100	8.8	352
きくらげ（乾）	3	2.6	104

〔文部科学省：日本食品標準成分表 2015 年版（七訂）．2015 より〕

D_3 の合成能は加齢とともに低下し高齢者では成人の 1/2～1/3 程度になる．よって，ビタミン D_3 合成能力の低下はカルシウム濃度の低下を引き起こし，骨粗鬆症や骨軟化症の原因となる．日本人の食事摂取基準（2015 年版）では，ビタミン D 摂取目安量を 5.5 μg/日としている．ビタミン D を多く含む食品は主に魚類ときのこ類であり，これらの摂取に加え，適度な日光浴を行うことがビタミン D 欠乏の予防に効果的であると考えられる．

表 7-12 日欧におけるサルコペニアのカットオフ値

対象	測定方法	EWGSOP 男性	EWGSOP 女性	日本老年医学会（案）男性	日本老年医学会（案）女性
筋量	DXA	7.23～7.26 kg/m²	5.5～5.67 kg/m²	6.87 kg/m²	5.46 kg/m²
	BIA	8.87 kg/m²	6.42 kg/m²	7.0 kg/m²	5.8 kg/m²
筋力	握力	30 kg	20 kg	25～31 kg	20 kg
身体機能	普通歩行速度	0.8 m/秒	0.8 m/秒	1.0 m/秒	1.0 m/秒
	SPPB	8点	8点	提示なし	提示なし

EWGSOP：European Working Group on Sarcopenia in Older People
SPPB：short physical performance battery

（幸　篤武，他：サルコペニアの診断と評価．臨床栄養 124：279-285, 2014 より）

2　サルコペニアの栄養管理（第2章C参照, p.27）

　サルコペニア（sarcopenia）は「身体的な障害や生活の質の低下，および死などの有害な転帰のリスクを伴うものであり，進行性および全身性の骨格筋量および骨格筋力の低下を特徴とする症候群である」と定義されている[3]．

　骨格筋量の低下を必須として，それ以外に筋力または運動機能低下のいずれかが存在すればサルコペニアと診断する（表7-12）[4]．

　一次性サルコペニアは加齢性，二次性サルコペニアは活動・疾患・栄養が関連している．疾患に関するサルコペニアは侵襲，悪液質，原疾患によるものが該当するため，侵襲や悪液質の原疾患のコントロールが十分でないと，常に炎症反応を認める状態になり筋蛋白質の分解が継続する．骨格筋細胞の体積は蛋白質量に依存しているため，分解が亢進して合成が抑制されると筋肉は萎縮する．

a. 栄養アセスメント・管理

①エネルギー量：がん患者はエネルギー摂取量がエネルギー消費量より少ない状態が多い．1日のエネルギー消費量＋エネルギー蓄積量（1日200～750 kcal）が1日のエネルギー必要量である．

②蛋白質：総蛋白質摂取量が推奨1日摂取量に達していないことが考えられる．さらに，窒素平衡が負である場合，筋肉量を保つためには推奨1日量を上回る蛋白質の摂取が必要とされる．

③アミノ酸：蛋白質の材料となるもので，筋肉に限らず身体の構造ならびに機能を保つために必要である．

④ビタミンD：脂溶性ビタミンの1つであり，食物から摂取されるのに加えて紫外線の影響下，皮下組織で産生される．

表 7-13 悪液質の診断基準

- 12 か月以内に 5％の体重減少 or BMI＜20 kg/m²
  上記に加えて少なくとも以下 3 つを満たしている場合
  ・筋力低下
  ・疲労
  ・食欲不振
  ・除脂肪量の減少
  ・検査値異常（CRP＞0.5 mg/dL，IL-6＞4.0 pg/mL，Hb＜12 g/dL，Alb＜3.2 g/dL）

〔Evans WJ, et al：Cachexia：a new definition. Clin Nutr 27：793-799, 2008 より〕

b. 栄養投与量

エネルギー：20〜30 kcal/kg・現体重/日（肥満の場合は理想体重を用いる）
蛋白質：1.0〜1.3 g/kg/日（ただし，腎機能障害ステージによる）
炭水化物：50〜60％
脂質：20％前後

3 悪液質の栄養管理

悪液質（cachexia）は，食欲不振，体脂肪量ならびに骨格筋減少を主徴とした病態で，がんをはじめ，エイズ，心不全，慢性肺疾患，関節リウマチ，炎症性腸疾患など多くの基礎疾患に認められる．がん悪液質とは，「従来の栄養サポートで改善することは困難で，進行性の機能障害をもたらし，（脂肪組織の減少の有無にかかわらず）著しい筋組織の減少を特徴とする複合的な代謝障害症候群である．病態生理学的には，経口摂取の減少と代謝異常による負の蛋白，エネルギーバランスを特徴とする」と定義されている[5]．

a. 栄養アセスメント

がん患者はさまざまな原因により経口摂取の低下をきたし，エネルギー摂取不足のため栄養障害が起こる．この食欲不振とエネルギー消費の増大から体重減少がみられ，脂肪組織のみならず骨格筋の喪失もきたす（表 7-13）[6]．

b. 栄養管理（図 7-20）[7]

まずは食欲不振の原因除去と食欲不振以外の症状緩和を実施する．

食欲低下とともに体重の低下が著しい前悪液質の状態では，栄養補助食品を併用するなどしてできるだけ必要栄養素を経口で摂取し，必要量に足りなければ経腸栄養，静脈栄養を併用する．耐糖能は低下していても脂肪代謝は保たれている場合が多いので，脂肪の積極的投与が推奨される．不可逆的悪液質の状態では，食事に関連した苦痛を増やさない程度に，食物や経腸栄養剤を摂取する．

エイコサペンタエン酸（eicosapentaenoic acid：EPA）は魚油に含まれる n-3 系脂肪酸の 1 つであり，IL-6 など炎症性サイトカインの産生を抑制することが知られている

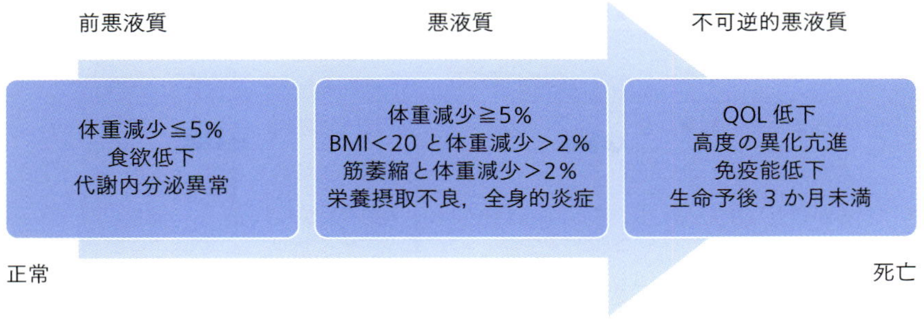

前悪液質	悪液質	不可逆的悪液質
体重減少≦5% 食欲低下 代謝内分泌異常	体重減少≧5% BMI<20 と体重減少>2% 筋萎縮と体重減少>2% 栄養摂取不良，全身的炎症	QOL低下 高度の異化亢進 免疫能低下 生命予後3か月未満
正常		死亡

図 7-20　悪液質のステージ
〔Fearon K, et al：Definition and classification of cancer cachexia：an international consensus. Lancet Oncol 12：489-495, 2011 より〕

表 7-14　エイコサペンタエン酸（EPA）の特徴

- n-3系多価不飽和脂肪酸
- 抗炎症性サイトカインの基質となる
- 魚油に含まれる
- 炎症性サイトカインの産生を減少させる
- 炎症反応を抑制する→食欲の改善
- 蛋白質分解誘導因子（PIF）の濃度や活性を抑制する
- 血流の正常化（抗血小板凝集，抗好中球集積）
- 免疫調整機能：T細胞増殖の促進，腫瘍免疫の強化
- 血清脂質改善作用：コレステロール値・トリグリセリド値の低下
- 細胞膜の安定化：グルコース透過性亢進，インスリン感受性改善

（表7-14, 7-15）[1]．EPAをがん患者に投与することで，除脂肪体重（lean body mass：LBM）の増加，体重の増加，QOLの改善が報告されている[8]．また周術期における抗炎症作用や免疫反応抑制作用の報告がある[9]．

c. 栄養投与量

がん患者の安静時エネルギー消費量（resting energy expenditure：REE）はがん種や進行度により違いがある．炎症反応が高度な症例でREEの亢進がみられるが，一般的にはQOLは低下する．総エネルギー消費量（total energy expenditure：TEE）を現体重から計算し，通院患者では30～35 kcal/kg/日，寝たきり患者では20～25 kcal/kg/日と設定することを推奨している[10]．

d. 栄養カウンセリング

食欲不振の要因を評価し，味覚・嗅覚への配慮，高カロリー食，経口経腸栄養剤，少量頻回食など積極的に栄養カウンセリングを実施する．

表 7-15 EPA が含まれている食品の例

食品名	EPA（mg）100g 当たり	使用量（g）	使用量当たりの EPA（mg）
くろまぐろ（脂身，生）	1,400	50（5 切れ）	700
まがれい（生）	100	100（1 切れ）	100
めかじき（生）	110	80（1 切れ）	88
しろさけ（生）	210	100（1 切れ）	210
まさば（生）	690	80（1/4 切れ）	552
うなぎ（生・養殖）	580	220（1 尾）	1,276
まだい（生・養殖）	520	80（小 1 尾）	416
さんま（皮つき，生）	850	100（中 1 尾）	850
まいわし（生）	780	40（1 尾）	312

〔文部科学省：日本食品標準成分表 2015 年版（七訂）脂肪酸成分表編．2015 より〕

引用文献

1) 文部科学省：日本食品標準成分表 2015 年版（七訂）．2015
2) 若林秀隆：サルコペニア．栢下 淳，他（編著）：リハビリテーションに役立つ栄養学の基礎，pp.85-91，医歯薬出版，2014
3) European Working Group on Sarcopenia in Older People：Sarcopenia；European consensus on definition and diagnosis：Report of the European Working Group on Sarcopenia in Older People. Age Ageing 39：412-423, 2010
4) 幸 篤武，他：サルコペニアの診断と評価．臨床栄養 124：279-285, 2014
5) Radbruch L, et al：Clinical practice guidelines on cancer cachexia in advanced cancer patients with a focus on refractory cachexia. European Palliative Care Research Collaborative, 2011（www.epcrc.org）
6) Evans WJ, et al：Cachexia：a new definition. Clin Nutr 27：793-799, 2008
7) Fearon K, et al：Definition and classification of cancer cachexia：an international consensus. Lancet Oncol 12：489-495, 2011
8) Bruera E, et al：Effect of fish oil on appetite and other symptoms in patients with advanced cancer and anorexia/cachexia：a double-blind, placebo-controlled study. J Clin Oncol 21：129-134, 2003
9) 三松謙司，他：外科侵襲期の栄養管理に有用と考えられる免疫栄養の臨床効果．日大医学雑誌 72：205-211, 2013
10) Arends J, et al：ESPEN Guidelines on Enteral Nutrition：Non-surgical oncology. Clin Nutr 25：245-259, 2006

（上野　美樹）

8

在宅における運動器管理
~在宅でできるこんなこと~

A 在宅医の役割

> **ここがポイント**
> - 在宅医とは，患者からの要請に基づき自宅に出向いて診療する指定医療機関の医師のことである．
> - 社会的ニーズの変化に合わせ，在宅医療分野の保険制度は変化している．
> - 緩和ケアや，人生の最終段階の医療分野で在宅医療の役割が大きくなっている．
> - 在宅医療分野で使用可能な医療機器やソフトウェアの進歩は著しい．

1 在宅医療の制度と歴史

　患者からの要請に基づき，病院や診療所から医師が自宅に出向いて診療することは「往診」という形で広く知られている．保険制度の歴史を振り返ると，1981年に往診料が算定可能となり，1986年には往診という随時の診療から，定期的な計画に基づく診療として「訪問診療」や「指導管理料」が新設され，1988年には「訪問看護」が点数化された．そして，1992年に「寝たきり老人在宅総合診療料」が新設された．患者の自宅内の居室を病室とみなし，訪問診療が病棟回診のような役割を担う診療報酬体系が確立された．在宅療養支援診療所が医師勤務室，訪問看護ステーションがナースステーションの役割を担うということになる．1992年は，近代的な在宅医療の幕開けと位置付けられている．1994年には，24時間対応の往診体制を有する診療所への評価がなされ「在宅時医学総合管理料」「在宅末期医療総合診療料」，「ターミナルケア加算」などが新設された．24時間対応で在宅の看取りを推進する方向性が制度により示された．「在宅」とは制度用語であり，介護保険では「居宅」，医療保険では「在宅」とよんでいる．老人ホームなどで，住民票を居室で申請している場合は，ホームの居室が「自宅」となる．死亡場所を記載するときに注意が必要である．

2 在宅医の役割

　患者からの要請に基づき自宅に出向いて診療する指定医療機関の医師を在宅医とよぶ．一般外来の合間に往診する在宅医と，訪問診療業務を主体とする在宅医に大きく分かれる．ほとんどの在宅医は，在宅時医学総合管理料を算定する「在宅療養支援診療所」や，「機能強化型在宅療養支援診療所」に所属している．病院から訪問診療に

携わっている医師も徐々に増えてきたがまだまれである．「在宅時医学総合管理料」は，在宅療養計画を作成して同意を得たのち，月2回以上の定期的な訪問診療に加え，24時間体制で在宅医療を提供する．がんの末期状態の場合は，「在宅末期医療総合診療料」という包括的な報酬体系も利用されている．連日の訪問看護が必要な状態が予想された場合などに利用可能である．

　在宅医療は，生活医療つまり地域の暮らしや生活が基盤である．一方，「住まい」については個人が趣向で選べる．つまり在宅医療を提供する場所は自宅とは限らない．高齢者マンション，サービス付き高齢者向け集合住宅，介護施設，特別養護老人ホーム，老人福祉施設，長期療養型病院など，暮らしの場所は多様化している．ただし，注意が必要な場合がある．集合住宅や施設において，医師設置義務がある特別養護老人ホームなどは在宅医療が認められていない．詳細は割愛するが，特別な状態（がんの末期状態など）以外では在宅医療として請求することができない．医師配置が義務付けられている「住まい」において医療保険である在宅医療を使用するには制限があることを知ってもらいたい．

　在宅医療や，人生の最終段階を担う医療では，Lunneyらの論文[1]がよく引用される．がんや臓器不全の人生の最終段階は，急激にADLが低下することが示されている．逆にみると，最終段階までADLが保たれると読みとれる．実際のがん在宅医療では，このことを痛感させられる．がん在宅医療の相談と同時に介護保険の申請を始めた，あるいは在宅医療が先で在宅主治医が介護保険主治医意見書を初めて書くことが非常に多い．最悪の場合，死後に主治医意見書を作成することもまれではない．これは残念ながらがん治療医やがん患者を支援する側に原因がある．在宅医療，介護保険の知識不足，あるいはがん治療医の生命予後予測や，治療以外の生活や暮らしに関する知識・関心が薄いこと，支援が乏しい結果，患者自身，あるいはご家族や支える人への依存度が高いことなどが問題である．生活医療としての在宅医療は，暮らしや生活にかかわるすべての要素を考慮して行われることが望ましい．患者を支えるすべての人，家族，ケアスタッフなどとの話し合いやコミュニケーションを大事にしつつ，制度を積極的に活用することが求められる．

3　在宅医療の実際

　在宅医療でできることは，簡単にいうと「病棟」の再現である．回診カートに乗っている治療器具や医療資材を車に乗せて，病棟の病床と同じ感覚で患者の療養先に伺う．血液検査機器やハンディタイプエコー，心電図は標準的に装備されるようになりつつある．iPadなどのタブレット端末に接続できるエコーや心電図も実用化している．医師の技量によるところも大きいが，CVポートを在宅で造設する診療所も珍しくない．X線装置の利用については，線源が10 kg，フレームが10 kgと重量があるので撮影するほうもハードワークとなる．高感度モノクロCCD端子を利用したデジタルX線センサー（製品名NAOMI®など）が在宅でも活用されるようになり，在宅とい

う環境による厳しい撮影条件の結果として生じる解像度の低下に関して画期的な解決策となった．また，デジタルで補正することにより，院内撮影に迫る画像診断が可能になった．

　在宅酸素，吸引，尿道カテーテル，気管切開チューブ，PTCDチューブ，食道瘻，胃瘻，腸瘻，腎瘻，人工呼吸器，中心静脈栄養，腹膜透析などは早くから在宅医療で対応してきた．訪問看護指示書には項目として掲載されている．カフティポンプ，PCAポンプ，インフュージョンポンプなどもレンタルにより使用が可能である．持続使用が必要なポンプ類に関しては，特に退院調整のレベルで確定した情報交換が必須である．退院直後に外来受診を勧めるのは，患者側からの信頼を失う可能性がある．もちろん必要性があればその限りではない．病院主治医と在宅医の信頼関係構築も1つの課題である．

4　輸血，腹水穿刺，CART

　がん在宅医療で満足度の高い手技といえば，腹水穿刺や腹水濾過濃縮再静注療法（Cell-free and Concentrated Ascites Reinfusion Therapy：CART）である．旭化成メディカル（株）のCARTシステムは，がん在宅医療においても利用可能である．腹水穿刺は，クラシカルな在宅医療でも肝硬変を中心にがん疾患においても実施されてきた．腹水の貯留したお腹で通院して外来で穿刺，排液することは患者の大きな負担であり，通院の負担を減らすという意味では，大変満足度の高い手技である．一方，穿刺後の血圧低下や，輸液の必要性が大きな課題である．また，輸血，アルブミン投与なども治療の過程で必要になる．実際は，輸血療法が頻度的に高い．

　緩和ケア，緩和医療で使われる手技や薬剤は，在宅医療でも活用されている．しかし，これらの手技は在宅医療のなかでも特に患者宅での滞在時間が長くかかり，随時行えるものではない（腹水穿刺単独であれば，大がかりな準備は不要）．より専門性の高い在宅療養支援診療所，機能強化型在宅療養支援診療所，緩和ケアを標榜している診療所などが対応できる可能性がある．地域の在宅医療ソースを事前に把握することも重要である．

引用文献
1) Lunney JR, et al：Patterns of functional decline at the end of life. JAMA 289：2387-2392, 2003

（丸山　善治郎）

B 在宅における訪問リハビリテーション

ここがポイント

- 訪問リハビリテーションは患者の生活環境のなかで提供されるため個別性が高く，リハビリテーション実施計画を立案するうえで，現場を知ることができる在宅医の存在は非常に大きい．また，がん治療医による予後予測と緩和ケアへの意識が重要である．
- リスク管理を優先して，参加や活動，ADLの低下を招くような制限は極力控える．患者の希望に沿って，QOLを高めることを目的とする．
- 残り少ない時間を有意義に過ごせるようなリハビリテーションマネジメントを多職種協働で行う．リハビリテーションセラピストは，多職種へのリハビリテーション指導を重視することで効率化を実現することができる．

1 在宅での訪問リハビリテーション

a. 訪問リハビリテーションの目標と国際生活機能分類（ICF）

患者が安心して在宅療養を継続できるように支援することが訪問リハビリテーションの目標となる．リハビリテーション（以下リハビリ）の知識・技術は病院のそれと変わりはない．暮らしの場，生活の場でリハビリを実施するという「環境」が全く違う．国際生活機能分類（ICF）モデルで提唱される活動の制限，参加の制限，個人因子，環境因子など複雑な因子を包括しながらリハビリテーション実施計画を立案する．地域に根ざしたリハビリテーション（community-based rehabilitation：CBR）も推奨されている．

b. がん在宅医療の特徴

がん患者の多くは死期の近くまで運動機能が保たれることが多い．病期の進行に伴い，ICFモデルのなかの機能形態障害は強くなるが，活動や参加への意欲は比較的保たれる．

個々の患者に注目すると，病期の進行に応じて日常生活動作（ADL）が低下する．抗がん剤や，化学療法の度に体力が落ちることも多い．もちろんその後自然に回復する事例もあれば，そのまま急激に廃用が進行することもある．高齢者ケアのなかで，フレイル（frailty）に対して栄養療法とリハビリが推奨されている．進行するスピードに違いがあるが，がんでも同じような経過を辿る．しかし，がんリハビリはまだそれ

ほど注目されていない．

　通院可能なレベルであれば，通院という作業をリハビリととらえることもできる．しかし，通院が困難な在宅患者では，通院自体による疲労が身体に影響を及ぼす．がん治療医も患者自身も，在宅医という第2の主治医やかかりつけ医との出会い（紹介）を前倒しに行うとよい．がん治療医と在宅医が連携することにより適切なリハビリが実施されることが理想である．

c. 緩和リハビリテーション

　がんの訪問リハビリは，緩和ケアそのものである．在宅医療へのがん訪問リハビリ依頼は，がん治療の最中から始まるのが理想である．しかし実際は，がん治療が終了して初めて，がん治療医は緩和ケアや在宅医療を考慮する．つまり，維持，緩和の段階での介入が多くなる．したがって，在宅医が指示する訪問リハビリは，緩和ケアの要素が強くなる．緩和を目的とするリハビリを計画するときに重要になる目標は，食事の自立，排泄の自立，浮腫対策，関節可動域維持である．リハビリが精神的な支えになる．

　食事摂取のための作業療法や嚥下療法，排泄の行為のための運動療法や姿勢維持，筋力維持，四肢の浮腫に対する疼痛緩和と運動による循環障害対策を計画する．浮腫や腹水などにより着替えが難しくなることも予想されるので，関節可動域訓練も欠かせない．トイレに行けないことは深い悲しみや苦しみとなる．ADLを維持するという希望を支えるリハビリは，緩和ケアのなかでもニーズが高い．

症例提示

　50代女性，婦人科癌末期状態，がん性腹膜炎．
　転移した肝臓からの出血のため大学病院に入院．小康状態となり，最期を自宅で過ごしたいという希望があり退院．退院日に往診初診．介護ベッド，エアマット，在宅酸素導入，尿カテーテル留置中．陰部には常時出血あり．看護師による排泄ケアと同時に，腹部膨満と下肢浮腫に対しマイルドな可動域訓練を行った．11日間の在宅療養生活であったが，最期まで夫の介助でトイレに行くことができた．最期までトイレに行きたい，最期まで自宅で暮らしたいという願いが叶い，自律が保たれた結果，穏やかな最期を迎えた．

d. 訪問リハビリテーションの制度

　がん訪問リハビリは，看護師とリハビリセラピスト（理学療法士，作業療法士，言語聴覚士）が担う．リハビリセラピストによる訪問リハビリは，原則として介護保険が適用となる．

　そこには大きな壁がある．予防的，回復的なリハビリを行う時期の患者は，介護保険を申請しても運動機能の障害は軽く，要支援と判断される可能性がある．要支援と判定された場合，地域包括支援センターなどが対応する．多くの支援センターは，予

表 8-1　在宅医療における介護保険と医療保険

保険種類	訪問主体	算定方法	依頼方法
介護保険	医療機関，老健施設	訪問リハビリテーション費，サービス提供体制強化加算	診療情報提供書（診療情報提供料I） ＊主治医から3か月ごとにリハビリ担当医に対し情報提供が必要
		短期集中リハビリテーション実施加算	
	訪問看護ステーション	訪問看護費 （I-5, I-5・2 超）	訪問看護指示書（訪問看護指示料I） ＊1日から6か月が有効期限
医療保険	医療機関	在宅患者訪問リハビリテーション指導管理料	診療情報提供書（診療情報提供料I） ＊ほかの医療機関に依頼する場合
	訪問看護ステーション	訪問看護基本療養費	訪問看護指示書（訪問看護指示料） ＊1日から6か月が有効期限

防などを主たる業務としている場合が多い．医療的に重症な利用者へのケアプラン作成に精通しているとは限らない．地域によっては，がんの進行期や末期状態の病名があれば見込みで要介護認定を出すという取り決めをしている自治体もある．がんの進行期では，急速にADLが低下する病態が予想できる．その場合に備えて，がん拠点病院，医師会，自治体の介護保険担当などが集まり，がん患者の介護保険利用について理解を深める話し合いの場を継続的にもつことが大切である．

　介護保険を利用した訪問リハビリは，医療機関や老健施設が行うものと訪問看護ステーションが行うものに分かれる（表8-1）．前者は主治医からリハビリ担当医に対して3か月ごとに診療情報提供書が必要で，後者は最長6か月間の訪問看護指示書を作成することができる．

　訪問看護ステーションからのリハビリに限り，がんの末期状態の診断があれば，医療保険の扱いとなる．つまり，医療保険によるがん訪問リハビリは，主に訪問看護ステーションから提供されている．がん末期の病名がない場合は，介護保険優位の法則があり注意が必要である．末期ではない時期（末期とは予後半年以内と解釈されている）の訪問リハビリは，がん患者であっても介護保険を利用する．つまり，医療保険を利用する訪問リハビリができるか，できないかは，がんの進行期分類ではなく，予後がベースになる．

　転移や術後の恒久的な障害があれば，障害の程度に準じて介護保険を利用する．介護ベッドのリースなどは介護保険の適用である．がん治療医は，早めに介護申請を検討する必要がある．また，介護保険の利用がなければ医療保険が適用される．

　医療保険利用の訪問リハビリは，病院で行われているリハビリと同様にリハビリ指示医（多くは在宅医）が訪問リハビリテーション実施計画書を作成する．また，急な状態変化や退院直後などにおいては，特別訪問看護指示により14日間の医療保険利用の訪問看護やリハビリが可能となる．その際の予定調整はリハビリ指示医からの指示

のもとに，医療機関あるいは訪問看護ステーション管理者などが直接行う．

　一方，介護保険のリハビリは，ケアマネジャーがサービス提供の予定調整を行う．短期集中リハビリテーション実施加算，サービス提供体制強化加算など細かな加算が設定されている．病院で行われているリハビリカンファレンスに相当する訪問リハビリカンファレンスは，在宅医，ケアマネジャー，リハビリセラピスト，看護師，薬剤師，ヘルパー，家族などが参加する形で行われ，リハビリ指示医の役割を在宅医が担う．在宅医が訪問リハビリ全体をマネジメントするとよい．こういった取り組みを推進するために，リハビリテーションマネジメント加算が2015（平成27）年度の診療報酬改定で新設された．介護保険で行われていたサービス担当者会議のように，訪問リハビリ担当者カンファレンスが訪問リハビリの現場でも実施されつつある．

　病院で医療保険に慣れているがん治療医が，介護保険の詳細や改定による制度，報酬の変化などを把握するのは難しい．がん治療医や病院医師の負担を減らすために多職種協働や介護保険との協働を常日頃から行っている在宅医を活用することの重要性が高まっている．

症例提示

　70代男性，肺癌再発，脊椎転移による歩行障害．

　3年前に左肺全摘．2年前多発性脳転移，多発骨転移．坐位保持困難となり入院．主病巣の脊椎転移部に放射線照射とステロイド投与が奏効し軽快．軽い右下肢筋力低下程度のADLで自宅退院．訪問診療開始．初診時は，200mほど外出は可能．膀胱直腸障害なし．要支援2だった．起居動作を安全に行うために介護ベッドが必要であると地域包括支援センターに連絡し介護保険を活用した．昼夜逆転，不安などに対して投薬加療しながら，関節可動域訓練，筋力強化などの訪問リハビリを行った．下肢浮腫に対する弾性包帯固定や，リンパ浮腫ドレナージを実施した．再発に対する外来通院加療も継続し，途中短期間の入院での放射線療法も行った．徐々にADLが下がったものの最期までトイレ歩行は家族の介助で行った．意識レベルが低下し看取りとなるまでは短時間であった．医師，看護師，リハビリセラピストの情報交換により神経症状などの変化を早期に発見し，拠点病院での加療につなげた．約7か月の間，在宅療養生活を支援し，看取ったときは要支援2であった．

e. 多職種協働のなかで行うリハビリ指導の重要性

　在宅におけるリハビリチームにおいて，リハビリセラピストは重要な専門家である．24時間リハビリを行うことは制度上難しい．限られたリハビリ時間のなかで，セラピストが実施するリハビリは貴重である．訪問リハビリの場合，家族指導や本人への指導のみならず，看護師やヘルパーへの指導も重要な役割となる．特にADLが保たれている時期は，要介護度が低い．介護保険の利用が制限されていることになり，リハビリに必要な介護保険の枠が確保できないことも考えられる．十分なリハビリ時間を確保できないなかで重要となるのが，リハビリの指導である．患者自身が行

えるものはもちろんのこと，看護師，ヘルパー，家族がリハビリをサポートできるような指導を行う．特に，毎日行う口腔内ケアやADLの訓練などについて個別にメニューを作成し，それらが実施できるようなサポート全般に関与する．結果としてリハビリの効率化やアウトカムへの影響に大きく関与できる．

多くの地域で訪問リハビリのセラピストが不足している．専門的なスキルを効率よく活用するには，評価と指導を重点的にしていく方法もある．評価，リハビリメニュー作成，指導を専門職であるリハビリセラピストが行う．リハビリセラピストは評価・指導を重点的に行い，ヘルパーや訪問看護師が訪問看護のなかでリハビリを実施し，限られた時間と人材で効率のよいADL・QOL向上を目指す．

またリハビリセラピストは環境整備，家屋の改装や手すり設置，段差解消，ベッド，マット，装具，車椅子などの導入についてケアマネジャーと連携し指導，アドバイスすることも重要な役割となる．

2 在宅医にリハビリテーションを依頼するメリット

a. 24時間体制とリハビリの現状把握

在宅療養支援診療所は，24時間体制で在宅医療を提供している．つまり，状態の変化が予測されるがん患者の在宅療養を支えるパートナーとしてがん治療医の強い味方となる．拠点病院に勤務するがん治療医が病院外で診察するのは難しい．その点，在宅医は在宅療養現場でリハビリ環境を実際に見ることができる．身体や病勢の掌握に関しては，精密検査ができる病院が有利であるが，在宅医は，介護保険制度の面からも病院の医師より患者と身近なやり取り（居宅療養管理指導など）ができ，ケアマネジャーとも直接現場でカンファレンスができる．普段から医療介護連携を行っているので，病院のように医療相談室などを仲介せず介護事業所へ直接連携できる．

また，在宅医はリハビリを提供しているセラピストと訪問診療の時間を調整することで，実際の訪問リハビリ風景を見ることができる．在宅療養中の患者にとって身近な存在である在宅医とがん治療医がよきパートナーとなることで，患者のQOLを上げるリハビリを実施できる．

b. 在宅医との連携

訪問リハビリは，医療機関や老健施設，訪問看護ステーションから提供される（表8-1）．医療機関以外を母体とした訪問リハビリの背景はさまざまで，必ずしも医療系の組織と結びつきが強いとは限らない．介護保険施行後，多業種からの新規参入があった．安定している慢性疾患には対応できたとしても，状態の変化が予想されるがん患者に対するケアや情報の連携が必ずしもうまくいくとは限らない．その点，リハビリの専門，非専門の違いはあるにしても，在宅医を仲介することで評価やアセスメントの情報をがん治療医に報告，相談できる．特に，化学療法や放射線療法の直後の副作用対策や，骨転移による脊髄損傷の進行状況などの把握に関して在宅医の判断

は早期診断につながる．在宅医は原因を推察することで今後の予測を立て，チームで共有することを求められる．

> **症例提示**
>
> 70代男性，大腸癌，肝転移，肺転移．
> 　大腸癌，肝転移に対して手術．術後2年ほど化学療法を行うが，両側肺転移が悪化し緩和ケア外来へ紹介．外来より紹介で往診初診．がんは進行期でるいそう著明，呼吸障害あり在宅酸素導入済み．入院，通院がメインの生活であった．介護保険申請なし．医療保険で訪問リハビリを導入．訪問リハビリでの歩行訓練中，失調が強いことから頭部MRIを実施したところ転移性小脳腫瘍が見つかった．脳転移治療を目的に入院したが，肺炎を繰り返した．在宅での最期を望み退院し，3日後在宅で看取りとなった．

c. 摂取と排泄

　ICFのなかの身体機能や構造と，健康状態を維持していくためには，栄養の摂取と排泄が大切であり，進行したがんではこれらがしばしば困難となる．疾患による直接の障害もあれば，治療や身体の変化から二次的に起こる障害もある．疼痛管理のために使用する麻薬の副作用も起こり得る．がんによる痛みを麻薬でとったとしても，四肢の筋力や体幹が弱って動けなくなりADLが低下してしまっては，患者のQOLも下がる．麻薬による嘔気は食欲不振の原因となり，さらに直接の作用で腸蠕動を緩慢にして便秘になる．がん治療医は，数少ない診療のなかで副作用も考慮した服薬管理を行う．

　排尿，排便はその姿勢保持が大変重要である．進行したがんにより，移乗や坐位保持などの排泄行為自体が困難となる．排泄に関する自立を失うことは大きな苦しみである．在宅医やリハビリセラピストは，排泄行為が自立できるための体力を維持する目的のリハビリや，動けなくなってきたなかでの排泄行為の手順の作成・指導を行う．

d. 緩和，鎮静，疼痛除去

　制度的に在宅でも麻薬による疼痛管理が可能である．内服，貼付，坐薬，点滴，皮下注射などがある．医療機器もリースにより使用可能で，実際に運用する場合は訪問看護師の役割が大きくなる．疼痛管理が十分にできれば，がん患者へのリハビリアプローチは容易になる．不眠に対する治療や，疼痛管理により意識障害が誘発されたとしても，在宅医と連携しながらリハビリができる．転移による骨折などの疼痛管理は，実現可能な固定法を在宅医にコンサルテーションしながら実施する．

e. 看取り

　在宅での看取りが難しいと感じるのは，支えが見つからないときや深い苦しみ，痛みがあるときである．独居などで孤立して支えがないこともあれば，支えるべき人の

負担で難しくなるときもある．そのような場合は，住まいを変える方向で調整することも検討する．

　一方，適切な緩和ケアが受けられれば，看取りの場所を自分で選べるという満足感により，在宅で過ごすことで苦痛が緩和されることもある．看取りが近い場合は特に，スピリチュアル・ペインの比重が大きくなる．身体的な苦しみは，投薬加療やリハビリでの緩和を目指すことも考慮する．ディグニティセラピーやカウンセリングなど，語りを繰り返すことで精神的に緩和されることも多い．最後まで自分らしく暮らす，自分の体を思い通りに動かしたいという希望には，リハビリが大きな支えになる可能性がある．看取りとなるそのときまで，さまざまな形で支え続ける．ケアする側も，苦しみから逃げない覚悟が大切である．

〔丸山　善治郎〕

9

骨転移診療における診療科横断的・集学的な診療の実際
～最後まで歩くための骨転移診療～

A 東京大学病院骨転移キャンサーボード

> **ここがポイント**
>
> - 骨転移診療の標準化と診療科横断的・集学的診療体制の確立を目的として設立した．多職種の構成メンバーからなり，骨転移が見つかった時点で，誰でもキャンサーボード（CB）に登録可能なシステムとした．
> - 骨転移 CB 設立により，骨転移症例全例に整形外科が介入できるようになり，疼痛の原因を明らかにし，骨折や麻痺のリスク評価を適切に行うことが可能となった．
> - 早期に治療を開始することで，骨折や麻痺の予防的手術が増加し，歩行能力などの ADL 改善につながると考えられた．
> - 整形外科を中心とした多職種間での情報共有・目標設定によって，在宅管理可能な症例が増加し，骨転移患者の QOL 改善につながっている．

1 整形外科を中心とした骨転移キャンサーボード（CB）の設立

これまで述べてきたように，骨転移の診療は多診療科・多職種で行うべきであり，主治医によって診療方針が変わるものであってはならない．当院では，骨転移の診断・治療の標準化と診療科横断的・集学的診療体制の確立を目的として，2012 年 5 月に骨転移キャンサーボード（cancer board：CB）を設立した．構成メンバーは表 9-1[1]の通り，整形外科を中心として多診療科かつ多職種からなる．

表 9-1 当院の骨転移キャンサーボード

- 設立：2012 年 5 月
- 目的：骨転移の診断・治療の標準化
  　　　診療科横断的・集学的診療体制の確立
- 構成メンバー：
  　整形外科（骨転移担当医・脊椎外科医・専門研修医）
  　リハビリテーション部（医師，PT, OT, ST）
  　原発担当科（医師・看護師）
  　放射線科（読影・治療医）
  　緩和ケア診療部（医師，看護師，臨床心理士）
  　薬剤部（薬剤師）
  　地域医療連携部（看護師，MSW）

〔篠田裕介，他：診療科横断的なキャンサーボード（CB）診療体制による運動器マネージメントは骨転移患者の QOL 維持に有用である．日整会誌 89：763-767, 2015 より〕

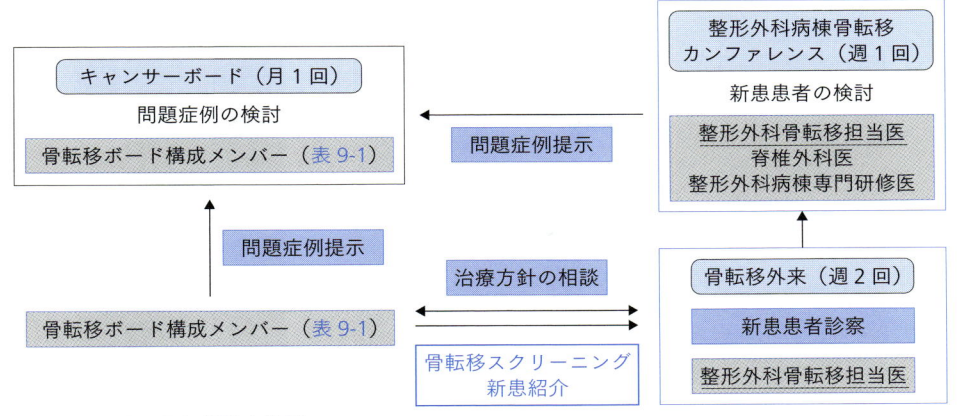

図 9-1　当院の骨転移診療体制
〔篠田裕介,他:診療科横断的なキャンサーボード (CB) 診療体制による運動器マネージメントは骨転移患者の QOL 維持に有用である.日整会誌 89:763-767, 2015 より〕

　当院においては,医療スタッフが骨転移を疑った時点で,原発巣担当医のみならず,看護師,放射線科医,緩和ケア診療部,理学療法士など誰でも CB に報告できるシステムをとっている(図 9-1)[1].骨転移 CB に登録されると,整形外科担当医が診察し,必要に応じて構成メンバーに相談し治療方針を決定する.また,整形外科内において週 1 回骨転移カンファレンスを行い,研修医に診察の進めかた,画像の読みかた,治療方針の考えかたなどの指導を行っている.問題症例は月 1 回のカンファレンスに構成メンバーが集まり,治療方針を検討する.骨転移 CB 体制では,主に第 4 章「B.骨転移診療の基本戦略」の図 4-3 (p.77) に示す診療を行っている.

2　骨転移 CB 介入の意義

a. 整形外科受診患者数が増加し,潜在的要治療症例の発見につながった

　骨転移 CB 設立前後 1 年間で整形外科を受診した患者数を比較した.当院緩和ケア診療部を受診した骨転移患者の整形外科への受診割合を調査したところ,CB 設立前は,101 例の骨転移患者のうち,整形外科受診症例は 56 例 (55%) のみであった.設立後 1 年間でみると,緩和ケア診療部やリハビリテーション科を受診した患者は全例 CB に登録されており (153 例中 153 例),100% が整形外科を受診した.全例が整形外科を受診することにより,整形外科的な要治療症例を確実に拾い上げることが可能になった.CB 設立前の実際の症例を図 9-2[1] に提示する.

　CB 設立前は整形外科による骨折や麻痺のリスク評価が不十分なために適切な診療が行われず,ADL や QOL の低下につながった症例が少なからず存在していた可能性がある.

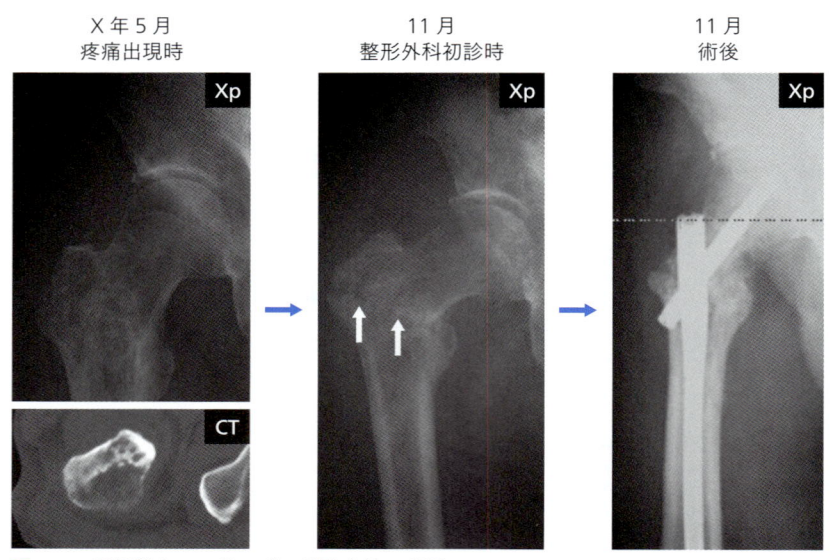

図 9-2　骨転移キャンサーボード設立前の症例
症例1：43歳男性，膵癌大腿骨転移．X年5月股関節痛が出現し大腿骨転子部骨転移を指摘され，放射線治療（30グレイ10F）を行ったが疼痛は軽減しなかった．11月に整形外科を受診し骨折を指摘され（矢印），骨接合を行ったところ疼痛は速やかに消失した．この症例は，後方視的にみると疼痛出現時にすでに切迫骨折の状態であり，当初から整形外科医が介入していれば，早期に手術を行うことで疼痛が軽減し，QOLが改善していた可能性が高い．余命が短い患者にとって半年間痛みなく過ごすことができる意義は非常に大きい．
〔篠田裕介，他：診療科横断的なキャンサーボード（CB）診療体制による運動器マネジメントは骨転移患者のQOL維持に有用である．日整会誌 89：763-767, 2015 より〕

b. 痛みの原因が明らかになり適切な治療が可能となった

　がんの骨転移がある患者は一般的には高齢である場合が多い．担がん患者であっても同じ高齢者であることから，骨転移などがんに直接関連した運動器障害のほかに，廃用による疼痛やロコモによる運動器障害も存在する．整形外科医が患者を診察することで，がん性疼痛とがん以外の疼痛の鑑別が可能になり，不必要な麻薬投与による副作用などを軽減することが可能になった．また，骨や軟部の感染など，腫瘍との鑑別が難しいが緊急対応を要する疾患の治療を適切に行うことも可能となった（図 9-3）．
　整形外科医はがんそのものを治さなくても，運動器の疼痛を鑑別し治療を適切に行うことで，がん患者のQOLの改善に大きく貢献できることを認識する必要がある．

c. 骨折や麻痺に対する早期手術症例が増加した

　骨転移CB設立前後の1年7か月（設立前：2010/10〜2012/4，設立後：2012/5〜2013/11）の生検を除く骨転移に対する手術症例数を比較したところ，手術数は6例から14例に増加した．手術症例では骨折，麻痺症例のいずれも早期介入症例が増加した．
　CB設立前は骨折手術3例全例が骨折後の手術であったが，CB設立後は骨折手術8例全例で予防手術を行った．大腿骨骨転移の切迫骨折症例では，予防的手術を行った場合，骨折後に手術を行った場合より在院日数が短く，また帰宅率が高く，補装具なしの歩行可能割合が高いことが知られている[2]．骨転移に対する放射線照射の骨折

骨シンチグラフィ　　MRI T2 強調像

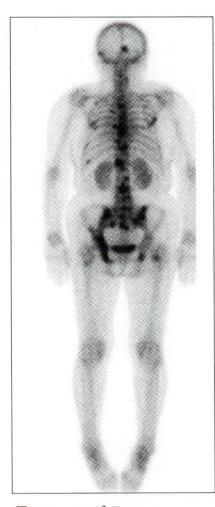

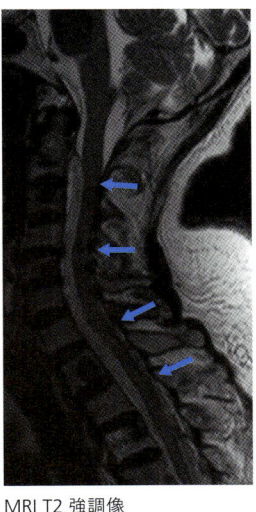

図 9-3　整形外科医の介入により疼痛の原因が明らかになった例
症例 2：81 歳女性，乳癌多発骨転移あり，腫瘍マーカーは漸増傾向だった．激しい頚背部痛で体動困難となり，骨転移による疼痛と考えられ緊急入院した．入院後，嘔吐も出現した．整形外科医が診察したところ，CT 上骨転移の増大はなく，髄膜刺激症状があり，採血にて凝固異常（PT-INR 11.3）がみられた．急性発症の頚部痛，嘔吐，凝固異常があることから，脳または頚椎周囲の血腫を疑い当日に緊急 MRI を撮像した．MRI にて頚椎から胸椎にかけて硬膜外血腫がみられた（矢印）．ビタミン K によるリバース，安静（怒責の禁止），カラー装着により血腫が縮小し，麻痺が出現することなく疼痛も改善した．

予防効果は明らかではないため，切迫骨折症例は早期に発見して骨折予防手術を行うべきと考えられている[3]．CB 設立により，骨転移症例が全例整形外科に紹介され，切迫骨折症例を早期に発見することが可能になったことが，患者の ADL や QOL 改善につながっていると考えられた．

脊椎手術は，CB 設立前に 3 例あり，全例が術前歩行不能な状態で手術を行った．一方，CB 設立後は脊椎手術が 5 例あり，そのうち術前歩行可能症例が 2 例と，術前歩行可能症例の割合が増加した．脊髄圧迫に対して手術や放射線治療を行う場合，治療前に歩行可能な症例では治療後の歩行可能割合が高く，麻痺が進行する前に治療を開始する重要性が報告されている[4]．麻痺が進行する前に整形外科医が介入できれば，歩行可能な状態で手術を行うことが可能となり，患者の ADL や QOL 改善につながるものと考えられる．

d. 歩行能力が維持され自宅療養可能な患者が増加した

骨転移 CB 設立以後 1 年 2 か月間で，当院骨転移ボードを受診した患者 160 例の患者の最終転帰，歩行能力の検討を行った．トイレまで 1 人で歩けることを「歩行可能」と定義した．

まず，骨転移ボード受診後に自宅療養可能な患者（外来通院の期間があった患者）は，160 例中 127 例（79.4％）であった．最終転帰不明の 20 例を除くと，140 例中 77 例が死亡し，63 例が外来通院中であった（表 9-2）[1]．死亡症例 77 例中 23 例が骨転移 CB 紹介後一度も自宅に帰れずに病院（当院または転院先）で死亡し，40 例が自宅療養後病院で死亡，14 例が自宅療養のまま在宅で死亡した．在宅看取り率は 18.2％であった．歩行能力を転帰別に検討したところ，帰宅できずに病院で死亡した症例では，歩行可能な患者が 43.5％だったのに対し，自宅療養後に転院先で死亡した症例

表 9-2　当院骨転移キャンサーボード患者の療養場所と歩行能力

	患者数	歩行可能割合（％）
帰宅できず病院死亡	23（16.4％）	43.5
自宅療養後病院死亡	40（28.6％）	72.5
自宅療養後在宅死亡	14（10.0％）	92.8
外来通院中	63（45.0％）	95.2
合計	140（100.0％）	80.0

〔篠田裕介，他：診療科横断的なキャンサーボード（CB）診療体制による運動器マネージメントは骨転移患者の QOL 維持に有用である．日整会誌 89：763-767, 2015 より〕

は 72.5％が歩行可能，自宅療養後そのまま在宅で死亡した症例は 92.8％が歩行可能であり，さらに外来通院中の患者は 95.2％が歩行可能であった．在宅看取り患者が病院で死亡した患者より歩行可能割合が高いことを考えると，トイレまで歩けることが在宅での看取りにつながると考えられた．

　厚生労働省の終末期医療に関するアンケートによると，余命半年以下の場合は，自宅療養を希望する患者の割合は 60％であり[5]，骨転移患者であっても本人の希望に応じてできるだけ一度は自宅に帰り，外来または在宅での治療を勧めるべきと考えられるが，そのためには前述のように歩行能力をいかに維持するかが大切である．なお，当院の骨転移患者の在宅看取り率は 18.2％であり，悪性腫瘍の在宅看取り率の全国平均 8.3％を大きく上回っていた[6]．運動器の障害である骨転移をもつ患者がこれだけの在宅看取り率を達成できたのは，多職種からなる診療科横断的体制により，第 4 章「B. 骨転移診療の基本戦略」の図 4-3（p.77）に示す診療を行い，ADL を維持・改善することができたことによると考えられる．

e. 効果的なリハビリテーションを行えるようになった

　リハビリテーションは主に機能の回復のために行うと考えられているが，実際には疼痛を軽減する意味においても非常に役に立つ．脊椎転移の患者では，ポジショニングや寝返り方法の指導により，安静時，寝返りや起き上がり時の疼痛軽減が可能となる（第 7 章「C. 骨転移患者のリハビリテーションの実際」参照，p.231）．また，立ち上がり時にベッドを高くするだけで，楽に立ち上がることができる（第 7 章 B 図 7-6 参照，p.226）．そのような一見簡単だが実際にはあまり行われていないことが確実に行われるようになった．

　免荷が必要な患者に対しても患者 1 人ひとりが実現可能な免荷方法を主治医・整形外科医・リハビリテーション医で相談しながら検討し，自宅の環境整備なども含めたゴール設定を行うことで，患者と医療スタッフで共有された現実的なゴールを目指す，効果的なリハビリテーションを行うことが可能になった．

f. 原発巣担当医の意識が変わった

　整形外科医ががん治療に精通していないのと同様に，原発巣担当医が運動器管理に精通していることは少ない．原発巣担当医が，"症状がない骨転移は経過観察"，"症状がある場合には鎮痛剤による疼痛コントロールか放射線治療"と短絡的に考えている場合もある．運動器診療科を中心とした骨転移CBが介入することで，骨転移患者のADLが改善することがわかると，原発巣担当医の骨転移に対する意識も変わる．performance statusの悪化により化学療法の適応にならなかった患者が，手術により歩けるようになり化学療法を継続することで生命予後が改善したと考えられる症例も存在する．原発巣担当医の意識が変わると骨転移CBへの紹介患者も増加し，ますます患者のADL改善につながるといえよう．

3　今後の課題

　骨転移CBの有用性が知られるようになり，ここ数年で骨転移CBを開催する病院が増加している．しかし，大学病院だけで数えても1割程度の病院でしか開催されておらず，全国的にはほんの一部の病院で行われているにすぎない．また，多くのスタッフが集まる骨転移CBをどの病院でも行うことは難しい．しかし，全国的に原発巣担当医，整形外科医，リハビリテーション医など，がん治療にかかわるスタッフの骨転移に対する意識が改善されることで患者のADLが大きく改善されることは間違いなく，今後，骨転移教育の改善，さらなる啓発活動が行われる必要がある．

引用文献

1) 篠田裕介，他：診療科横断的なキャンサーボード（CB）診療体制による運動器マネージメントは骨転移患者のQOL維持に有用である．日整会誌 89：763-767, 2015
2) Ward GW, et al：Metastatic disease of the femur：surgical treatment. Clin Orthop Relat Res 415S：S230-244, 2003
3) Bickels J, et al：Surgical management of metastatic bone disease. J Bone Joint Surg Am 91：1503-1516, 2009
4) Loblaw DA, et al：Systematic review of the diagnosis and management of malignant extradural spinal cord compression：the Cancer Care Ontario Practice Guidelines Initiative's Neuro-Oncology Disease Site Group. J Clin Oncol 23：2028-2037, 2005
5) 厚生労働省：終末期医療に関する調査等検討会報告書—今後の終末期医療の在り方について．平成16年7月 (http://www.mhlw.go.jp/shingi/2004/07/s0723-8.html)
6) 厚生労働省：平成21年（2009）人口動態統計（確定数）の概況 (http://www.mhlw.go.jp/toukei/saikin/hw/jinkou/kakutei09/)

〈篠田　裕介〉

B 症例紹介

症例1　69歳男性，腎細胞癌

【現病歴】

X−2年10月	右腎細胞癌に対して根治的腎摘除術を受け，以後外来で経過観察
X年7月	両大腿〜下腿の疼痛出現
X年9月	黒色便と貧血進行あり，CTにてS状結腸，後腹膜，副腎，皮下，右腸骨，左大腿骨に転移疑い．骨シンチグラフィにて多発骨転移あり
X年10月	精査加療目的に入院し，骨転移ボードコンサルト

【既往歴】
虫垂炎，陳旧性肺結核による慢性膿胸，心筋炎による慢性心不全〔左室駆出率（EF）30％〕

【社会因子】
2階建の戸建に専業主婦の妻と2人暮らし，子ども2名は同市内，隣接市内で別居．
50代まで会社員，介入時は無職
介入時介護保険は申請中，身体障害者手帳なし

【画像所見】
図 9-4〜7 参照

【予後予測】
新片桐スコア：5点（1年生存率49％）
　　Moderate growth：2点，結節性転移：1点，血液検査異常：1点，多発骨転移：1点
主治医予想予後：月単位

【主治医治療方針】
mTOR阻害薬導入予定

【病勢・増大傾向】
腫瘍マーカー推移：参照マーカーなし

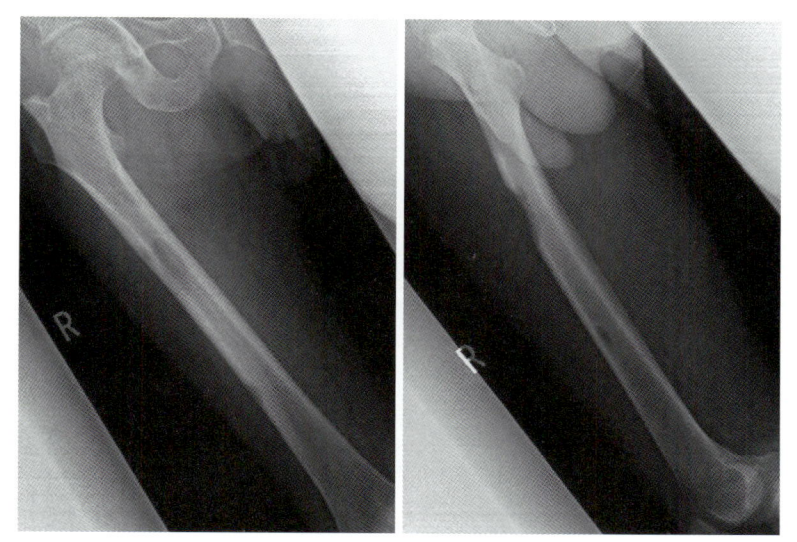

図 9-4　症例 1 の術前単純 X 線像

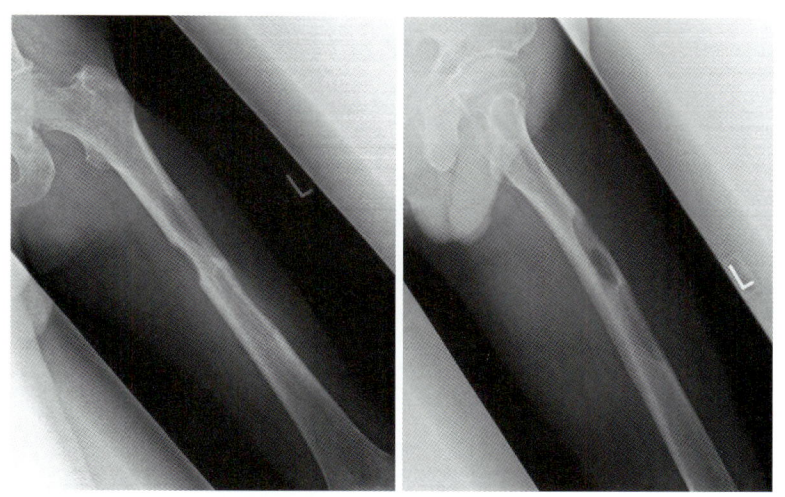

図 9-5　症例 1 の術前単純 X 線像

半年前の画像検査では再発・転移がない状況から，全身への多発転移が出現した．

【骨転移ボードの方針】
両大腿骨切迫骨折と判断（Mirel's score 9/10 点，第 5 章「F. 長管骨骨転移の治療」参照，p.149）し，両下肢完全免荷を指示
腎細胞癌の放射線照射による治療効果があまり高くないことや，分子標的薬などの全身療法による骨形成があまり期待できないことなどを考慮し，歩行のためには手術が最も有効な手段であると考えた．
⇩

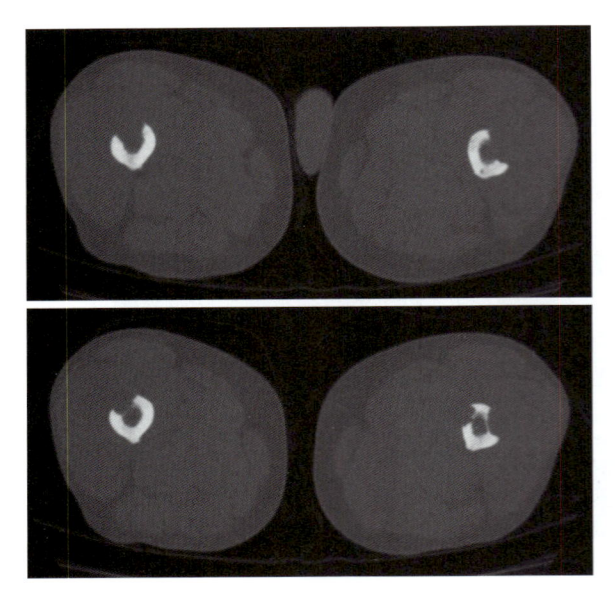

図9-6　症例1の術前CT像

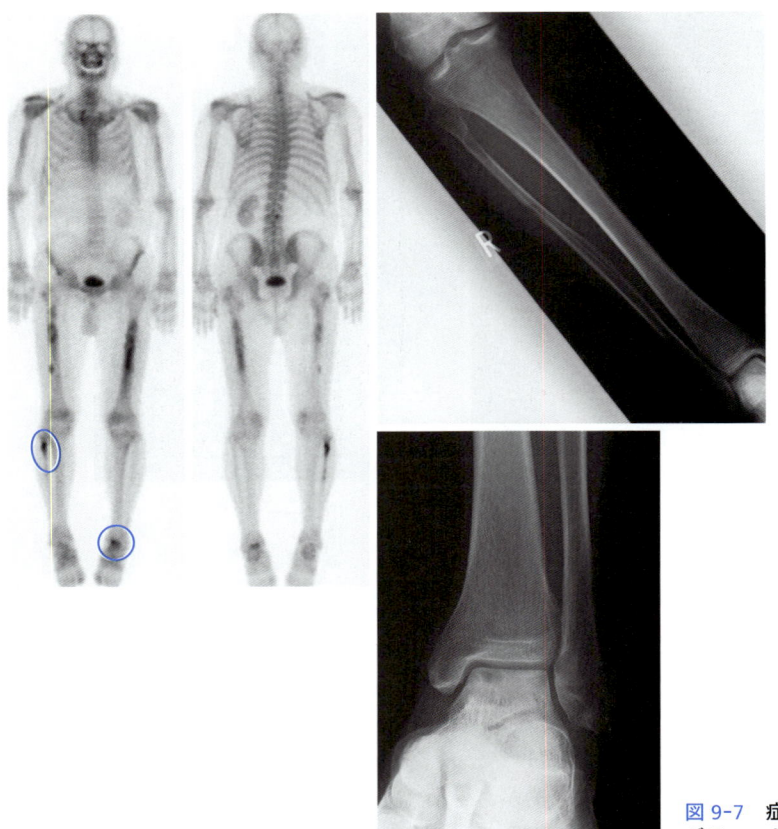

図9-7　症例1の骨シンチグラフィと単純X線像

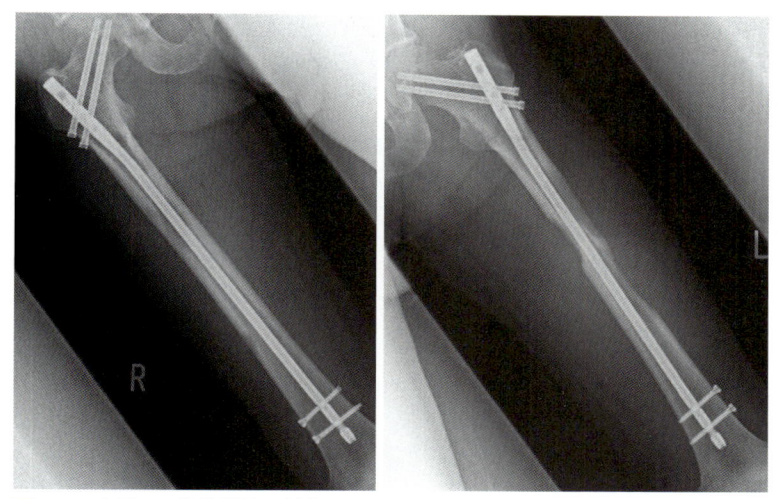

図 9-8　症例 1 の術後単純 X 線像

両下肢免荷で車椅子に移乗する方法を理学療法士（PT）と相談
⇩
上肢での支持が欠かせないため，まずは上肢を含むほかの部位に骨折リスクがあるような骨転移がないことを確認したのち，PT 介入下に両下肢完全免荷で上肢 push up での車椅子移乗方法の指導
⇩
予後 3 か月程度は見込めると考え，術前検査を行い両大腿骨髄内釘の手術を計画
⇩
腎細胞癌は富血管性で出血リスクが高いため，術前日に腫瘍の栄養血管に対する塞栓術を行い出血のリスクを低減したうえで，塞栓翌日に手術を行う方針とし，両側の大腿骨髄内釘手術を行い，髄内釘挿入操作による播種予防で術後放射線照射を行うこととした．術後は，2 週間かけて可及的に荷重歩行可の方針とした

【術後画像】
図 9-8 参照

【術後経過】
　術後 1 週間でデノスマブを導入，術後 2 週間で放射線照射および，mTOR 阻害薬による抗がん剤治療が開始となった．

【リハビリテーション】
　PT 介入下に荷重を徐々に増やして杖歩行練習を行ったところ，遅発性に両大腿痛が出現した．リハビリテーションを行わない週末には疼痛が出現しないことから，骨

転移ボードと協議のうえ，1/2部分荷重にとどめて疼痛出現の有無を確認したところ，疼痛が出現しなかったため，術後2週ごろより両下肢ともに1/2部分荷重までという指示に変更となった．

術後3週時点でpick up歩行器歩行で病棟内自立レベルとなった．

自宅退院に向けて，自宅の見取り図を取り寄せ，写真などをもとに理学療法室にて自宅環境を再現して生活動作を取得した．

術後1か月時点で退院支援カンファレンスを行い，その2週間後に自宅退院した．

【退院支援カンファレンス】
出席者：主科医師（泌尿器科），骨転移ボード医師（整形外科），病棟看護師，緩和ケアチーム，看護師，理学療法士，ソーシャルワーカー，ケアマネジャー，介護事業所職員

検討項目：家屋の状況の確認，自宅退院に向けて必要な物品の確認，自宅内で手すりなど改修が必要な部分の確認
　　　　→特に問題となったのは，トイレと浴室
　　　　　車椅子2台（自宅内で使用する小形で足こぎ自走可能なものと通院用），pick up歩行器（主にトイレ，浴室での移動で使用）の準備

【退院後経過】
約2か月間，自宅から通院加療を継続．その後，腹腔内転移腫瘍の増大に伴う腹痛，全身状態不良のため外来から緊急入院し，その6日後に死亡退院となった．最後の受診時も自ら車を運転して来院するなど，最期までPS（performance status）は保たれていた．

【症例1のポイント】
①骨折のリスクが非常に高い症例で，術前に骨折することなく，最大限にADLを保つことができるように配慮できた．
②術後の疼痛出現を受け，荷重を制限したが，制限した範囲内での安全でかつ自立した自宅内生活を，多職種・多部門の協力により実現させることができた．

症例2　67歳男性，腎細胞癌

【現病歴】
X年7月　腰背部痛と血尿があり，近医で左腎腫瘍を指摘
X年8月　当院を紹介され初診，精査加療目的に入院
　　　　入院時は腰痛のため歩行困難となっていたため，骨転移の可能性について骨転移ボードにコンサルト

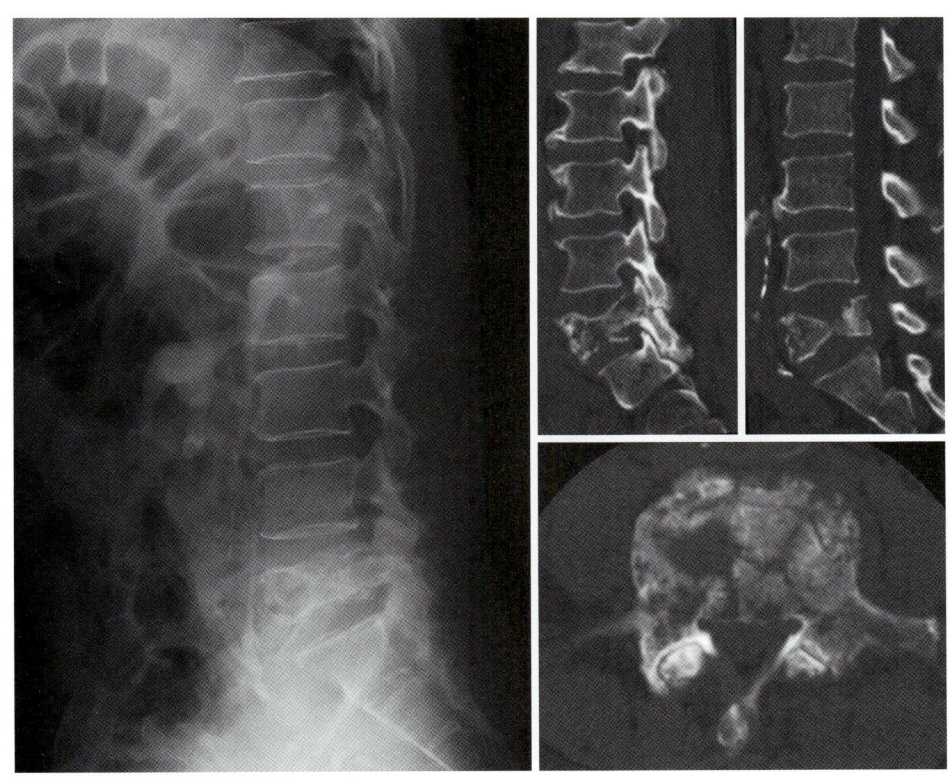

図9-9　症例2の術前単純X線像

【既往歴】
糖尿病

【社会因子】
3階建ての一軒家に専業主婦の妻と2人暮らし，子どもは1名が同市内，1名は都内に別居．自宅内でデザイン関係の仕事
介護保険なし，身体障害者手帳なし

【画像所見】
図9-9，10参照

【予後予測】
新片桐スコア：5点（1年生存率49%）
　　Moderate growth：2点，血液検査異常：1点，PS3：1点，多発骨転移：1点
主治医予想予後：半月～1年

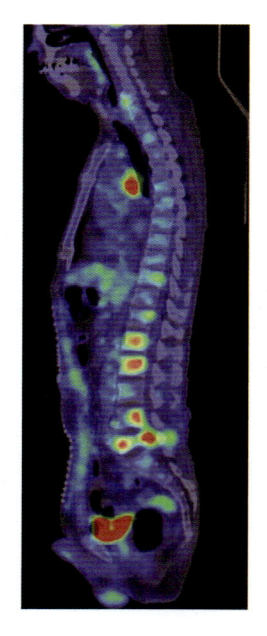

図9-10 症例2のPET-CT像

【主治医治療方針】
まずは原発巣に対する手術の方針
骨転移があったとしても手術の方針は変わらない

【病勢・増大傾向】
腫瘍マーカー推移：参照マーカーなし
前医での画像検査から約1か月での急速な増大はなし

【骨転移ボードの方針】
L5病的骨折による椎体不安定性が腰痛と歩行困難の原因と判断〔SINS（spinal instability neoplastic score）：13点，第5章「G．脊椎転移の治療」参照，p.162〕
早急に腰椎軟性装具を処方し装着
⇩
現時点では下肢の麻痺は出現しておらず，手術による椎体の固定で疼痛軽減が見込める．逆に，椎体の不安定性による腰痛は，抗がん剤や放射線照射での改善の可能性が低い
⇩
上下の椎体にも骨転移があったが，溶骨性病変ではなく，上下椎体へのスクリュー固定は可能と判断．その他安静度に影響するような骨病変なし
腫瘍の制御は術後放射線照射と抗がん剤治療である程度期待できる
⇩
骨転移の有無は主科の手術方針に影響しないため，まずは主科の手術を行い，その後に整形外科で椎体の後方固定術を計画．術後放射線照射の方針とした

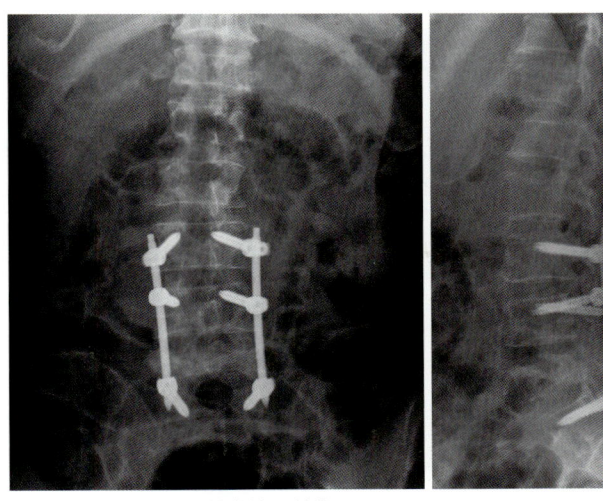

図 9-11　症例 2 の術後単純 X 線像

【経過①】

X 年 8 月 25 日　　泌尿器科で腎尿管摘出術，傍大動脈リンパ節郭清
　　　　　　　　　術後も腰痛のため，坐位を長時間保持することができず，コルセット・鎮痛剤の効果も限定的であった
X 年 9 月 11 日　　整形外科で L3-S1 後方固定術（経皮的スクリュー固定）

【術後画像】

図 9-8 参照

【経過②】

　術後 2 週で放射線療法開始．術後の CT で L1 に溶骨像が顕在化したため，照射範囲を L1～手術操作が加わった仙骨レベルまでとした．照射終了後速やかに mTOR 阻害薬による抗がん剤治療を開始した．
　歯科で抜歯後にデノスマブを導入した．

【リハビリテーション】

　整形外科術前より PT 介入．術後は腰椎軟性コルセット装着のうえ，可及的に離床を開始した．
　腰痛は劇的に改善し，術後 5 日で歩行器歩行が可能となったが，術後の CT で L1 に溶骨像が顕在化したため，コルセットを軟性から Jewett 型装具に変更した．安静度は変更せず，歩行練習を継続した．
　術後 2 週間でトイレ動作も自立となった．
　術後 4 週で T 字杖歩行練習開始し，独歩も短距離であれば可能となり，術後 6 週

で室内 ADL は自立の状態となった．

　自宅退院に向けて，階段練習を積極的に行い，地域連携部と協力しつつ介護保険を利用した自宅内改修について検討した．

　術後 2 か月時点で自宅への試験外泊を行い，入浴・トイレ・ベッド移動などの一連の動作に問題がなかったため，介護用ベッドなどの導入は今後検討することとした．

【経過③】

　今後は自宅が遠方であり，週 1 回の通院は体力的にも困難であるため，近隣の病院で治療を継続する方針となった．

　試験外泊から 5 日後に自宅退院した．

【症例 2 のポイント】

①椎体の不安定性による疼痛に対して，低侵襲な固定術を行い，疼痛が劇的に改善した．

②主科の手術，整形外科の手術，放射線療法などのタイミングを，診療科間で相談しながら円滑に進めることができた．

症例 3　69 歳男性，肺腺癌（EGFR 変異陰性）

【現病歴】

X 年 7 月	左手のしびれから左肺尖部の腫瘍がみつかり，呼吸器内科受診
X 年 8 月	CT ガイド下生検を行い，肺尖部腺癌と診断．MRI にて Th2 レベルで原発巣が脊柱管内に直接浸潤しており，放射線照射（4 グレイ 1 回＋2 グレイ 31 回）＋デカドロン投与．左手しびれは改善した．その後化学療法 4 クールを行った
X＋1 年 1 月	局所再発あり，化学療法 2 nd ラインを実施
X＋1 年 7 月	MRI にて脊柱管内の腫瘍の再増大が見られたが，症状がないため経過観察
X＋2 年 12 月	下肢脱力と歩行困難が出現し，緊急入院した

【既往歴】

40 歳時に胃潰瘍．64 歳時に高血圧

【社会因子】

入院前 ADL 自立，2 階建て一軒家に妻と 2 人暮らし（妻は美容院を経営），無職（元タクシー運転手），娘二人は同じ県内の遠方に在住

介護保険なし，身体障害者保険なし

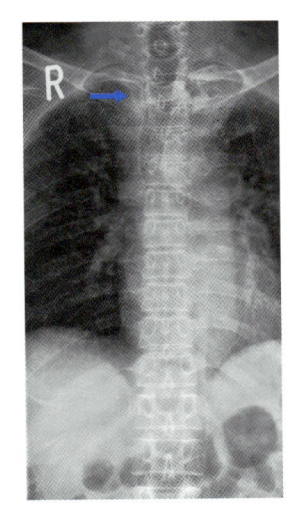

図 9-12　症例 3 の緊急入院時胸椎単純 X 線像

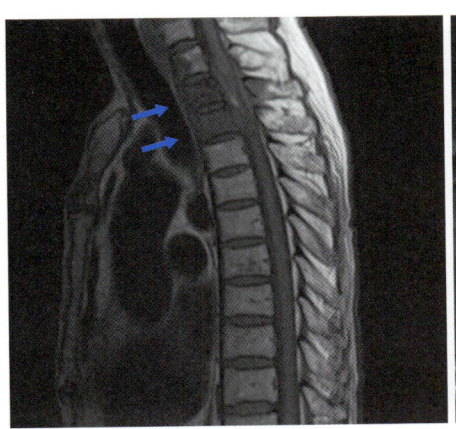

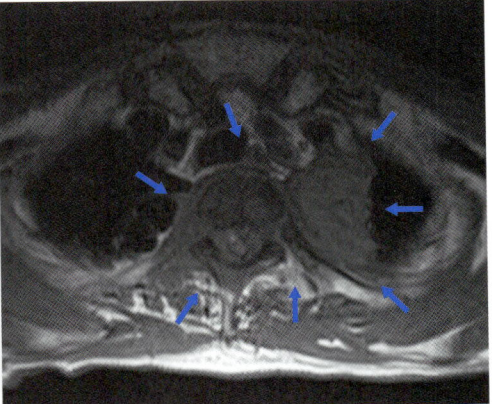

図 9-13　症例 3 の緊急入院時胸椎 MRI

【画像所見】
図 9-12, 13 参照

【予後予測】
新片桐スコア：6 点（1 年生存率 49％）
　Rapid growth：3 点，血液検査異常：1 点，PS4：1 点，化学療法既往：1 点
主治医予想予後：半年

【主治医治療方針】
PS が悪く化学療法の適応なし．麻痺の治療を優先する

B　症例紹介　　285

【身体所見】
Th4以下感覚脱失，Th2-3神経根領域の疼痛あり
上肢筋力低下なし．下肢深部腱反射亢進．体幹MMT 1，下肢MMT 0-1
膀胱直腸障害あり

【病勢・増大傾向】
腫瘍マーカー：参照できるマーカーなし
X＋1年7月のMRIと比較して明らかに増大しているが，X＋2年9月のCTとの比較ではわずかな増大であった．

【骨転移ボードの方針】
　Th2-3レベルにおいて脊椎に直接浸潤している原発巣が再増大し，脊髄圧迫による脊髄損傷が生じたと診断した．体幹および下肢麻痺による著しいADLの低下があり，化学療法の適応なしと判断された．手術による除圧も検討したが，除圧を行うためには腫瘍内に切り込む必要があり出血のリスクが高く，放射線照射後であることから感染などの合併症のリスクも高い．一方，SINSはTh2：9点，Th3：7点であり不安定性は強くはない．
　これらを総合的に考慮し，強度変調放射線治療（intensity modulated radiation therapy：IMRT）による放射線再照射を行う方針とした．ご本人は自宅退院を希望したため，在宅環境調整を行い，自宅退院を目指した．

【経過】
　デカドロン投与により，一時的に下肢MMT 3程度まで改善した．しかし，放射線療法中に再びMMT 0-1と悪化し，麻痺の改善は見込めないと判断した．自宅に帰るための基本動作訓練，在宅環境整備を行った．

【リハビリテーション】
基本動作評価　寝返り：自力で可能，起き上がり：軽介助，端坐位：自力での保持困難，移乗：全介助，車椅子坐位：普通型車椅子乗車可能
短期目標：ベッド上の活動自立，移乗動作の介助量軽減，車椅子上の活動自立
長期目標：家族介助量の軽減，屋内活動レベルを維持した状態での自宅退院
　　　　　⇩
①介護保険の申請を行った．
②上肢機能は保たれているためリモコン操作可能であり，柵付き電動ベッド導入によりベッド上での良肢位保持，体動可能となり，ベッド上での活動範囲が拡大した．
③自宅において，日中は車椅子上で生活したいとの希望があり，移乗時の疼痛や介助量軽減を考慮してリフターを導入し（コラム参照, p.239），使用方法を妻に指導した．
④在宅環境を調査し，環境にあったコンパクトな車椅子を準備した．普通車椅子に体

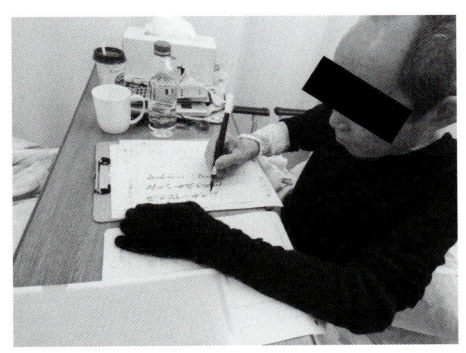

図 9-14　趣味（書道）による訓練の様子

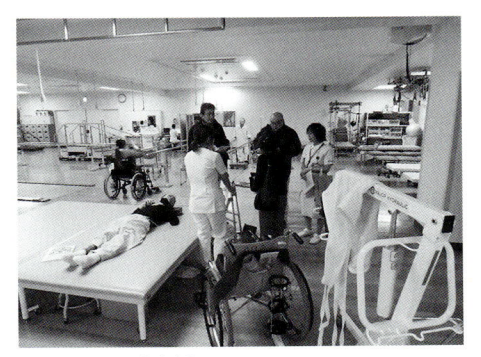

図 9-15　退院支援カンファレンス

幹ベルトを装着することで，坐位バランスの保持可能となった．日中，独居となる可能性を考え，褥瘡予防のためのクッションを選択し，除圧訓練を行った．
⑤上肢の筋力トレーニングを指導し，上肢機能，起居動作レベルの維持を目指した．
⑥リーチ動作を改善するためにリーチャーを購入した．
⑦更衣動作の訓練を行い，ベッド上での更衣動作を獲得した．
⑧ベッド上で可能な趣味（書道）の提案により QOL 維持・改善を目指した（図 9-14）．

【退院支援カンファレンス】（図 9-15）

出 席 者：患者本人，家族，理学療法士，ソーシャルワーカー，ケアマネジャー，福祉用具専門員

検討項目：家族とケアマネジャーが本人の機能レベルを把握し，在宅の環境調整を円滑に進めるための準備を行った．特にリフターの設置位置や，エアーマット，車椅子，車椅子用クッションについての情報共有を行った．

【退院後経過】

環境調整のため 1 週間他院に転院した後，X+3 年 2 月に自宅に退院し，在宅医療に移行した．

【この症例のポイント】

①体幹・下肢の完全麻痺の症例であったが，本人・家族の希望を受け入れつつ，残存機能に合わせた生活レベルを提案することで，QOL の維持・向上につながった．
②自宅の環境，介護力にあった環境整備を綿密に計画し，本人・家族・医療者・ケアマネジャー，福祉用具専門員らでカンファレンスを行うことで，自宅退院が実現した．

（澤田　良子，篠田　裕介）

索引

欧文

A

ADL　28, 71
──── 制限　207
AFP　103
ALP　84
androgen deprivation therapy（ADT）　36
antiresorptive agent-induced osteonecrosis of the jaw（ARONJ）　63
ATAC トライアル　44

B

BCAA　251
bone modifying agent（BMA）　110
BUN　84

C

CA125　103
CA15-3　103
CA19-9　103
cachexia　254
castration-resistant prostate cancer（CRPC）　38
Ca 製剤　113
CEA　103
Cell-free and Concentrated Ascites Reinfusion Therapy（CART）　260
Chvostek 徴候　187
CRP　84
CT　90
CT ガイド下生検　106
cycle of frailty　50
cyclooxygenase（COX）　116

D

deep brain stimulation（DBS）　126
DIC　86
DRS-R-98（Delirium Rating Scale-Revised-98）　210

E

early breast cancer　42
Enneking 分類　175

EuroQOL（EQ-5D）　30
EWGSOP ガイドライン　29

F

FDG-PET　94
Fear-Avoidance Model　194

G・H

Good Death Inventory（GDI）　196

H-sign　56
Harrington の定義　148
HER2　44

I・J

I-131　144
ICF　261
IgA　103
IgG　103
IgM　103
IL-2R　103
image-guided radiation therapy（IGRT）　135
in-phase 画像　93
intensity modulated radiation therapy（IMRT）　134
interventional radiology（IVR）　178

Jewett 型装具　169, 243

K

Kemp 徴候　22
kyphoplasty　164

L

LDH　84
LHRH アゴニスト　45
LHRH アンタゴニスト　37

M・N

M 蛋白　103
MDAS-J（The Japanese Version of Memorial Delirium Assessment Scale）　210
Medical Outcomes Study Short Form 8（SF-8）　30
metastatic breast cancer　42
minimally invasive spinal stabilization　164

Mirels' score 148, 228, 244
motor cortex stimulation（MCS） 126
MRI 57, 91

NSAIDs 116

O

one-finger test 20
opposed-phase 画像 93

P・Q

painful bone metastasis 179
Payne の式 185
performance status（PS） 71, 147, 157, 177, 220
PIVKA II 103
principles of beneficence 208
principles of justice and fairness（equality） 208
principles of nonmaleficence 208
principles of respect for autonomy 208
PSA 103
PTB（patella tendon bearing）装具 245

QOL 7, 71
── の維持 15
── の評価，放射線療法後の 133

R

Ra-223 143
ROAD スタディ 28
RTOG 0631 試験 135

S・T

sarcopenia 253
selective estrogen receptor modulator（SERM） 64
SF-8 30
sIL-2R 103
SINS スコア（spinal instability neoplastic score）
162, 228, 241, 242
skeletal related events（SRE） 72, 79, 111
SOMI ブレース 243
SNRI 209
spinal cord stimulation（SCS） 126
spiritual pain 206
Spurling テスト 23
Sr-89 141
stereotactic body radiation therapy（SBRT）
133, 134, 164

Trousseau 徴候 187

V・W

vertebroplasty 164

well-being 7
Western Ontario and McMaster Universities
Osteoarthritis Index（WOMAC） 30
WHO 除痛ラダー 116
WHO 方式がん疼痛治療法 117

和文

あ

アセトアミノフェン 116
アナストロゾール 44
アリピプラゾール 210
アレンドロン酸 63
アロマターゼ阻害薬 44
アンドロゲン 37
悪液質 254
悪性リンパ腫 102
歩く 7
安静度 226

い

イバンドロン酸 63
インフルエンザ様症状 113
痛み，脊椎転移による 158
医療福祉制度 247
一次性サルコペニア 31

う

うつ症状 186
運動器症候群（ロコモティブシンドローム）
4, 12, 59
運動器疼痛
──，侵害受容性の 20
──，神経障害性の 22
──，非がん性の 19
運動器マネジメント 12
運動野刺激療法 126

え

エキセメスタン 44, 45
エストロゲンレセプター 44
栄養管理 251

腋窩センチネルリンパ節生検　43

お

オキシコドン　118
オピオイド・ローテーション　119
オピオイド鎮痛薬　118, 122, 123, 125
オランザピン　118, 210

か

カテプシンK阻害薬　65
カルシウム製剤　113
がん患者リハビリテーション科　215
がん死亡率　2
がんのリハビリテーション　14, 214
　──，ガイドライン　217
　──，化学療法・放射線療法中の　220
　──，周術期の　219
　──，中止基準　218
　──，末期がんにおける　222
がん罹患率　3
化学療法
　──，消化器癌の　50
　──，閉経前乳癌の　46
家族のサポート　202
画像診断　88
画像誘導放射線療法　135
介護保険制度　247
外固定，脊椎の　169
核医学検査　94
顎骨壊死　63, 78, 113
　──，骨吸収抑制薬関連　63
肝癌　95
肝細胞癌　102
完全ヒト型抗RANKL抗体デノスマブ　65
看護，骨転移患者の　199
患者への説明　82
関連痛，骨転移に伴う　116
緩和ケア　6, 15, 192, 262
緩和ケアチーム　204
緩和リハビリテーション　262
環境整備，日常生活の　201

き

キャンサーボード　147, 270
去勢抵抗性前立腺癌　38
居宅　258
胸腰仙椎装具　243
強度変調放射線治療（IMRT）　134
局所麻酔薬　123

　──による神経ブロック　124
筋量値，性別・年代別の　28
筋力，性別・年代別の　28

く

クエチアピン　210
クリーン・ルーム　221
靴式下肢荷重計　232
車椅子への移乗　239

け

けいれん　186
経皮的IVR治療　178
経皮的臼蓋形成術　179
頚胸椎装具　243
頚椎装具　242
原発性骨粗鬆症　60
原発巣の検索　80
原発不明癌　102

こ

コルドトミー　125
甲状腺分化癌　95
抗RANKL抗体　111, 185
抗がん剤治療　44
抗精神病薬の投与　210
恒久的神経ブロック治療　124
高カルシウム血症　76, 148, 184
高カルシウム血症クリーゼ　185
硬性コルセット　169, 243
硬膜外ブロック　123
国際生活機能分類（ICF）　261
姑息的切除手術，長管骨骨転移に対する　153
姑息的掻爬手術，長管骨骨転移に対する　153
姑息的治療　156
骨関連事象（SRE）　72, 79, 111
骨吸収抑制薬　65
　──関連顎骨壊死（ARONJ）　63
骨強度　228
骨硬化性変化　89
骨修飾薬　110
　──の投与，長管骨骨転移に対する　150
　──の副作用　112
骨シンチグラフィ　94
骨脆弱性　53
骨折　39, 73
　──，放射線療法による　53
骨折リスク　204, 228
骨粗鬆症　36, 42, 48

──，胃切除後の　50
　　──，原発性の　60
　　──，続発性の　49
　　──の運動療法　40
　　──の治療　59
骨粗鬆症の治療薬　62
　　──の頻度　38
　　──の分類　49
　　──の薬物療法　40
骨代謝　38
骨代謝マーカー　85
骨転移　68, 228
　　──，四肢への　244
　　──，上肢への　245
　　──，脊髄損傷　167
　　──に対する装具療法　240
　　──の疫学　68
　　──の症状　72
　　──の分類　70
骨転移患者のリハビリテーション　225, 231
骨転移カンファレンス　205
骨転移キャンサーボード　147, 270
骨転移診療　71
骨盤転移　175
　　──に対する手術治療　176
　　──に対する小侵襲的手技　178
　　──に対する放射線療法　177
骨膜刺激症状　122
骨膜反応　89
骨密度　38
骨梁間型骨転移　91, 95
混合性骨転移　96

さ

サイログロブリン　103
サルコペニア　27, 116, 253
再照射　128
再石灰化　130
採血検査　84, 103
最小侵襲脊椎安定術　164
在宅　258, 261
在宅医　258, 265
在宅医療　258

し

シクロオキシゲナーゼ　116
シンチグラフィ　56
四肢骨転移　244
自宅退院　247

自律性尊重原則　208
社会的苦痛　202
手術可能乳癌の治療方針　43
腫瘍原性骨軟化症　90
腫瘍随伴症候群　90
腫瘍性疼痛　182
腫瘍マーカー　84
術前化学療法　44
術中出血の減量　181
徐放型 LHRH アゴニスト　37
消化器癌　48
症候性尿路感染症　174
上肢骨転移　245
静脈血栓症　168
身体障害者手帳　248
侵害受容性疼痛　20, 115, 122
神経刺激療法　126
神経障害性疼痛　22, 115, 123
神経熱凝固術　124
神経破壊薬　124
神経ブロック　124
神経ブロック療法の適応　123
新片桐スコア　74, 148, 228
腎癌　95, 102
腎機能障害，骨修飾薬による　113
腎性尿崩症　184

す

ステロイドの投与方法　168
ストロンチウム 89　141
スピリチュアル・ペイン　202
スライディングシート　232

せ

セロトニンノルアドレナリン再取り込み阻害薬
　（SNRI）　209
せん妄　209
正義・公正原則　208
生検，骨病変からの　104
生命予後　73
精神的ケア　206
精巣摘除術　37
脆弱性骨折　60
脆弱のサイクル　50
脊髄圧迫（症状）　129, 158
脊髄刺激療法　126
脊髄損傷，骨転移による　167
脊髄損傷患者の排尿管理　172
脊髄転移に対するリハビリテーション　232

脊椎体幹部定位照射（SBRT） 134
脊椎転移 157
　──の鑑別フローチャート 100
　──に対する低侵襲治療 164
切迫骨折 148, 235
線量分割 128, 130
選択的エストロゲン受容体モジュレーター（SERM） 64
全人的苦痛の概念 194
前立腺癌 36, 95, 102
　──に対する男性ホルモン遮断療法 36
善行原則 208

そ

ソーシャルワーカー 249
ゾーフィゴ® 143
ソフトネック 169, 242
ゾレドロン酸 63, 111
装具，四肢の 244
装具療法 240
　──，長管骨骨転移に対する 155
総ビリルビン値 84
造影CT 103
造血幹細胞移植 221
造血髄過形成 96
造骨性骨転移 95
塞栓術，骨転移に対する 181
続発性骨粗鬆症 49

た

タモキシフェン 44, 45
ダーメンコルセット 243
大腿骨転移に対するリハビリテーション 232
多職種連携 203
多発性骨髄腫 95, 102
体幹ギプス 169
体幹装具 242
体幹部定位照射（SBRT） 133, 134, 164
退院調整看護師 249
脱水，高Ca血症による 184
単回照射 138
単純X線検査 88
男性ホルモン遮断療法，前立腺癌に対する 36

ち

長管骨骨転移 147
　──に対する手術療法 150
　──に対する装具療法 155
　──に対する内固定手術 153

　──に対する放射線療法 150
　──の診断 148
　──の治療 149
鎮痛補助薬 115, 119
鎮痛薬 115

つ

椎体形成術 164
椎体症候群 116
対麻痺に対するリハビリテーション 232

て

テストステロン 38
テタニー 186
テリパラチド 64
デキサメタゾン 168
デノスマブ 40, 65, 111
デュロキセチン 209
低カルシウム血症 113, 186
転移性脊椎腫瘍 167
転移性前立腺癌 37
転移性乳癌 42

と

トラスツズマブ 44
トラゾドン 209
トランジショナル・ケア 4
トランスファーボード 232
疼痛 72, 115, 122, 131, 148, 241
疼痛緩和成績，放射線療法による 128
疼痛コントロール 16, 78, 204
疼痛の評価 229
　──，放射線療法後の 133
疼痛マネジメント 200
徳橋スコア 75, 228

な・に・の

内照射，骨転移に対する 140
軟性コルセット 169, 243

二次性サルコペニア 31, 50
日常生活動作（ADL） 28, 71
乳癌 42, 96, 102
乳房温存療法 43
乳房切除術 43
尿検査 103
尿道留置カテーテル 172
尿路感染症，症候性の 174
認知機能障害 186

脳深部刺激療法　126

は

ハローベスト　169
ハロペリドール　210
バクロフェン　126
バゼドキシフェン　64
バタフライサイン　56
パミドロン酸　63
破骨細胞　110
播種性血管内凝固症候群　86
播種性骨髄癌症　86
肺癌　96, 102
肺性肥厚性骨関節症　90
排尿管理，脊髄損傷患者の　172
廃用性疼痛　116
白血病　95

ひ

ビスホスホネート　40, 45, 61, 111
ビタミンD　113, 251
皮膚感染症　114
非オピオイド鎮痛薬　116, 123
非ステロイド抗炎症薬（NSAIDs）　116
非定型抗精神病薬　210
非定型大腿骨骨折　114
必須アミノ酸　251
病的骨折　89, 148, 231

ふ

ファンクショナルブレース　244, 246
フィラデルフィアカラー　169, 242
フリーライトチェーン　105
フレア現象　94, 131
副甲状腺機能亢進症　90
腹水穿刺　260
腹水濾過濃縮再静注療法（CART）　260
分岐鎖アミノ酸　251

へ

ベンス・ジョーンズ蛋白　103
ペイン・クリニック的治療アプローチ　122

ほ

ホルモン療法，乳癌患者の　44
ホンダサイン　56
ポジショニング　201
ポリネックカラー　242
歩行困難　76

補正後血清カルシウム値　84, 185
放射性ヨウ素内用療法　144
放射線脊髄炎　132
放射線療法　44, 53, 123, 127
　──，骨盤転移に対する　175
　──，脊髄圧迫症状の予防・改善を目的とした　129
　──における有害事象　131
　──の適応・意義　127
訪問サービス　248
訪問リハビリテーション　261
蜂巣炎　114

ま・み

麻痺，骨転移による　73, 78
末梢神経ブロック　123

ミアンセリン　209

む・め・も

無危害原則　208

メサドン　118
メタストロン®　142

問診　81

や・ゆ

薬物療法　110, 115

有害事象，放射線療法における　131

よ

ヨウ素131　144
予防的歯科処置　113
溶骨性骨転移　95
溶骨性変化　89
腰仙椎装具　243
抑うつ　209

ら

ラジウム223　143
ラロキシフェン　64

り

リセドロン酸　63
リハビリテーション　214, 225, 231
リン酸コデイン　118
良性骨腫瘍　98
臨床倫理4分割チャート　208

れ

レトロゾール　44
レントゲン検査　88

ろ・わ

ロコモティブシンドローム　4, 12, 59

腕神経叢ブロック　123